岭南膏方

主编◎成永明　陈秀华　任小红

Lingnan Gaofang

中医古籍出版社
Publishing House of Ancient Chinese Medical Books

图书在版编目（CIP）数据

岭南膏方 / 成永明，陈秀华，任小红主编. -- 北京：中医古籍出版社，2024. 11. -- ISBN 978-7-5152-2849-5

Ⅰ. R289. 6

中国国家版本馆CIP数据核字第20245DA896号

岭南膏方

成永明　陈秀华　任小红　主编

策划编辑　张　磊
责任编辑　张　磊
文字编辑　庄文元
封面设计　王　悦
出版发行　中医古籍出版社
社　　址　北京市东城区东直门内南小街16号（100700）
电　　话　010-64089446（总编室）010-64002949（发行部）
网　　址　www.zhongyiguji.com.cn
印　　刷　廊坊市靓彩印刷有限公司
开　　本　710mm×1000mm　1/16
印　　张　19.75　彩插16面
字　　数　284千字
版　　次　2024年11月第1版　2024年11月第1次印刷
书　　号　ISBN 978-7-5152-2849-5
定　　价　98.00元

编 委 会

主　编： 成永明　陈秀华　任小红

副主编： 柴选文　许鸿燕　区俊文　唐东晖

编　委：（排名不分先后）

马锦欢　王　彬　区嘉麟　文洁珍　卢国明

田　蜜　田鹍鹏　吕立国　朱景智　任兴平

闫　叶　刘新亚　李　梅　李玉海　李诗璇

吴红波　何丽佳　邹旭凤　张志勇　张剑峰

陆勇刚　周嘉祺　钟　辉　徐任杰　凌冬萍

崔　威　黎宏添

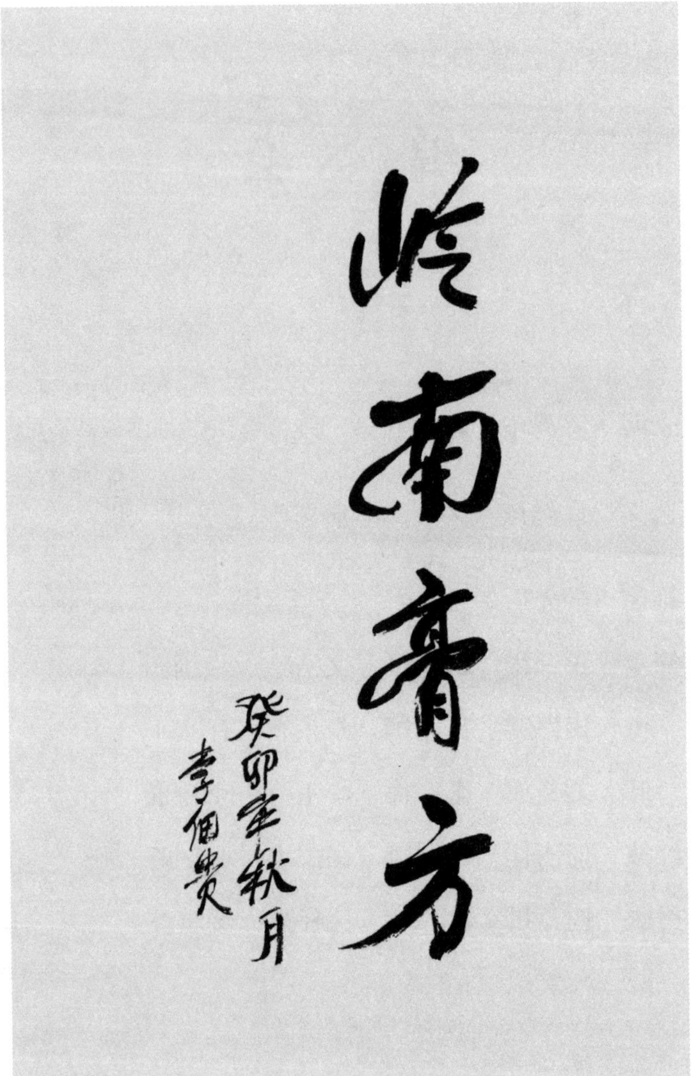

国医大师李佃贵题词

作者简介

成永明

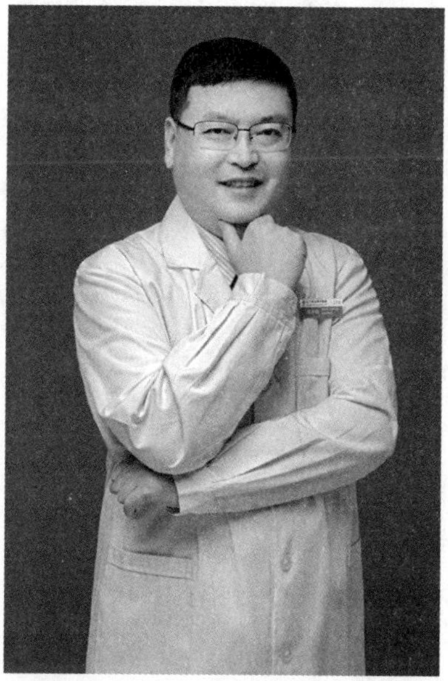

男，主任医师，教授，博士生导师。中国中医科学院广东分院广东省中医院著名专家，广州中医药大学附属广东祈福医院传统疗法中心主任，珠海市中西医结合医院治未病科技术指导专家，江门市五邑中医院名中医工作室特聘主任，中国医科大学附属绍兴中心医院特聘专家，国家重点专科治未病科主任。获国家级三甲医院“名中医”称号及广东省省级“南粤好医生”称号。北京中医药大学“一带一路”策略首批全球特聘中医临床教授，广东省保健协会首席中医养生保健专家，广东省保健协会中医治未病专业委员会第一届常务委员，广东省中西医结合学会健康管理工作委员会第一届委员会常务委员。原卫生部全国“名中医”经验传承人，国家中医药管理局首批中医师承硕士。世界传统保健委员会委员，中华中医药学会保健服务（健康调养）学会委员，中华中医儿科学会委员，广东省中医儿科学会委员，广东省耳穴疗法委员会委员，广东省中医外治法委员会委员，广东省针灸学会灸法专业委员会委员。中

国中医蜂疗防核辐射伤害国际救援队队长，广东省中医药管理局无痛蜂疗课题组负责人，广东省省级医学继续教育项目“无痛蜂疗法”项目负责人，粤港澳大湾区著名非物质文化遗产项目“岭南蜂疗”“岭南膏方”主要传承人。广州中医药大学博士/硕士研究生教材编写组顾问。专著有《中医（儿童）无痛蜂疗法》《无痛蜂疗法》《中国气针疗法》《人体经络养生》《岭南膏方》等。独创享誉国内的“中国中医无痛蜂疗法”，拥有多项国家医学发明专利。岭南膏方中心首席专家。擅长应用中医、中西医结合、蜂疗、膏方、经方、雷火龙灸、蝶针、星状结节刺激术、补肾针等治疗成人及儿童免疫力低下、身体虚弱、易感冒、经常发热、咽喉发炎、反复咳嗽、气管炎哮喘、鼻炎流鼻涕、贫血、消化吸收不良、多动症、腹痛、遗尿、遗精、阳痿、前列腺炎、月经不调、宫寒、不孕不育、乳腺增生、失眠头痛、颈椎病、肩周炎、骨质增生、腰腿踝足跟痛、肿瘤等疑难杂症。分布在全国各地的成永明教授中医蜂疗雷火龙灸膏方工作室每年门诊量超过30万人次。

前 言

preface

膏方被誉为中医药学皇冠上的一颗璀璨的明珠。其历史悠久，功效卓著，组方严谨，辨证精确，被众多古代著名医家和现代国医大师推崇。

岭南膏方与流行于江、浙、沪一带的传统膏方相比，岭南地区不拘于一定要在冬季才会服用膏方。因为岭南地区年平均温度20～24℃，而且经常冬天的温度甚至比立春或者立夏的温度还要高，也就是说岭南地区四季不分明，这也决定了岭南膏方是四季都可以用的，没有必要刻意区分在哪一个季节更适合使用膏方。

很多人认为岭南地区一年四季气温都偏高，用了膏方以后容易上火，所以不适宜使用膏方。经过30多年的临床观察，成永明教授认为，在岭南地区，只要能够辨证准确，遣方用药得当，是完全可以使用膏方的。

岭南膏方冠以“岭南”二字，说明这种膏方源自岭南。岭南膏方最早可以追溯到晋代的岭南医家葛洪、支法存、仰道人等研制的内服外用均可使用的膏方。近代更有陈复正、何梦瑶等岭南医家创制的岭南人参冬花膏方、岭南一味百部膏方等著名膏方。岭南地区还有享誉国内外的三款“世界膏”，即京都念慈菴蜜炼川贝枇杷膏、潘高寿蛇胆川贝枇杷膏、岭南蜂毒蜜膏。至今还没有哪一个地区的膏方可以像岭南膏方这样做到全球知名的地步。还有，现代岭南地区的国医大师如邓铁涛、禤国维、周岱翰等也非常注重使用岭南膏方调理身体、治疗疾病。

岭南膏方代表了经济发达的粤港澳大湾区先进的制膏理念、独特的岭南制膏技术以及制膏药材。岭南膏方与传统膏方有很多相同或相似的地方，但由于其所具有的鲜明特点，岭南膏方又明显有别于传统膏方。这种膏方不但对岭南人民有良好的疗效，也会给全国人民以及世界各地的人民带来卓越的疗效。

成永明教授负责本书前言以及膏方常见问题的编写，并负责全书的统筹策划；任小红教授负责编审；柴选文主任负责临床膏方原理、应用的编写。

编者

2022 年 3 月 3 日

目　录

contents

第一章 膏和膏剂

膏，肥也（《说文解字》）。按：膏者，脂也。凝者曰脂，释者曰膏。本意是指脂肪或很稠的糊状的东西。我们平时所说的膏、药膏或者膏药，一般是指外用的膏剂，比如狗皮膏药、天灸膏、眼药膏等。而膏方则是指内服的膏剂，比如养生膏方、调理膏方等。本书主要讲述的是内服膏剂，特别是讲述了在岭南地区一直流传至今的内服膏方的发展情况，具有非常强的历史价值和实用价值。

膏方又名煎膏，是以其剂型为名，它属于中药的重要剂型之一。它是指将中药饮片加水多次煎煮，去渣取汁，经蒸发浓缩后加阿胶、龟甲胶、鹿血晶等动物胶质及黄酒、炼蜜、炼糖制成的半流体状制剂。古代的膏方经常有滋补作用，所以膏方也被称作膏滋。膏方经过历代医家不断地继承发展、推陈出新，现在已经成为防病治病的有效工具，同时也成为中医成方制剂中的重要内容。

膏方具有滋养调补以及治疗疾病的作用，优点是体积小、含药量高、浓度大、口味润滑、便于服用，一人一方，一人一料，特色明显，疗效肯定，多适用于慢性疾病和虚证患者。中医膏方，历史悠久，被广泛地应用于内科、外科、妇科、儿科、骨科、耳鼻喉科、男科、风湿病科等疾患以及病后体虚者。其中有很多享有较高声誉的名优膏方，比如常见的十全大补膏方、念慈菴蜜炼川贝枇杷膏方、岭南扶正祛炎膏方、岭南温经养血膏方、岭南肺虚鼻炎膏、琼玉膏、益母草膏等成方膏方。现在的膏方已经成为防病治病、保健强身不可或缺的药物，近年来发展迅速的个性化的膏方，更是成为人们强身健体、治疗疾病的重要手段，受到各界人士的热烈欢迎。

第二章 膏方的发展史

中医膏方渊源流长，有着悠久的历史，在传统中医治疗学中起着相当重要的作用。它是我国传统医药学的一大瑰宝，中医膏方内容广瀚，现存的很多古医籍里面都记载有膏方。中医学正在通过长期不断积累而筑成阶梯，进而取得发展与进步。探索渊源，回顾历史，总结历代的膏方书籍，考证分析，寻觅中医膏方学的发展轨迹，对于膏方的发展与传承有着重要的启迪作用。

一、古代膏方

膏方最早见于先秦古籍《山海经》，其中记载了一种类似羊脂的药物，可涂擦于皮肤上，防治皲裂，可以将其视为膏方的雏形。我国现存最早的医方《五十二病方》中也记载了肪膏、脂膏、豹膏、蛇膏等膏方。成书于春秋战国时期的中医经典《黄帝内经》记录了 11 首方剂，其中已经有 2 首是膏方。现存最早的、有完整组方以及服用方法，并且以“膏药”命名的膏方，是出自东汉的《武威汉代医简》，其中有相对完整的 3 个膏方——百病膏药方、千金膏药方、妇人膏药方。

内服膏方萌芽于东汉末年，在《金匮要略》中称为“煎”。魏晋南北朝时，内服、外用的膏方都发展得比较好，岭南名医葛洪《肘后备急方》就记载了7首膏方，这7首膏方主要是用来治疗疾病的，而不是以滋补调养为目的的膏方。现存最早的滋补膏方是南北朝陈延之的《小品方》所记载的单地黄煎。

药王孙思邈活了102岁，据说他的养生经验主要就是吃煎膏（服食膏方），而且在他长期服用的煎膏里面，主要成分有被誉为神仙草的灵芝、石斛等名贵中药材。孙思邈服食膏方养生，不仅救治了百姓，同时也成就了自己102岁高龄的寿命。所以从某种意义上来讲，孙思邈不仅仅是药王，更是一位“膏王”。唐代孙思邈《备急千金要方》中的“煎”就是现代的膏方。王焘的《外台秘要》载有古今诸家煎方6首（是内服膏方），以及古今诸家膏方4首（是外用兼内服膏方）。《备急千金要方》中论述膏方制作时曰：“凡合膏，先以苦酒渍，令淹浃，不用多汁，密覆勿泄……盖欲兼尽其药力故也。”《备急千金要方》记载的40个主要膏方中，用苦酒（醋）先浸泡以帮助析出药物的做法约占57.5%，用猪脂、羊脂析出药物的约占30%，将药物粉碎，直接入药的约占10%。

宋金元时期，膏方逐渐走向成熟。政府主持的《太平惠民和剂局方》（后简称《和剂局方》）、《太平圣惠方》（后简称《圣惠方》）等方书中收录了不少膏方。宋代的内服膏方药味多用10余味中药，临床用途日趋广泛，内服之“煎”剂逐渐被“膏”之称呼所代替。宋代的膏方已经开始具有补益和治疗的双重作用了，也就是同时具备了“扶正”和“祛邪”作用。如《世医得效方》治消渴的地黄膏，《太平圣惠方》中的神仙服黄精膏、神仙茯苓膏、枸杞煎等。

明清时期膏方的发展进入了成熟阶段，而且膏方的制剂工艺已基本成熟且固定。一般是用水多次煎熬，浓缩药液，最后加蜂蜜、胶类等成膏。明代缪希雍所著《先醒斋医学广笔记》谓：“膏者，熬成稠膏也。”明代方贤所著《奇效良方》收集了很多如补精膏、黄精膏等膏方。记载清朝皇族服食膏方的书籍《清太医院配方》和《慈禧光绪医方选议》中，收录了大量滋补膏方，比较著名的有抗衰老的菊花延龄膏，用于补益的扶元和中膏，用于治眼病的明目延龄膏，用于治咳嗽的润肺和肝膏，用于治脾胃病的理脾调中化湿膏，用于治疗肝病的清热养肝活络膏等。说明当时的膏方不仅为民间医疗事业做出了贡献，而且更多地在宫廷贵族、达官贵人的养生保健上扮演着重要的角色。

二、近代膏方

近代以来，中医膏方学科应运而生，并随着中医的振兴而得到迅速发展。一是人们结合先进科学技术来研究膏方，为膏方的科学临床应用提供了依据。二是中药制剂设备的应用，使得膏方的制作更加便捷，更加节约时间，成本也有所降低，使其推广成为可能。三是膏方被应用于中医临床，特别是在慢性病的治疗上，起了重要的作用。在秉承先辈经验的基础上，临床膏方的数量有所增多，许多的专著相继问世，1929年秦伯未出版了《膏方大全》，使膏方比较系统地呈现在人们的面前。

三、现代膏方

膏方发展到21世纪，引入了很多现代科学思维和技术，而在江浙沪一带，膏方主要还是以滋补为主，仍然发挥着它传统的滋养补虚作用。所以在江浙沪一带，膏方多被称为膏滋，且多在冬季使用。

四、岭南膏方

岭南膏方是指岭南地区制作的膏方，也叫南派膏方，以珠三角地区或粤港澳大湾区的岭南膏方为代表。四季均有使用，冬季是使用的高峰期，每一料膏方的服食时间相对较短，量少味轻，多使用岭南当地的药材，调养与治病相结合。经典膏方习惯于在冬季才开始使用，岭南地区常年气温偏高，四季变化不明显，这也是岭南地区的膏方没有必要严格按照冬季养生习惯服用的原因。岭南膏方还有一个重要特点是有时会基于现代西医检测结果与中医现代检测手段，如红外热成像检测等来为患者开具膏方，这样开膏方会更加精准、客观，也增加了可重复性，更容易为生活在现代社会的民众所接受。

岭南膏方有很多有代表性、有传承且久负盛名的著名膏方，在岭南地区甚至世界各地都家喻户晓，妇孺皆知。比如香港京都念慈菴蜜炼川贝枇杷膏、潘高寿蜜炼川贝枇杷膏、潘高寿蛇胆川贝枇杷膏等膏方，这些岭南膏方堪称“世界膏”，是岭南膏方的骄傲，也是中医膏方的骄傲。

站在历史的角度讲，成永明教授认为岭南膏方代表着现代膏方发展的一个趋势和方向。

第三章 岭南膏方的特点

岭南膏方的特点前面已经做了简要的论述，总的来说，岭南膏方包括以下几个方面的特点。

岭南膏方，晋起葛洪历史悠久。
内服外用，一脉传承二千余载。
剂型独特，携带服用很是方便。
扶正祛邪，调养治病相互结合。
量少味轻，膏方味道相对甜淡。
生药鲜药，更助膏方灵动之气。
道地药材，南药海药常常用到。
长膏短膏，时间长短灵活掌握。
协定膏方，即开即取简便验廉。
个性膏方，彰显个性证膏更和。
关注地域，湿热气候影响开膏。
衷中参西，开具膏方更加精准。

著名膏方，疗效神奇流芳世界。

四季膏方，冬季只是小小高峰。

颗粒制作，取其精华方便快捷。

饮片制作，精益求精传承传统。

师承自学，岭南膏方名家辈出。

第四章

岭南膏方中常用的中医理论

岭南膏方是膏方学的重要分支，其理论基础来源于众多中医理论，主要包括阴阳学说、气血学说、五行学说、藏象学说、温病学说以及六淫学说等。

四诊合参，即四诊并用或四诊并重，是中医诊断学的基本观点之一。四诊合参实际上是中医整体观念在诊断学上的具体体现。四诊合参对于全面了解病情、识别真伪、探求本原，具有非常重要的意义。

四诊合参指望、闻、问、切四诊，是调查了解疾病的四种诊断方法，各有其独特的作用，不应该相互取代，只能互相结合，取长补短。四诊之间是相互联系、不可分割的，因此在临床运用时，必须将它们有机地结合起来，也就是要“四诊合参”。只有这样才能全面而系统地了解病情，做出正确的判断。

只强调某种诊法的重要性，而忽略其他诊法的做法是不对的。自王叔和以后，脉诊和舌诊都有很大的发展，因而有些医生便出现一种偏向，往往夸大脉诊，或夸大脉诊和舌诊，一按脉、一望舌便判定病情，莽下处方用药，而忽视四诊合参的原则，这是大大的不对。因为疾病的发生、发展是复杂多变的，证候有真象也有假象，有的假在脉上，有的假在症上，所以临床上有“舍脉从症”和“舍症从脉”的方法。如果四诊不全，便得不到患者全面、详细的资料，在给患者开膏方时，辨证选药就欠缺了准确性。轻者，患者吃了膏方以后会感觉到不舒服，有时候会有头晕、呕吐等等。重者，可能会使原来的疾病加重或者阴阳偏离更加明显，更有甚者可能会导致严重后果。

只有心中常记四诊合参（“望而知之谓之神”“闻而知之谓之圣”“问而知之谓之工”“切而知之谓之巧”）的人，才能成为一位合格的中医，才有机会发展成为开具膏方的高手。

四诊合参说的主要还是诊断学方面的问题。目前，在诊断学方面，中医取得较大进展，临床使用的一些中医诊断仪器，比如中医经络体质辨识仪、中医红外热成像检测仪等都是值得借鉴的。我们应该把这些先进科研成果积极地纳入中医四诊合参的体系中来。

一、阴阳学说

阴阳学说认为世界是物质性的整体，自然界的一切事物都包含阴和阳，阴阳是一切事物变化的总纲。阴、阳是相互对立的两个方面，而对立的双方又是相互统一的。宇宙间一切事物的生长、发展和消亡，都是事物阴阳两个方面不断运动和相互作用的结果。

人体也有阴阳，《素问·金匮真言论》云：“夫言人之阴阳，则外为阳，内为阴；言人身之阴阳，则背为阳，腹为阴；言人身之脏腑中阴阳，则脏者为阴，腑者为阳。”人体阴阳之间的相互作用，包括它们之间的对立、平衡和转化，以及和外部环境之间的阴阳平衡，构成了人体内在的生命运动，这是人赖以生存的基础。

生命活动是以阴精和阳气为基础的，“生之本，本于阴阳”。阴精是生理功能的物质基础，阳气是生理功能的具体表现，任何生命活动都是阴精和阳气保持相对的动态平衡的结果。如果人体能够稳定在“阴平阳秘”的状态，人的精神面貌和生理现象就不会发生紊乱，而阴阳失去相对的动态平衡，则会发生精神和病理的改变。“阴平阳秘，精神乃治”，平衡协调人体各组织器官功能活动，对于维持正常生命活动、保持身体健康，有着非常重要的意义。

中医学认为，疾病的发生即是在某种致病因素的影响下，机体正常生理平衡被破坏，从而使“阴阳失调”，出现了阴阳偏盛或偏衰的状态。中医治病调养的过程就是研究如何纠正人体阴阳的不平衡状态。《素问·四气调神大论》说“从阴阳则生，逆之则死，从之则治，逆之则乱”，故应“谨察阴阳所在而调之，以平为期”，即平衡阴阳，其中包括“阳病治阴，阴病治阳”“阴中求阳，阳中求阴”等众多的治则治法。

膏方的运用正是基于这种理论基础，运用多种治疗手段，使机体达到新的动态平衡。阴阳失衡，多表现为虚实夹杂的病理状态，对此，若一味投补，补其有余，实其所实，往往会适得其反。所以膏方用药，既要考虑“形不足者，温之以气，精不足者，补之以味”，还应根据患者的症状，针对邪实的病理状态，适当地加以祛邪之品，或祛痰化浊，或理气解郁，或活血化瘀。补中寓泻，泻中寓补，攻补兼施，扶正祛邪，以求固本清源，恢复阴阳的动态平衡，从而达到调养身体、治愈疾病的目的。

二、五行学说

五行学说是中国古代哲学的重要成就。五行学说即是用木、火、土、金、水五个哲学范畴来概括客观世界中的不同事物属性，并用五行相生相克的动态模式来说明事物间的相互联系和转化规律。五行学说中以五脏配五行，即：肝与木、心与火、脾与土、肺与金、肾与水。五脏与五行相生相克应保持相对的平衡和稳定，如果失调，出现太过或不及或反侮，也会导致疾病的发生，这对于推断疾病的好转和恶化以及选择何种治疗方法，提供了充足依据。中医学主要是运用五行学说阐述五脏六腑间的功能联系以及脏腑失衡时疾病发生的机理，也用以指导脏腑疾病的治疗。

木、火、土、金、水这五个符号分别代表肝、心、脾、肺、肾所统领的五大系统及其相互关系。中医不是研究微观的病毒、细菌如何作用于人体的理论，而是研究人体整体的各个系统之间的关系，并且通过中药、膏方、按摩、针灸，甚至心理作用去调节各个系统之间的平衡，以此保持身体健康。

五脏之中，脾为后天之本，肾为先天之本，脾肾两脏在人体之中是推动生命活动的关键。脾乃气血生化之源。肾主藏精，为生命之根。心为五脏六腑之大主、生之本，又为君主之官，是人体生命活动的主宰。心的生理功能主要是主血脉和神志，其华在面。肝的主要生理功能是主疏泄和主藏血，具有疏通气机、调畅情志、调节和贮藏血液的功能。肝对人体生命活动的重要性，主要表现在它与人体气血的密切关系，肝是调畅全身气机、推动血和津液运行的一个重要环节。肺主人体一身之气和呼吸之气，主气司呼吸功能，使人体完成与外界气体的交换，同时肺主宣发，气为血帅，由于肺中宗气的推动，使气血津液得以布散。

另外，人的情志活动也是隶属于五脏的。心藏神，肝藏魂，肺藏魄，脾藏意，肾藏志。精神调养与五脏的关系十分密切，五脏病变又可以导致神志的异常变化。现代人多工作紧张度高、生活压力大，如果身体健康就能胜任各项任务，如果长期精神紧张、情志异常，也会伤及五脏，它们之间可互为因果，加重疾病的发展。岭南膏方调养可以健旺脏腑，使五脏安和，可舒畅情志，有利于保障身体健康，延缓五脏衰老。脏腑病变方式多样，或虚或实，或生理功能低下，或阴阳气血津液亏损，或生理功能失常，或阴阳气血津液紊乱等。事实上，辨证论治首分虚实，补虚泻实是防病治病、健康调养的纲领。膏方调理时，要抓住虚实二纲，虚则补之，实则泻之，就可以恢复和健旺脏腑的功能，保证身体的健康，延年益寿。

三、气血学说

气与血为人体不可须臾脱离的最宝贵的基本物质，不仅是四肢百骸、脏腑经络的能源和动力，也是营卫津液的气化源泉和物质基础。进而言之，气血在临床实践中的运用更为重要，因为气血理论直接应用于病因、病理、诊法、辨证、治则、方药之中。总之，气与血循行周身、贯通上下，无处无气血，无时不运行。所以说，“气血学说”是中医学体系的理论基础，也是岭南膏方的重要理论之一。

《素问・至真要大论》曰“气血正平，常有天命”，说明气血充沛与和顺流畅是机体健康的根本保证。中医理论认为，气属于阳，血属于阴，气为血之帅，对于人体具有推动、温煦、防御、固摄、气化和营养作用，气时刻推动和激发着人体的各种生理活动；血为气之母，血行脉中，内流脏腑，外至肌肤，无处不到，血对全身各组织器官起营养滋润的作用。

气与血阴阳相依，相互为用，气存在于血中，血能载气运行，血液的运行又依赖于气的鼓动。两者在生理上维持着协调平衡，病理上又常常相互影响，或同时发病，或互为因果。气和血任何方面出现问题，或气血之间的协调出现异常，均会导致脏腑功能失调，引起多种疾病的发生。气虚则血虚，血虚则气弱，气行则血行，气滞则血瘀、经络瘀阻，这都会导致脏腑寒热虚实的病理状态，是脏腑病变和肌体衰老的整体反应，而脏腑、经络、气血在病变过程中又相互影响。因此在临床开具膏方时，要重点掌握好气血理论，对血多活之、养之，对气多行之、补之。

自古以来，膏方的制定大多以补为主，如补气、补血、补阴、补阳、益气、健脾、温肾等等，收膏时还要再加上阿胶、龟甲胶、鳖甲胶、鹿角胶等，这些都是补血益髓的血肉有情之品，是膏方中不能缺少的、栽培身体精血之物。但是临床应用时，不能一味单纯求补，而应该将补药与活血调气药相配伍，动静结合，从而做到补而不滞，这样既能消除补药滋腻之弊，又可发挥其补益之功，有一举两得之妙。岭南地区的个性化膏方，在补气补血时更要注意加强活血调气及渗湿利湿药物的应用。

第五章

岭南膏方的临床应用

岭南膏方是在中医辨证论治原则指导下，发挥扶正祛邪、防治结合作用的方剂。应用方面，只要患者病证是虚证或虚实夹杂的情况，均可以使用岭南膏方调治。当然岭南膏方应用的重点仍然是在慢性病、亚健康患者及妇科、儿科、老年科疾病的范畴。

一、岭南膏方的适应证

岭南膏方的适应证主要有以下几个方面。

1. 各个系统的慢性疾病

（1）呼吸系统　慢性鼻炎，慢性鼻窦炎，腺样体肥大，慢性咽炎，慢性咳嗽，反复呼吸道感染，支气管炎，哮喘，慢性阻塞性肺疾病（慢阻肺），支气管扩张症（支扩），肺气肿，肺空洞，肺中小结节。多为肺气虚，肺卫不固，夹杂外邪。

（2）消化系统　浅表性胃炎，溃疡性胃炎，萎缩性胃炎，胃癌前病变，幽门螺旋杆菌相关性胃炎，各型肠炎，消化道息肉，消化不良，慢性肝病等。多为脾胃虚弱，脾虚胃热，肝脾不和，肝郁脾虚，肝火犯胃。

（3）心血管系统　病毒性心肌炎后，慢性心律失常，冠心病，心悸心慌，胸前区疼痛等。多为心气虚，心火旺，心血不足。

（4）脑血管系统　中风后遗症，脑供血不足，高血压病，低血压，头闷头晕头痛，失眠，焦虑，健忘。多为大脑经络瘀阻，肝肾不足，气血两虚，气滞血瘀。

（5）其他杂症　高血脂，高血糖，高尿酸血症，甲状腺功能亢进症，甲状腺功能减退等。

2. 亚健康状态

亚健康状态是指既不完全健康，又达不到疾病诊断标准，机体虽无明确的疾病诊断，但在生理上、心理上出现种种不适的感觉和症状，从而呈现体力和对外界的适应能力降低，是介于健康与疾病之间的一类生理调节功能低下的状态，也称为病前状态、临床前期或潜伏期等。亚健康状态的特征是自己感觉到不适，但是检查没有阳性体征，患者常常呈现体力不支，不能胜任工作，疲劳乏力、精神不振、记忆力减退、反复感冒、胃口不好、失眠焦虑等机能低下的表现。

现代社会，人们工作生活压力大，精神紧张，应酬多，烟酒多，而睡眠及休息少，使人体的各项生理机能发生改变，抗病能力下降，对气候的适应能力下降，从而使机体处于亚健康状态。此时进行全面整体的调理，可获得事半功倍的效果，膏方疗法就是最佳的选择。

3. 病后、术后、产后的调理

很多患者大病之后或者手术之后，以及妇女的产后，身体较为虚弱，这时全身机能减退，胃肠消化能力降低，这个时候选用膏方进行调补，不仅营养丰富，而且容易吸收，又能够补充能量，也能够使机体尽快康复。

4. 养生延年

人到中年以后逐渐衰老，肝肾精气津血日益衰弱，会出现思维能力下降，头发早白，或者脱发的现象，呈现出早衰的状态，正可以用膏方调补。如果没有明显的器质性或者功能性疾病，为了保持正常健康的状态，减少疾病的发生，日常也可以采用相应的膏方来调理，维持人体的阴阳平衡，加强脏腑气血的功能，从而达到维持身体健康、延年益寿的目的。

5. 女性调理

对于女性来说，经、带、胎、产伤气耗血，阴血易亏。除了月经病、带下病、产后病、更年期综合征等等，可以用膏方调理之外，膏方还可以保养卵巢功能、抗衰老、养颜、祛斑。调理后，脏腑健旺，全身的营养不断得到补充，人的抗衰老能力和生命力随之增强，脸部就会红润，皮肤就会充满光泽和弹性。

6. 儿童调理

小儿由于脏腑娇嫩，容易患呼吸道和消化道的疾病，出现小儿反复呼吸道感染、久咳不愈、小儿支气管哮喘、小儿支气管炎、小儿消化不良，症见腹痛、便秘、腹泻、营养吸收不佳、消瘦、个头矮小等等，都可以用膏方调治。好多小孩子先天发育不足，神经系统发育不好，也可以出现语言发育迟缓、遗尿、多动、抽动、惊厥，这些可以用膏方调治。另外，根据小儿生长需要，可以适当进补，尤其是厌食、贫血等体虚的儿童，以及生长发育较差的患儿，均适宜用膏方调补。

二、岭南膏方的禁忌证

岭南膏方适应证广泛，男女老幼均可以使用岭南膏方防病治病及调理身体。当然，为了更安全地服用岭南膏方，也必须注意一些禁忌证。常见的禁忌证就是一些患有危急重症的人。宜先将危急重症治疗好以后，再考虑使用膏方进行调理。还有就是妊娠期非特别需要，一般不必要服用膏方。哺乳期的婴儿也没必要服用膏方。当然，这些都是相对的禁忌证。如果这个时期的小婴儿或者孕妇患有咳嗽、久咳不愈，也可以使用一些止咳类的膏方，比如念慈菴川贝枇杷膏，这个成品膏方是一款特别出名的岭南膏方。岭南膏方中，还有一些应急的膏方，比如岭南蜂毒蜜膏，如果成人或者儿童咽喉疼痛，声嘶，拒食，吞咽困难，咽喉部有充血、化脓、溃疡、疱疹（疱疹性咽峡炎或手足口病的口咽疱疹）等，可以使用岭南蜂毒蜜膏含服，每天数次，对各型急、慢性咽喉炎疗效非常好。岭南蜂毒蜜（熊胆型）膏外用涂鼻腔及含服，对鼻炎、鼻窦炎、腺样体肥大、咽喉炎的效果也非常好。

三、使用岭南膏方的注意事项

1. 服用方法

岭南膏方的服用方法主要应该根据病情来决定，一般可以分为冲服、调服、噙化3种。

（1）冲服　也就是取一勺子（约20毫升）的膏体，放在碗里或者杯子里，用白开水冲入，搅拌均匀，使之完全融化，待温度适宜时口服，这是最常用的服用膏方的方法。

（2）调服　在常规服用膏方的同时，把一些贵细药材打成粉末，用膏方来冲服，或调入膏方中搅拌均匀后再口服。

（3）噙化　亦称含化，取一勺膏方，将其含在口中，让药膏慢慢地在口中融化，以发挥药效。但若有胃炎者，最好不要采用这种服用方法。

2. 忌口

服岭南膏方期间无明显疾病的人，可以不用忌口。但是原有特殊的疾病，就应按特殊的病种忌口。如哮喘、血液病、肾病等，在服用滋补性膏方时忌服生萝卜，不宜饮茶。阴虚体质的人，忌食辛热的食品，如狗肉、牛肉等。阳虚体质的患者则切忌滥用温补肾阳的食品如牛鞭、鹿鞭、虎鞭等，并忌食寒性食品。一般服用膏方期间，忌食生冷、油腻、辛辣等不易消化以及特殊刺激性的食物，不能暴饮暴食，不能酗酒，以免妨碍脾胃消化功能，影响膏方的吸收。

3. 注意事项

岭南膏方（包括岭南长短膏方）具有疗效独特、药力宏大的特点，在全国有较大的影响力。使用岭南膏方调养身体的注意事项如下。

（1）开膏方前要先找医生问诊把脉，需要时还可以做一些中医的体检如红外热成像检测、中医经络检测仪检测，对身体做一个整体的评估，这样做对提高膏方的疗效会有更大的帮助。

（2）岭南膏方一般在中午饭后或者晚饭后 30 分钟内服用（含有人参、燕窝或冬虫夏草等药材的膏方宜空腹服用，助眠膏方则可睡前 30 分钟服用）。每次用干净的汤勺，挖一勺（约 20 毫升），放入碗中或杯中，用滚烫的热开水冲化开后温服。

（3）月经期和感冒发热时可以暂停服用，如果是调理月经者则月经期不用停用。如果是免疫力低下反复感冒发热咳嗽者，则感冒发热咳嗽时也不要暂停服用。

（4）有部分人开始服用岭南膏方时，可能会有胸闷、欲呕、胃肠不适、头晕、眠不佳等不适情况，一般服用几天后，这些不适症状就会消失。服用膏方时，也可以先从小剂量开始服用，逐渐增大至正常的服用量，这样也比较容易适应，而较少产生胸闷、欲呕、头晕、胃肠不适、失眠等现象。

总体来说，岭南膏方始终略偏温补，服用时应多饮水，成人饮水量建议在 1500 ～ 2000 毫升 / 天。儿童饮水量比较灵活，主要看小便是否发黄，如果小便比较黄，说明饮水量不够，应适当增加饮水量。如果小朋友大便干结、便秘，也说明应适当增加饮水量。

第六章

岭南膏方的制作

岭南膏方的制作，目前临床上常见的一般有两种：一种用中药饮片按传统的方法进行熬制；另一种使用中药配方颗粒剂进行熬制。

中药饮片熬制膏方的历史非常悠久。这种方法熬制膏方环节多、程序繁复、时间久。一料膏方的熬制，要经过浸、煎、榨、化、滤、熬、收等七道工序，一般需要 24 ～ 48 小时，最少也需要 16 小时，而且还需要有经验的老药工全程把控，尤其在最后的收膏阶段，更需要熟练的技巧，这些都严重制约了膏方的大规模推广。但是，使用中药饮片熬制出来的膏方，符合中医膏方的传统特点，属于一种经典熬制法，很多喜欢传统中医调理身体的人，特别喜欢这种方法熬制出来的膏方。

为了明显缩短制膏时间，现在岭南地方的很多医疗机构兴起了用中药配方颗粒制作膏方的尝试。采用中药配方颗粒制作膏方仅需半小时到 1 小时就可完成。中药配方颗粒采用了现代科技手段将传统中药饮片提取、浓缩，瞬间干燥成粉状、颗粒状产品。使用中药配方颗粒组合成汤药直接冲服，比患者自己煎煮中药饮片疗效更好、更稳定。经十多年的临床应用，特别是在新型冠状病毒肺炎疫情防控中，中医药的疗效受到了更多人的认可，其中，中药配方颗粒的移动药房发挥了机动灵活、方便快捷、保证疗效的作用，更使得中药配方颗粒逐渐得到中医药界的肯定。

中药配方颗粒具有质量稳定、均一和可控的优点。有人认为，若以中药配方颗粒作为中药膏方的原料，则必将有力推动膏方文化的大规模发展。采用中药配方颗粒制作膏方时，先在熬膏方的锅内加入适量的水，再将各种中药的配方颗粒按照膏方处方的要求放在一起，并缓慢地倒入水中，且一边倒入，一边不停地搅拌均匀。然后，开始给锅加热，慢火煮30分钟，一方面是为了进一步浓缩药汁，另一方面也是对浓煎液进行彻底消毒。最后，用蜂蜜及胶类物质收膏并完成制膏程序。笔者认为，采用中药配方颗粒制作岭南膏方的优点是省时、省力、省人工、省场地、省电、省水。

总之，用中药配方颗粒制作膏方确实加快了膏方的制作进程，使患者在定制个性化膏方时，能够在较短时间内，甚至当天就可以拿到膏方，而不像传统的个性膏方的熬制，需等待3～5天，甚至1～2周才能拿到。但是笔者也注意到，配方颗粒制作时里面含有的一些赋形剂，如糊精、淀粉等，有些时候不能够完全溶解，所以使用中药配方颗粒制作出来的膏方杂质比较多，甚至有人感觉到膏方有面粉味。可喜的是中药配方颗粒剂国家标准2022年在全国开始推广执行，对中药配方颗粒剂的产品质量会大大改善，相信在此之后，会有很多人喜欢上用中药配方颗粒剂制作的膏方。

第七章 开具岭南膏方的总体要求

膏方被誉为中医药学皇冠上的一颗璀璨的明珠。一个医生，如果没有扎实的中医基础理论，没有博大精深的临床经验，很难开出一料非常精准的膏方。这也是所有开展膏方疗法的大型医院规定必须是高级职称的医生或有资历的医生才有资格为患者开具膏方的原因。

开具岭南膏方要有一种境界。一般来说，要学会开具岭南中医膏方，必须经历三个境界。晚清学者王国维从古代几位大词人的词作中，摘引了三段名句来讲做学问的三大境界，成永明教授认为，要学会开具好的岭南中医膏方也必须经历这三个境界，也就是“见山是山”“见山不是山”“见山还是山”。能够深入体会这三重境界的人，才有机会成为一个开具膏方的高手。

第一重境界：见山是山。一位医师在初学开具岭南膏方的时候，往往根据教科书的证候分类、寒热虚实和阴虚阳虚来辨证开方。“对号入座”“照猫画虎”是初学岭南膏方的医师常见的辨证论治套路，以为只要把中医经典及药方背得滚瓜烂熟就会开岭南膏方治病了。有了几个偶然治愈的案例，就觉得任何病都不在话下，完全可以做到一膏愈之。这就是所谓“读方三年，谓天下无病可治”，也就是“见山是山”的境界。

第二重境界：见山不是山。一个医生临床时间长了，病看得多了，有时候觉得诊断没错，岭南膏方开得也没问题，但是疗效就是不能够满意，经过反复琢磨，调整思路，效果立显，发现原来书本的东西不能照搬，就开始否定书本或者经典的作用，这个阶段的否定，实际上也是一种进步。进入第二重境界后迷茫，是认知螺旋上升的必经过程，这就是我们所说的“见山不是山”，即所谓“行医三年，天下无方可用”。

第三重境界：见山还是山。疾病在变化，治法也要随之而变化，只有掌握了疾病的发生、发展规律，治疗才会更有把握。这时候开具岭南膏方，由辨证的“对号入座”，转变为“圆机活法”，疗效也会随之提高。这时回归书本，发现自己摸索的东西大多数时候没有古代医家的思路严谨周全，认识到基本的经典方剂一定要运用好，才会少走弯路，这就是“见山还是山”。

在学习开具岭南膏方的道路上，如果能意识到有这三种境界，并灵活应对所处的境界，经过艰苦的磨练，不断地勇于实践，勤于总结，就能够使自己逐渐成为一个开具岭南膏方的高手。

膏方的药物组成有多有少，一般在20味中药以上。所以岭南膏方的辨证论治就比普通的开中药煎剂处方的要求更高。如何开好岭南膏方处方就是岭南膏方的重中之重。现在我们就来谈谈如何开具一料好的岭南膏方，讲一讲开具岭南膏方的总体要求。

一、岭南膏方的组方原则

为了使岭南膏方产生更好的临床治疗效果，让岭南膏方中的每一味中药都能尽量多地发挥治疗作用，并利用药物之间的相互作用，比如相助、相畏、相须、相使、相杀等，避免辅助不足、监制太过，以增强岭南膏方的治疗作用。因此在组织筹划岭南膏方处方时，其药物不能简单、平均地拼集起来，而是根据治则治法的要求和具体情况的需要，各有侧重、有主次、有轻重地区别对待。一般来说，岭南膏方中的药物主要有主药、辅药、佐药、使药、成膏药。

主药：岭南膏方中针对病情或病因，治疗主证，解决主要矛盾，药力使用最充足的，叫作主药。

辅药：岭南膏方中辅助主药和监制主药，使主药更好地发挥治疗作用的，叫作辅药。

佐药：岭南膏方中治疗兼证，或创造一些有利条件，增强或减弱主药、辅药药力的，叫作佐药。

使药：岭南膏方中引导药力直达病位，或引药上升、下降、出表、入里，或者协调诸药的，叫作使药。

成膏药：用于调整岭南膏方的味道、形态，并有一定治疗作用的，叫作成膏药。

以上是岭南膏方组成的基本框架，一定要熟记在心，因为一般的岭南膏方，它的组成就是包括这几个方面的。当然也不是说每一个岭南膏方都必须具备这么多的元素，主要还是要根据岭南膏方所要求的具体的治则治法和具体情况而定，不必刻板拘泥。

二、岭南膏方的具体用药灵活多变

本书介绍的一些岭南膏方，是针对不同的病种及体质而给出的一个大概的方向。临床具体组织岭南膏方的时候，既要遵守一定的原则，又必须灵活地变化组方，才能够真正体现中医辨证论治的精神，切实符合每位患者具体病症治疗调理的要求。常见的岭南膏方处方的变化方法，概括起来有以下几种。

1. 药味的增减变化

比如治疗慢性盆腔炎、慢性前列腺炎等，成永明教授常用“三剑客”，即败酱草、龙胆草、虎杖。如果患者的慢性前列腺炎或者盆腔炎的症状表现比较明显时，除了使用“三剑客”外，还要再加上蒲公英、皂角刺、紫花地丁等，以加强清热解毒的作用。

2. 药量轻重的变化

比如在脾虚便秘的时候，岭南膏方里面常常会用到白术，白术常规的用量是 10 克，但是如果便秘比较明显，白术的药量就会加大，一般每剂药中白术直接要用到 30 ～ 50 克。这样健脾通便的作用就会非常明显。

三、岭南膏方组方与治法的辩证关系

组织岭南膏方处方的时候，要根据治则治法的要求去进行思考，前人把这个步骤叫做“以法统方”，意思是说岭南膏方的作用要符合治则治法的要求，法与方要统一。例如，治法是补气，那么组织岭南膏方的时候就可以用到四君子汤、补中益气汤一类的方剂随证加减。如果治法是补血，组织岭南膏方处方的时候就可以用到四物汤、人参养荣汤一类方剂随证加减。如果治法是补肾阴，可以用六味地黄汤一类的方剂加减。如果治法是补肾阳的，就可以用附桂地黄汤一类的方剂加减。组织岭南膏方处方的时候，首先要“以法统方”，同时也要想到法中有方、方中有法，努力实现岭南膏方的处方与治法有机统一。

四、经典有效方剂的吸收与采纳

前人有很多经典的中医方剂，都可以在膏方处方中灵活地选取和使用。比如，补气的方剂有四君子汤、补中益气汤、玉屏风散；补血的有四物汤、桃红四物汤、归脾汤；气血双补的有八珍汤、十全大补汤、人参养荣汤；补阴的有六味地黄丸、炙甘草汤、百合固金汤、一贯煎；补阳的有肾气丸、右归丸等。平时熟记在心，使用的时候就会信手拈来，得心应手。

五、把现代科研成果融入组成新的岭南膏方

在使用前人的一些经典中药方剂来组成岭南膏方处方的同时，还要随时吸取现代科研成果，以提高治疗效果，促进岭南膏方医学的发展。比如，在增强免疫力方面，现代医学已经明确了灵芝孢子粉、石斛、五指毛桃、黄芪、防风、茯苓、枸杞子、五味子等一系列的中药材，有明显的提高免疫力的功效，我们就可以用这些药材来扶助正气。现代医学证实了徐长卿、路路通有非常显著的抗过敏以及减轻炎症水肿的作用，我们就可以用这些药材来祛湿、祛风、消肿、止痒。现代医学证实益智仁、决明子、荷叶、绞股蓝、桑叶、瓜蒌子等治疗代谢综合征有良效，我们就把这些药物加进岭南膏方中来降血脂、降尿酸、降血糖。

第八章 岭南膏方中常用的中药

一、常用中药名录

解表药

麻黄　桂枝　紫苏　生姜　香薷　荆芥　防风　羌活　白芷　细辛
藁本　辛夷　苍耳子　菊花　牛蒡子　蔓荆子　柴胡　葛根　浮萍
淡豆豉　升麻

清热药

石膏　知母　芦根　天花粉　栀子　夏枯草　决明子　黄芩　黄连
黄柏　龙胆　秦皮　苦参　白鲜皮　金银花　连翘　板蓝根　贯众
蒲公英　紫花地丁　野菊花　土茯苓　鱼腥草　金荞麦　败酱草
白头翁　半边莲　白花蛇舌草　山慈菇　熊胆　生地黄　玄参
牡丹皮　赤芍　青蒿　地骨皮　银柴胡　胡黄连

泻下药

大黄　番泻叶　火麻仁　郁李仁

祛风湿药

独活　威灵仙　路路通　秦艽　豨莶草　雷公藤　桑寄生　狗脊

化湿药

藿香　佩兰　苍术　厚朴　砂仁

利水渗湿药

茯苓　薏苡仁　玉米须　车前子　滑石　通草　灯心草　海金沙　萆薢　茵陈　虎杖

温里药

附子　肉桂　吴茱萸

理气药

陈皮　木香　香附

消食药

山楂　鸡内金　槟榔

止血药

大蓟　地榆　白茅根　三七　茜草　蒲黄　白及　仙鹤草　血余炭　藕节　艾叶

活血化瘀药

川芎　延胡索　丹参　红花　王不留行　三棱　莪术　水蛭

化痰止咳平喘药

半夏　白芥子　旋覆花　猫爪草　川贝母　浙贝母　瓜蒌　竹茹　竹沥
桔梗　瓦楞子　苦杏仁　紫菀　百部

安神药

朱砂　琥珀　龙骨　酸枣仁　灵芝

平肝息风药

石决明　钩藤　地龙

补气药

人参　西洋参　党参　太子参　黄芪　白术　山药　白扁豆
绞股蓝　红景天

补阳药

鹿茸　巴戟天　淫羊藿　仙茅　杜仲　续断　肉苁蓉　锁阳
补骨脂　益智仁　菟丝子　沙苑子　蛤蚧　冬虫夏草　阳起石

补血药

当归　熟地黄　白芍　何首乌　龙眼肉

补阴药

北沙参　麦冬　天冬　玉竹　黄精　党参　枸杞子　墨旱莲　女贞子

固表止汗药

麻黄根　浮小麦

敛肺涩肠药

五味子　乌梅　诃子　石榴皮

固精缩尿止带药

山茱萸　覆盆子　金樱子

杀虫止痒药

蛇床子　蜂房

二、解表药

1. 麻黄

性味归经： 辛、微苦，温。归肺、膀胱经。

功效： 发汗解表，宣肺平喘，利水消肿。

应用： ①风寒感冒。麻黄善于宣肺气，开腠理，透毛窍而发汗解表。其发汗力非常强，是发汗解表之要药。常与桂枝相须为用，以增强发汗散寒解表之力。②咳嗽气喘。麻黄最善平喘，为治疗肺气壅遏所致咳喘的要药。麻黄治咳喘经常和苦杏仁等止咳平喘药相互协助。麻黄治喘时，寒喘热喘均可治，只是搭配的药物要有所区别，配细辛、干姜、半夏治寒喘，配石膏、甘草、苦杏仁治热喘。③风水水肿。麻黄配生姜、白术，有发汗解表、利水退肿之功效。

按： 使用麻黄是一个中医师的基本功。麻黄乃肺经专药，故治肺病多用之。另外，麻黄的宣肺发汗能力很强，凡是表虚自汗、阴虚盗汗以及肺肾虚喘者当慎用。临床上麻黄还分炙麻黄和生麻黄，如果是发汗解表用生麻黄，止咳平喘用炙麻黄。现代研究认为，麻黄的主要成分是麻黄碱和麻黄挥发油。麻黄碱有缓解支气管平滑肌痉挛的作用，可治疗哮喘。麻黄碱能兴奋心脏，收缩血管，升高血压，所以高血压的患者要慎用麻黄。麻黄碱也有兴奋中枢神经系统的作用，可引起兴奋、失眠、烦躁不安。麻黄挥发油有发汗及解热的作用，对流感病毒等一些传染病的病原体有明显的抑制作用，这也与历史上含有麻黄的复方中药汤剂（如麻杏石甘汤等）可以治疗很多病毒性感染引起的瘟疫的做法不谋而合。除了清朝的叶天士、吴鞠通等医家喜欢这样用之外，解放初期的京城名医蒲辅周防治流行性乙型脑炎疫情、2003 年国医大师邓铁涛教授防治“非典”疫情均使用了（炙）麻黄，2020 年以来国家卫生健康委员会办公厅及国家中医药管理局办公室在抗击全球肆虐的新型冠状病毒肺炎疫情时接连发布的多版《新型冠状病毒肺炎诊疗方案》也提到，治疗初期和中期新冠肺炎患者的方剂中多使用（炙）麻黄，且都取得了非常好的防治效果。

2. 桂枝

性味归经：辛、甘，温。归心、肺、膀胱经。

功效：发汗解肌，温通经脉，助阳化气。

应用：①风寒感冒。本品辛甘温煦，甘温通阳扶卫，其开腠发汗之力较麻黄温和，而善于宣阳气于卫分。故对于外感风寒之证，不论表实无汗、表虚有汗及阳虚受寒者，均宜使用。②寒凝血滞诸痛证。本品辛散温通，具有温通经脉、散寒止痛之效。对上、中、下三焦痛及周身痛均有神效。上焦胸痛，如胸阳不振、心脉瘀阻、胸痹心痛者，桂枝能温通心阳，常与枳实、薤白同用，如枳实薤白桂枝汤（《金匮要略》）。中焦遇寒腹冷痛，桂枝能温中散寒止痛，每与白芍、饴糖等同用，如小建中汤（《金匮要略》）。下焦少腹宫寒经闭痛经、产后小腹痛等，桂枝既能温散血之寒凝，又可宣导活血药物，以增强化瘀止痛之效，如温经汤（《金匮要略》）。周身疼痛，如因风寒湿痹而致颈、肩、臂、腰、腿疼痛，可用《伤寒论》桂枝附子汤。③痰饮、蓄水证。症见眩晕、心悸、咳嗽、水肿、小便不利。④心悸。桂枝能助心阳，通血脉，止悸动。常用于心悸动、脉结代者，每与甘草、人参、麦冬等同用，如炙甘草汤（《伤寒论》）。若阴寒内盛，气从脐腹上冲心胸所致奔豚者，常重用本品，如桂枝加桂汤。⑤四肢厥逆，身寒肢冷。桂枝用于身体怕冷、手脚怕凉的患者，可以温通阳气，常与熟附子等配伍后使用。

3. 紫苏

性味归经：辛，温。归肺、脾经。

功效：解表散寒，行气宽中。

应用：①风寒感冒。发汗解表散寒之力较为缓和，风寒感冒轻症一味紫苏煲水即可治愈。②脾胃气滞，胸闷呕吐。紫苏能行气以宽中除胀，理脾以和胃止呕，用于气机郁滞之胸闷、腹胀满痛，或恶心呕吐者。偏寒者，紫苏常与砂仁、丁香配伍使用。偏热者，常与黄连、吴茱萸配伍使用。胎动不安致胸闷呕吐者，配陈皮、砂仁等同用。梅核气之七情郁结、痰凝气滞者，与半夏、厚朴、茯苓等同用，如半夏厚朴汤。③抗过敏，解鱼虾蟹毒，解芒果、榴莲、荔枝毒。针对过敏症，紫苏或可媲美氯雷他定、扑尔敏、左西替利嗪、依巴斯汀等化学药品。紫苏在东亚国家是常见的搭配食材，能治疗皮肤瘙痒症、风团、荨麻疹、湿疹，可解鱼虾蟹毒，也可解芒果、榴莲、荔枝毒。曾有日本研究指出，紫苏萃取物能够抑制小鼠皮肤的过敏反应，减轻皮肤细胞炎症水肿的程度。

按：苏叶长于发表，苏梗善于理气，故发表散寒多用苏叶，行气宽中安胎宜用苏梗。紫苏辛温芳香，入脾肺二经，既能发汗散寒以解表邪，又能宣肺理脾、行气宽中，故对风寒表证而兼见咳嗽或胸闷呕吐者，使用本品最为适宜，无表证而有气滞不畅症状的，也可用之宣通。现代药理研究发现，紫苏有平缓的解热作用，并可增加肠蠕动，促进消化液的分泌，从而达到“解表行气”的目的。唯本品发汗作用不及麻黄、桂枝，故以外感风寒的轻症为宜。其所治胎动不安，亦是由脾胃气滞、呕恶食少引起，因其能疏通气滞、宽中和胃，服后则呕止食增，胎儿得养，胎动自安。若属血热胎漏或气虚胎元不固而胎动者，则非所宜。

4. 生姜

性味归经： 辛，温。归肺、脾、胃经。

功效： 解表散寒，温中止呕，温肺止咳。

应用： ①风寒感冒。本品辛散温通，能发汗解表，祛风散寒，但作用较弱，故适用于风寒感冒轻症。②脾胃寒证。本品辛散温通，能温中散寒，和中降逆，对寒犯中焦或脾胃虚寒之胃脘冷痛、食少、呕吐者，有祛寒开胃、止痛止呕之效。其止呕功良，素有“呕家圣药”之称，随证配伍可治疗多种呕吐。③肺寒咳嗽。本品辛温发散，能温肺散寒，化痰止咳。④解生半夏、生南星等药物之毒，也可解鱼虾蟹、芒果、榴莲、荔枝等食物中毒。

5. 香薷

性味归经： 辛，微温。归肺、脾、胃经。

功效： 发汗解表，化湿和中，利水消肿。

应用： ①风寒感冒。香薷有外解风寒、内化湿浊之功，多用于外感风寒、内伤脾胃的湿困之证。前人称“香薷乃夏月解表之药”，常配伍厚朴、扁豆，如香薷散（《和剂局方》）。②水肿脚气。香薷有利尿退肿之功，多用于水肿、小便不利以及脚气浮肿且兼表证者。

按： 香薷质地轻扬，性温辛散而芳香，能开腠理而达皮毛，所以能发汗解表，以治夏日因乘凉所引起的怕冷发热、无汗。其虽发解，并非夏日一切表证均可应用，临床应用其祛暑解表时，必须是因外感阴寒之邪，具有怕冷及无汗的证候，不能视本品为通治一切暑证之品。本品常用于暑月感寒、暑月泄泻、暑月呕吐、暑月头重、暑月尿不利、暑月口臭等。现代现究表明，香薷有显著的抗病毒作用。

6. 荆芥

性味归经： 辛，微温。归肺、肝经。

功效： 祛风解表，透疹消疮，止血。

应用： ①外感表证。荆芥药性和缓，是发散风寒的药物中药性最为平和的。对于外感表证，无论风寒、风热或寒热不明显者，均可使用。治风寒感冒时，用荆防败毒散加减（《摄生众妙方》）。治风热感冒时，用银翘散（《温病条辨》）加减。②麻疹不透、风疹瘙痒。③疮疡初起兼有表证。④吐衄下血。本品炒炭，有理血止血之功，可用于吐血、衄血、便血、崩漏等多种出血证。

按： 荆芥不宜久煎。发表透疹消疮宜生用，止血时宜炒用。荆芥穗更长于祛风。现代医学研究表明，荆芥有一定的抗风湿、消炎镇痛作用，可以对很多细菌、病毒有抑制作用，荆芥炭能够使出血时间明显缩短。

7. 防风

性味归经： 辛、甘，微温。归膀胱、肝、脾经。

功效： 祛风解表，胜湿止痛，止痉。

应用： ①外感表证。外感风寒、风湿、风热表证，均可使用防风治疗。治头痛、周身痛、恶风寒者，常与荆芥、羌活、独活等药同用。治外感风湿，头痛如裹、身重肢痛者，每与羌活、藁本、川芎等药同用。治风热表证，发热恶风、咽痛口渴者，配伍薄荷、桔梗、葛根同用。近几十年来，中医临床将防风用在提高人体免疫力方面的情形比较多，防风对因卫气不足、肌表不固而反复感冒者，常与黄芪、白术等益卫固表药同用，这些药物相辅相成，祛邪而不伤正，固表而不留邪，共奏扶正祛邪之效，如玉屏风散（《丹溪心法》）。②风疹瘙痒。本品辛温发散，能祛风止痒，可以治疗多种皮肤病，其中尤以风邪所致之瘾疹瘙痒较为常用，风寒、风热所致之瘾疹瘙痒皆可配伍使用。③风湿痹痛。本品辛温，可祛风散寒、胜湿止痛，为较常用之祛风湿、止痹痛药，对头痛、关节痛、身痛、腹痛都有效。④肌肉抽搐，多动，抽动。⑤止血。防风炒炭可治疗脾不统血之便血、崩漏。

按：防风辛甘微温，性浮升散，善行于全身以祛风邪，其既可祛外风，又能息内风，实为"治风通用之药"。因其微温不燥，甘缓不峻，发汗之力不如麻黄、桂枝，辛燥之性不及羌活，药力和缓，所以有"风药中润剂"之称。正如《本草汇言》论述防风配伍应用时说："与芎、芷上行治头面之风，与羌、独下行治腰膝之风，与当归治血风，与白术治脾风，与苏、桂治寒风，与芩、连治热风，与荆、柏治肠风，与乳、桂治痛风，及大人中风，小儿惊风，防风尽能去之。"现代药理研究证明，本品有解热抗炎、镇静、镇痛、抗惊厥、抗过敏的作用，而且防风对铜绿假单胞菌和金黄色葡萄球菌有一定的抗菌作用，对志贺菌、溶血性链球菌等也有不同程度的抑制作用。同时还有增强小鼠腹腔巨噬细胞吞噬功能的作用，提示防风对人体免疫力的提高有很大的帮助。

8. 羌活

性味归经：辛、苦，温。归膀胱、肾经。

功效：解表散寒，祛风除湿，止痛。

应用：①治风寒感冒。②治风寒湿痹。

按：羌活可治疗周身各处的疼痛，以治头颈肩背之痛见长，所以临床上多用于治疗上半身风寒湿痹、头颈肩背肢节疼痛者。现代研究证明，羌活对小鼠迟发的过敏反应有抑制作用。

9. 白芷

性味归经： 辛，温。归肺、胃、大肠经。

功效： 解表散寒，祛风止痛，通鼻窍，燥湿止带，消肿排脓。

应用： ①风寒感冒。对感冒时的周身疼痛、鼻塞流涕有明显的改善作用。②头痛、牙痛、周身风湿痹证疼痛。③鼻炎、鼻窦炎、腺样体肥大及鼻炎所致头痛头晕。常与苍耳子、辛夷等同用。④带下证。不论是寒湿下注所致白带过多，还是湿热下注所致黄带过多者，都可以用。治疗偏寒者配伍鹿角胶、白术。治疗偏热者，配伍车前子、黄柏。⑤疮痈肿毒。治疗疮痈肿毒时可以搭配其他药物一起使用。⑥皮肤瘙痒。白芷有很好的止痒作用。

按： 现代医学研究认为，白芷有兴奋中枢神经、升高血压的作用，能够引起流涎呕吐，也能够引起全身的麻痹。白芷还对一些细菌、真菌等有抑制作用。白芷也有解热、抗炎、镇痛、解痉、抗癌的作用。

10. 细辛

性味归经： 辛，温，有小毒。归肺、肾、心经。

功效： 解表散寒，祛风止痒，通窍，温肺化饮，止痛。

应用： ①风寒感冒。本品辛温发散，芳香透达，长于解表散寒，祛风止痛，特别适用于外感风寒、头身疼痛比较明显的患者。②头痛，牙痛，风湿痹痛。本品止痛力量非常强大，特别适用于风寒性的头痛、牙痛、痹痛等多种寒痛症。③鼻渊。本品辛散温通，芳香透达，散风邪，化湿浊，通鼻窍，常用于治疗以鼻塞流涕、头痛为主的鼻渊等鼻部疾病，为治鼻渊之良药。宜与白芷、苍耳子、辛夷等散风寒、通鼻窍药配伍。④肺寒咳喘。本品辛散温通，具外散风寒、内化肺饮之功。主治风寒咳喘证，或寒饮咳喘证。

按： 细辛的用量很小，一般每次都是在3克以内。现代研究发现，细辛的挥发油具有解热、抗炎、镇静、抗惊厥以及局麻的作用。如果用量太大，会对中枢神经系统起到抑制作用，进而导致呼吸麻痹而死亡，所以要引起警惕。

11. 藁本

性味归经： 辛，温。归膀胱经。

功效： 祛风散寒，除湿止痛。

应用： ①风寒感冒，巅顶疼痛。本药善达巅顶，以发散太阳经风寒湿邪见长，并有较好的止痛作用。②风寒湿痹。本品能够入于肌肉、经络、筋骨之间，以祛除风寒湿邪，蠲痹止痛，可治疗风湿相搏所致一身尽痛者。

按： 现代医学研究认为，本品有很好的对抗皮肤藓菌作用，也可以松弛动物气管的平滑肌，有很好的止咳平喘作用，还可以延长小鼠的存活时间，增加小鼠组织的耐缺氧能力。对于因鼻炎引起的鼻塞导致大脑及全身缺氧的患者，使用本品可以增加轻症患者对缺氧的耐受度，同时也能够治疗鼻炎引起的鼻痛、头痛、睡眠不佳。

12. 辛夷

性味归经： 辛，温。归肺、胃经。

功效： 发散风寒，宣通鼻窍。

应用： ①风寒、风热感冒。本品辛散温通，能发散风寒，宣通鼻窍，用于治疗外感风寒。如果配上一些清热解毒的药，如金银花、菊花等，则可以治疗风热感冒。②鼻塞，鼻渊。本品善通鼻窍，为治鼻渊头痛、鼻塞流涕之要药。

按： 现代医学研究认为，辛夷有收缩鼻黏膜血管的作用，能保护鼻黏膜，并促进黏膜分泌物的吸收，减轻炎症，从而使鼻腔通畅。辛夷有降压作用。辛夷对横纹肌有乙酰胆碱样作用，可兴奋子宫平滑肌。辛夷对多种致病菌有抑制作用。其挥发油有镇静、镇痛、抗过敏、防止黏膜渗出作用。

13. 苍耳子

性味归经： 辛、苦，温，有毒。归肺经。

功效：发散风寒，通鼻窍，祛风湿，止痛。

应用：①风寒感冒。②鼻渊。③风湿痹痛。④风疹、湿疹、瘙痒。

按：现代医学研究认为，苍耳子对兔和狗有显著的降血糖、镇咳、短暂的降压作用。对一些细菌感染的炎症有清除作用，也有一些抗真菌的作用。苍耳子的用量不宜过大，每次超过30克或者炮制不当，很容易引起中毒，苍耳子中毒会导致死亡，一定要引起重视。

14. 菊花

性味归经：辛、甘、苦，微寒。归肺、肝经。

功效：疏散风热，平抑肝阳，清肝明目，清热解毒。

应用：①风热感冒，温病初起。常用本品治疗时行感冒，疫疠初起，以及普通风热感冒。②肝阳眩晕，肝风实证。本品性寒，入肝经，能清肝热、平肝阳，常用于治疗肝阳上亢，头痛眩晕，每与石决明、珍珠母、白芍等平肝潜阳药同用。若肝火上攻而眩晕、头痛，以及肝经热盛、热极动风者，可与羚羊角、钩藤、桑叶等清肝热、息肝风药同用。③目赤昏花。本品辛散苦泄，微寒清热，入肝经，既能疏散肝经风热，又能清泄肝热以明目。④疮痈肿毒。本品味苦性微寒，能清热解毒，可用于治疗疮痈肿毒。

按：现代医学研究认为，菊花对金黄色葡萄球菌、多种致病性杆菌以及皮肤真菌都有一定的抗菌作用，对流感病毒也有抑制作用。菊花也有降压作用。

15. 牛蒡子

性味归经：辛、苦，寒。归肺、胃经。

功效：疏散风热，宣肺祛痰，利咽透疹，解毒消肿。

应用：①风热感冒，温病初起。本品长于宣肺祛痰，清利咽喉，治风热感冒，或温病初起，见发热、咽喉肿痛等症。②麻疹不透，风疹瘙痒，湿疹。③痈肿疮毒，丹毒，痄腮，喉痹。本品上可治咽喉肿痛，中可治乳痈肿痛，下可治肠胃积热便秘。

按： 现代医学研究认为，牛蒡子对肺炎双球菌有显著的抗菌作用，对多种致病性的皮肤真菌也有抑制作用。牛蒡子还有解热、利尿、降血糖、抗肿瘤等作用。牛蒡子还可以减轻蛋白尿。

16. 蔓荆子

性味归经： 辛、苦，微寒。归膀胱、肝、胃经。

功效： 疏风清热，清利头目，祛风止痛。

应用： ①风热感冒，头昏头痛。②目赤肿痛，耳鸣耳聋。

按： 现代医学研究认为，蔓荆子有一定的镇痛、止痛、退热作用。蔓荆子黄素有抗菌、抗病毒的作用，蔓荆子黄素有增进外周和内脏微循环的作用。

17. 柴胡

性味归经： 苦、辛，微寒。归肝、胆经。

功效： 解表退热，疏肝解郁，升举阳气。

应用： ①表证发热，少阳证。本品辛散苦泄，微寒退热，善于祛邪、解表、退热和疏散少阳半表半里之邪。对于外感表证发热，无论是风热表证还是风寒表证，皆可使用。现代用柴胡制成的单味或复方注射液，对于外感发热有较好的解表退热作用。柴胡配黄芩，可清半表半里之热，共收和解少阳之功。柴胡为治疗少阳证之要药，症见寒热往来、胸胁苦满、口苦咽干、目眩，代表方为小柴胡汤（《伤寒论》）。②肝郁气滞。本品辛行苦泄，性善条达肝气，疏肝解郁。③气虚下陷，脏器脱垂。本品能升举脾胃清阳之气，可用于治疗中气不足、气虚下陷所致的脘腹重坠作胀、食少倦怠、久泻脱肛、子宫下垂、肾下垂等症。

按： 现代药理认为，柴胡具有镇静、安定、镇痛、解热、镇咳等广泛的中枢抑制作用。柴胡及其有效成分柴胡皂苷有抗炎作用及降低血浆胆固醇作用。柴胡有较好的抗脂肪肝、抗肝损伤、利胆、降低转氨酶、兴奋肠平滑肌、抑制胃酸分泌、抗溃疡、抑制胰蛋白酶等作用。柴胡煎剂对结核杆菌有抑制作用。此外，柴胡还有抗感冒病毒、增加蛋白质生物合成、抗肿瘤、抗辐射及增强免疫力的功能。

18. 葛根

性味归经：甘、辛，凉。归脾、胃经。

功效：解肌退热，透疹，生津止渴，升阳止泻。

应用：①表证发热，项背强痛。本品甘辛性凉，轻扬升散，具有发汗解表、解肌退热之功。②麻疹不透。本品味辛性凉，有发表散邪、解肌退热、透发麻疹之功，故可用于治疗麻疹初起，疹出不畅。③热病口渴，阴虚消渴。本品甘凉，于清热之中又能鼓舞脾胃清阳之气上升，而有生津止渴之功。不论热病津伤之口渴，还是阴津不足之消渴，均可用葛根治疗。④热泄热痢，脾虚泄泻。本品味辛升发，能升发清阳，鼓舞脾胃清阳之气上升而奏止泻痢之效。故可用于治疗表证未解，邪热入里，身热，下利臭秽，肛门有灼热感，苔黄脉数，或湿热泻痢、热重于湿者，常与黄芩、黄连、甘草同用，方如葛根芩连汤。脾虚泄泻者，与人参、白术、木香等同用，方如七味白术散。

按：现代研究显示，葛根有降血压、降血糖作用，可治疗颈椎病。

19. 浮萍

性味归经：辛，寒。归肺、膀胱经。

功效：发汗解表，透疹止痒，利尿消肿。

应用：①风热感冒。本品辛寒，质轻上浮，有宣肺发汗、疏散风热之功，较宜于风热感冒，见发热无汗等症。②麻疹不透。本品辛散，能疏散风热，解表透疹。用于麻疹初起，疹出不畅。③风疹瘙痒。本品辛散，具有祛风止痒之功，可用于治疗风邪郁闭肌表，风疹瘙痒。偏于风热者，多与蝉蜕、薄荷、牛蒡子等同用。偏于风寒者，多与麻黄、防风、荆芥等同用。④水肿尿少。本品上可开宣肺气而发汗透邪，下可通调水道而利尿消肿，故以治水肿尿少兼风热表证者为宜。

按：现代药理研究认为，浮萍有利尿作用；浮萍所含醋酸钾及氯化钾，有收缩血管和升压作用。此外，浮萍尚有解热及抗菌作用。

20. 淡豆豉

性味归经：苦、辛，凉。归肺、胃经。

功效：解表，除烦，宣发郁热。

应用：①外感表证。本品辛散轻浮，能疏散表邪，且发汗解表之力颇为平稳，无论风寒、风热表证均可使用。②热病烦闷。本品辛散苦泄性凉，既能透散外邪，又能宣散邪热、除烦，常与清热泻火除烦的栀子同用。栀子豉汤专治外感热病，邪热内郁胸中，心中懊烦、烦热失眠。③健胃，助消化。治疗脾胃虚弱，胃口不佳。

21. 升麻

性味归经：辛、微甘，微寒。归肺、脾、胃、大肠经。

功效：解表透疹，清热解毒，升举阳气。

功效：①外感表证。本品辛甘微寒、性能升散，有发表退热之功。治疗风热感冒，温病初起，见发热、头痛等症。若外感风热夹湿之阳明经头痛，额前作痛、呕逆、心烦痞满者，可与苍术、葛根、鲜荷叶等配伍，如清震汤（《症因脉治》）。②麻疹不透。本品能辛散发表，透发麻疹，用于治疗麻疹初起，透发不畅。③齿痛口疮，咽喉肿痛，温毒发斑。本品甘寒，以清热解毒的功效见长，可用于治疗热毒所致的多种上火病症。④气虚下陷，脏器脱垂，崩漏下血。本品入脾、胃经，善引脾胃清阳之气上升。其升提之力较柴胡为强，故常用于治疗中气不足、气虚下陷所致的脘腹重坠作胀、食少倦怠、久泻脱肛、子宫下垂、肾下垂等，多与黄芪、人参、柴胡等同用。

按：本品药理作用表现在对结核杆菌、金黄色葡萄球菌和卡他球菌有中度抗菌作用。升麻具有解热、抗炎、镇痛、抗惊厥、升高白细胞、抑制血小板聚集及释放等作用。升麻还具有减慢心率、降低血压、抑制肠管和妊娠子宫痉挛等作用。升麻与升麻炭均能缩短凝血时间。

三、清热药

1. 石膏

性味归经：甘、辛，大寒。归肺、胃经。

功效：生用可清热泻火，除烦止渴。煅用可敛疮生肌，收湿，止血。

应用：①温热病气分实热证。本品性味辛甘寒，性寒清热泻火，辛寒解肌透热，甘寒清胃热、除烦渴。为清泻肺胃分实热之要药。治温热病气分实热，症见壮热、烦渴、汗出、脉洪大者，常与知母相须为用，如白虎汤（《伤寒论》）。本品善清泻气分实热，可治温病气血两燔，症见壮热、神昏谵语、发斑者，如化斑汤（《温病条辨》）。本品既能清热泻火，除烦止渴，又能祛暑，配益气养阴之人参、麦冬等，可用于治疗暑热初起，伤气耗阴，或热病后期，余热未尽，气津两亏，症见身热、心烦、口渴者，如竹叶石膏汤（《伤寒论》）。②肺热喘咳证。本品辛寒入肺经，善清肺经实热，可治肺热喘咳、发热口渴者，如麻杏石甘汤（《伤寒论》）。③胃火牙痛、头痛，实热消渴。④溃疡不敛，湿疹瘙痒，水火烫伤，外伤出血。

2. 知母

性味归经：苦、甘，寒。归肺、胃、肾经。

功效：清热泻火，滋阴润燥。

应用：①热病烦渴。本品味苦甘而性实质润，苦寒能清热、泻火、除烦，甘寒质润能生津润燥止渴，善治外感热病，高热烦渴者。②肺热燥咳。本品主入肺经而长于泻肺热、润肺燥，用于治疗肺热燥咳及久咳伤阴之证。③骨蒸潮热。本品兼入肾经而能滋肾阴、泻肾火、退骨蒸，用于治疗阴虚火旺所致的骨蒸潮热、盗汗、心烦，常配伍黄柏、生地黄等药使用，如知柏地黄丸（《医宗金鉴》）。④内热消渴。本品性甘寒质润，能泻肺火、滋肺阴，泻胃火、滋胃阴，泻肾火、滋肾阴。可用于治疗阴虚内热之消渴，常配伍天花粉、葛根等药。⑤肠燥便秘。本品滋阴润燥，可用于治疗阴虚肠燥便秘，常配伍生地黄、麦冬、玄参等药。

按：现代药理研究认为，知母有防止和治疗大肠埃希菌所致高热的作用。体外实验表明，知母煎剂对志贺菌、伤寒杆菌、副伤寒杆菌、霍乱弧菌、大肠埃希菌、变形杆菌、白喉杆菌、葡萄球菌、肺炎双球菌、溶血性链球菌、白色念珠菌及某些致病性皮肤癣菌等有不同程度的抑制作用。另外知母有降血糖和抗肿瘤作用。

3. 芦根

性味归经：甘，寒。归肺、胃经。

功效：清热泻火，生津止渴，除烦，止呕，利尿。

应用：①热病烦渴。本品性味甘寒，既能清透肺胃气分实热，又能生津止渴，除烦，故可用于治疗热病伤津、烦热口渴者。②胃热呕哕。本品能清胃热而止呕。③肺热咳嗽，肺痈吐脓。④热淋涩痛。本品能清热利尿，可用于治疗热淋涩痛，小便短赤。

按：芦根为芦苇的根茎，苇茎为芦苇的嫩茎。两者出自同一种植物，但芦根长于生津止渴，苇茎长于清透肺热。现代研究认为，本品有解热、镇静、镇痛、降血压、降血糖、抗氧化及雌性激素样作用。对溶血性链球菌有抑制作用。成永明教授认为，成人及儿童磨牙是因为胃里有热、胃经有火，“热则动”，可每天用芦根30克煮水喝，短则一两天，长则三五天，就可以止住磨牙。

4. 天花粉

性味归经：甘、微苦，微寒。归肺、胃经。

功效：清热泻火，生津止渴，消肿排脓。

应用：①热病烦渴。本品甘寒，既能清肺胃二经实热火，又能生津止渴，故常用于治疗热病烦渴及津少咽干口渴。②肺热燥咳。治疗燥邪伤肺，干咳少痰、痰中带血等。③内热消渴。天花粉乃“治渴之要药”，可用于治疗积热内蕴、化燥伤津之消渴。④疮疡肿毒。本品既能清热泻火而解毒，又能消肿排脓以疗疮。

5. 栀子

性味归经：苦，寒。归心、肺、三焦经。

功效：泻火除烦，清热利湿，凉血解毒。

应用：①热病心烦。本品苦寒清降，能清泻三焦火邪、泻心火而除烦，为治身热心烦、躁扰不宁之要药，可与淡豆豉同用，如栀子豉汤（《伤寒论》）。三焦俱热者可与黄芩、黄连、黄柏同用，如黄连解毒汤（《外台秘要》）。②湿热黄疸。本品有清利下焦肝胆湿热之功效，如茵陈蒿汤（《伤寒论》）。③血淋涩痛。本品善清利下焦湿热而通淋，清热凉血以止血，如八正散（《和剂局方》）。④血热吐衄。本品清热凉血，可用于治疗血热妄行之吐血、衄血。⑤目赤肿痛。本品清泻三焦热邪，可治肝胆火热上攻之目赤肿痛。⑥火毒疮疡。本品功能清热泻火、凉血解毒，可用于治疗火毒疮疡、红肿热痛者。

6. 夏枯草

性味归经：辛、苦，寒。归肝、胆经。

功效：清热泻火，明目，散结消肿。

应用：①目赤肿痛，头痛眩晕，目珠夜痛。②瘰疬，瘿瘤。③乳痈肿痛。

按：本品现代经常用于治疗淋巴结炎、淋巴结结核、淋巴系统肿瘤、甲状腺肿等，还有轻度降压、抗菌作用。

7. 决明子

性味归经：甘、苦、咸，微寒。归肝、大肠经。

功效：清热明目，润肠通便。

应用：①目赤肿痛，羞明多泪，目暗不明。本品主入肝经，既可清肝火，又可滋肝阴。可用于实证的肝火上炎及虚证的肝肾不足。②头痛，眩晕。本品既能清泻肝火，又兼能平抑肝阳，故可用于治疗肝阳上亢之头痛、眩晕，常配菊花、钩藤、夏枯草等药使用。③肠燥便秘。本品性味甘咸寒，兼入大肠经而能清热润肠通便。

按：决明子为明目、收泪、止痛、通便要药。现代研究提示，本品有降低血压、降低血浆总胆固醇和降低甘油三酯的作用。其注射液可使小鼠胸腺萎缩，对吞噬细胞吞噬功能有增强作用。决明子有缓和的泻下及抑菌作用，其水浸液对皮肤真菌有不同程度的抑制作用。

8. 黄芩

性味归经：苦，寒。归肺、胆、脾、胃、大肠、小肠经。

功效：清热燥湿，泻火解毒，止血，安胎。

应用：①湿温，暑湿，胸闷呕恶、湿热痞满、黄疸泻痢。本品性味苦寒，能清热燥湿，善清肺、胃、胆及大肠之湿热，尤长于清中上焦湿热。治湿温、暑湿证，用于湿热阻遏气机而致胸闷恶心呕吐、身热不扬、舌苔黄腻者，常配伍滑石、豆蔻、通草等药，如黄芩滑石汤（《温病条辨》）。若配黄连、干姜、姜半夏等，可治湿热中阻之痞满呕吐，如半夏泻心汤（《伤寒论》）。若配黄连、葛根等，可治大肠湿热之泄泻、痢疾，如葛根黄芩黄连汤（《伤寒论》）。若配茵陈、栀子，可治湿热黄疸。②肺热咳嗽，高热烦渴。本品主入肺经，善清泻肺火及上焦实热，用于治疗肺热壅遏所致的咳嗽痰稠，可单用如清金丸（《丹溪心法》）。若配苦杏仁、桑白皮、苏子，可治肺热咳嗽气喘，如清肺汤（《万病回春》）。若配法半夏，可治肺热咳嗽痰多，如黄芩半夏丸（《袖珍方大全》）。本品苦寒，清热泻火力强，配薄荷、栀子、大黄等，可用于治疗外感热病、中上焦热盛所致之高热烦渴、面赤唇燥、尿赤便秘、苔黄脉数者，如凉膈散（《和剂局方》）。③血热吐衄。本品能清热泻火以凉血止血，可用于治疗火毒炽盛迫血妄行之吐血、衄血等证。④痈肿疮毒。本品有清热泻火解毒的作用。⑤胎动不安。本品具清热安胎之功，用于治疗血热胎动不安，可配伍生地黄、黄柏等药，如保阴煎（《景岳全书》）。

按：药理作用研究发现，黄芩对多种细菌都有不同程度的抑制作用。与麻黄协同，对气管痉挛咳喘有缓解作用。黄芩还有解热、降压、镇静、保肝、利胆、抑制肠管蠕动、降血脂、抗氧化、调节环磷酸腺苷（cAMP）水平、抗肿瘤等作用。黄芩水提物对前列腺素生物合成有抑制作用。

9. 黄连

性味归经：苦、寒。归心、脾、胃、胆、大肠经。

功效：清热燥湿，泻火解毒。

应用：①湿热痞满，呕吐吞酸。本品大苦大寒，清热燥湿力大于黄芩，尤长于清中焦湿热。治湿热阻滞于中焦、气机不畅所致脘腹痞满、恶心呕吐，常配伍苏叶使用，如苏叶黄连汤（《温热经纬》）。或配黄芩、干姜、姜半夏，如半夏泻心汤（《伤寒论》）。若配吴茱萸，可治肝火犯胃所致胁肋胀痛、呕吐吞酸，如左金丸（《丹溪心法》）。若配人参、白术、干姜等药，可治脾胃虚寒，呕吐酸水，如连理汤（《症因脉治》）。②湿热泻痢。本品善去脾胃大肠湿热，为治泻痢要药，且单用有效。若配木香，可治湿热泻痢、腹痛里急后重，如香连丸（《兵部手集方》）。若配葛根、黄芩等药，可治湿热泻痢兼表证发热，如葛根黄芩黄连汤（《伤寒论》）。若配乌梅，则可治湿热下痢，大便黏液脓血日久、结肠炎等，如黄连丸（《外台秘要》）。③高热神昏，心烦不寐，血热吐衄。本品泻火解毒之中，尤善清泻心经实火，可用于治疗心火亢盛所致神昏、烦躁等症。若配黄芩、黄柏、栀子，可治三焦热盛，高热烦躁，如黄连解毒汤（《外台秘要》）。若配石膏、知母、玄参、牡丹皮等药，可治高热神昏，如清瘟败毒饮（《疫疹一得》）。若配黄芩、白芍、阿胶等药，可治热盛伤阴，心烦不眠，如黄连阿胶汤（《伤寒论》）。若配肉桂，可治心火亢旺、心肾不交之怔忡不寐，如交泰丸。若配大黄、黄芩可治邪火内炽、迫血妄行之吐衄，如泻心汤（《金匮要略》）。④痈肿疖疮，目赤牙痛。本品既能清热燥湿，又能泻火解毒，多与黄芩、黄柏、栀子同用，如黄连解毒汤（《外台秘要》）。⑤消渴。本品善清胃火，可用于治疗胃火炽盛、消谷善饥之消渴。⑥外治湿疹、湿疮、耳道流脓。本品有清热燥湿、泻火解毒之功，多外用。

按：现代研究显示，黄连对葡萄球菌、链球菌、肺炎链球菌、霍乱弧菌、炭疽杆菌及志贺菌均有较强的抗菌作用，对肺炎杆菌、白喉杆菌、枯草杆菌、百日咳杆菌、布氏杆菌、结核杆菌也有抗菌作用。黄连对大肠埃希菌、变形杆菌、伤寒杆菌作用较差。黄连对心房有兴奋作用，并有抗心律失常的作用。有利胆、抑制胃液分泌、抗腹泻、抗胃肠溃疡、抗癌等作用。

10. 黄柏

性味归经：苦，寒。归肾、膀胱、大肠经。

功效：清热燥湿，泻火解毒，除骨蒸。

应用：①湿热带下，热淋涩痛。本品苦寒沉降，长于清泻下焦湿热。用于治疗湿热下注之带下黄浊臭秽，常配伍山药、芡实、车前子等药，如易黄汤（《傅青主女科》）。若治湿热下注膀胱，小便短赤热痛，常配伍萆薢、茯苓、车前子等药，如萆薢分清饮（《医学心悟》）。②湿热泻痢，黄疸。本品善除大肠湿热以治泻痢，常配伍白头翁、黄连、秦皮等药，如白头翁汤（《伤寒论》）。若配伍栀子，可治湿热郁蒸之黄疸，如栀子柏皮汤（《伤寒论》）。③湿热脚气，痿证。取本品清泄下焦湿热之功，用于治疗湿热下注所致脚气肿痛、痿证，常配伍苍术、牛膝使用，如三妙丸（《医学心悟》）。若配伍知母、熟地黄、龟甲等药，可治阴虚火旺之痿证，如虎潜丸（《丹溪心法》）。④骨蒸劳热，盗汗，遗精。本品主入肾经而善泻相火、退骨蒸，用于治疗阴虚火旺，潮热盗汗，腰酸遗精，常与知母相须为用，并配伍生地黄、山药等药，如知柏地黄丸（《医宗金鉴》）。或配伍熟地黄、龟甲，如大补阴丸（《丹溪心法》）。⑤疮疡肿毒，湿疹瘙痒。本品既能清热燥湿，又能泻火解毒。用于治疗疮疡肿毒，内服外用均可，如黄连解毒汤（《外台秘要》）。

按：药理研究显示，本品具有与黄连相似的抗病原微生物作用，对志贺菌、伤寒杆菌、结核杆菌、金黄色葡萄球菌、溶血性链球菌等多种致病细菌均有抑制作用，对某些皮肤真菌、钩端螺旋体、乙型肝炎表面抗原也有抑制作用，所含药根碱具有抗心律失常作用。黄柏提取物有降压、抗溃疡、镇静、肌松、降血糖及促进小鼠抗体生成等作用。

11. 龙胆

性味归经：苦，寒。归肝、胆经。

功效：清热燥湿，泻肝胆火。

应用：①湿热黄疸，阴肿阴痒，带下，湿疹瘙痒。本品苦寒，尤善清下焦湿热，常用于治疗下焦湿热所致诸证。治湿热下注，阴肿阴痒、湿疹瘙痒、带下黄臭，常配伍泽泻、木通、车前子等药使用，如龙胆泻肝汤（《兰室秘藏》）。②肝火头痛，目赤耳聋，胁痛口苦。本品有清泻肝胆实火之功。③惊风抽搐。本品可治肝经热盛、热极生风而致的高热惊风抽搐。

按： 现代研究认为，龙胆有抗菌消炎作用，还有降压、健胃的作用。

12. 秦皮

性味归经： 苦、涩，寒。归肝、胆、大肠经。

功效： 清热燥湿，收涩止痢，止带，明目。

应用： ①湿热泻痢，带下阴痒。②肝热目赤肿痛，目生翳膜。

按： 现代研究认为，本品有抗菌消炎、止咳化痰平喘的作用。

13. 苦参

性味归经： 苦，寒。归心、肝、胃、大肠、膀胱经。

功效： 清热燥湿，杀虫，利尿。

应用： ①热痢，便血。②湿疹，湿疮，皮肤瘙痒。

14. 白鲜皮

性味归经： 苦，寒。归脾、胃、膀胱经。

功效： 清热燥湿，祛风解毒。

应用： ①湿热疮毒，湿疹，疥癣。②湿热黄疸，风湿热痹。

15. 金银花

性味归经： 甘，寒。归肺、心、胃经。

功效： 清热解毒，疏散风热。

应用： ①痈肿疔疮。本品甘寒，消热解毒，散痈消肿，为治一切内痈外痈之要药。②外感风热，温病初起。治疗外感风热或温病初起，身热头痛、咽痛口渴，如银翘散（《温病条辨》）。③热毒血痢，下利脓血。

按： 药理研究显示，金银花具有广谱抗菌作用，对金黄色葡萄球菌、志贺杆菌等致病菌有较强的抑制作用，对钩端螺旋体、流感病毒及致病真菌等多种病原微生物亦有抑制作用。金银花煎剂能促进白细胞的吞噬作用，有明显的抗炎及解热作用。本品有一定的降低胆固醇作用。此外，大量口服本品对实验性胃溃疡有预防作用，对中枢神经有一定的兴奋作用。

16. 连翘

性味归经：苦，微寒。归肺、心、小肠经。

功效：清热解毒，消肿散结，疏散风热。

应用：①痈肿疮毒，瘰疬痰核。本品苦寒，主入心经，既能清心火，解疮毒，又能消散痈肿结聚，故有“疮家圣药”之称。用于治疗痈肿疮毒，常与金银花、蒲公英、野菊花等解毒消肿之品同用。若疮痈红肿未溃，常与穿山甲、皂角刺配伍。用于治疗痰火郁结，瘰疬痰核，常与夏枯草、浙贝母、玄参、牡蛎等同用，共奏清肝散结、化痰消肿之效。②风热外感，温病初起。本品苦能清泄，寒能清热，入心肺二经，长于清心火、散上焦风热，常与金银花、薄荷、牛蒡子等同用，治疗风热外感或温病初起，头痛发热，口渴咽痛，如银翘散（《温病条辨》）。③热淋涩痛。本品苦寒通降，兼有清心利尿之功，多与车前子、白茅根、竹叶、木通等药配伍，治疗湿热壅滞所致之小便不利或淋沥涩痛，如如圣散（《杂病源流犀烛》）。

17. 板蓝根

性味归经：苦，寒。归心、胃经。

功效：清热解毒，凉血，利咽。

应用：①外感发热，温病初起，咽喉肿痛。本品苦寒，入心、胃经，善于清解实热火毒，有类似于大青叶的清热解毒之功，而以解毒、利咽、散结见长。用于治疗外感风热或温病初起的发热、头痛、咽痛，可单味使用，也可与金银花、荆芥等疏散风热药同用。②温毒发斑，痄腮，丹毒，痈肿疮毒。本品苦寒，有清热解毒、凉血消肿之功，主治多种瘟疫热毒之证。若用于治疗丹毒、痄腮、大头瘟疫，头面红肿、咽喉不利者，常配伍玄参、连翘、牛蒡子等，如普济消毒饮（《东垣试效方》）。

按：《日华子本草》称本品可“治天行热毒”。药理研究表明，本品对多种革兰氏阳性菌、革兰氏阴性菌及流感病毒、虫媒病毒、腮腺病毒均有抑制作用。可增强免疫功能。有明显的解热效果。板蓝根多糖能降低实验动物血清胆固醇和三酰甘油的含量。本品还有抗氧化作用。要注意的是，有报道称板蓝根口服可引起少部分患者的消化系统症状，或引起溶血反应。

18. 贯众

性味归经：苦，微寒。有小毒。归肝、脾经。

功效：清热解毒，凉血止血，杀虫。

应用：①风热感冒，温毒发斑。本品苦寒，既能清气分之实热，又能解血分之热毒，凡温热毒邪所致之证皆可用之，常与黄连、甘草等同用，如贯众散（《普济方》）。单用本品或配桑叶、金银花等可防治风热感冒。若与板蓝根、大青叶、紫草等药配伍，又可用于痄腮、温毒发斑、发疹等病证。②血热出血。本品味苦微寒，主入肝经，有凉血止血之功，主治血热所致之出血、吐血、便血、崩漏等证，尤善治崩漏下血。③虫疾。本品有杀虫之功，用于驱杀绦虫、钩虫、蛲虫、蛔虫等多种肠道寄生虫，可与驱虫药配伍使用。

按：现代医学研究显示，本品有较强的抗病毒作用。但本品有小毒，每次用量3～9克，水煎服。因贯众里含有绵马素，肠道中有过多脂肪时可加速有毒成分的吸收而增加中毒风险。

19. 蒲公英

性味归经：苦、甘，寒。归肝、胃经。

功效：清热解毒，消肿散结，利湿通淋。

应用：①痈肿疮毒，乳痈内痈。本品苦寒，既能清解火热毒邪，又能泄降滞气，故为清热解毒、消痈散结之佳品。主治内外热毒疮痈诸证，兼能解郁通乳，故为治疗乳痈之要药。②热淋涩痛，湿热黄疸。

按：本品用量过大可致缓泻，建议每次用量不超过15克。《新修本草》认为本品"主妇人乳痈肿"，《本草备要》认为本品"专治痈肿、疔毒，亦为通淋妙品"。药理作用方面，本品煎剂或浸剂，对金黄色葡萄球菌、溶血性链球菌及卡他球菌有较强的抑制作用，对肺炎双球菌、脑膜炎双球菌、白喉杆菌、铜绿假单胞菌及钩端螺旋体等也有一定的抑制作用，和甲氧苄啶（TMP）之间有增效作用。尚有利胆、保肝、抗内毒素及利尿作用，其利胆效果较茵陈煎剂更为显著。蒲公英地上部分的水提取物能活化巨噬细胞，有抗肿瘤作用。体外实验提示，本品能激发机体的免疫功能。

20. 紫花地丁

性味归经：苦、辛，寒。归心、肝经。

功效：清热解毒，凉血消肿。

应用：①疔疮肿毒，乳痈肠痈。本品苦泄辛散，寒能清热，入心肝血分，故能清热解毒，凉血消肿，消痈散结，为治血热壅滞、痈肿疮毒、红肿热痛的常用药物，尤以治疔毒为其特长。常配伍金银花、蒲公英、野菊花等清热解毒之品，如五味消毒饮（《医宗金鉴》）。②毒蛇咬伤。

按：《本草纲目》记载紫花地丁"治一切痈疽发背，疔疮瘰疬，无名肿毒，恶疮"。现代研究表明，本品有明显的抗菌作用。对结核杆菌、志贺菌、金黄色葡萄球菌、肺炎球菌、皮肤真菌及钩端螺旋体有抑制作用，有确切的抗病毒作用。实验证明，其提取液对内毒素有拮抗作用。本品尚有解热、消炎、消肿等作用。

21. 野菊花

性味归经： 苦、辛，微寒。归肝、心经。

功效： 清热解毒。

应用： ①痈疽疔疖，咽喉肿痛。本品辛散苦降，清热泻火，解毒利咽，消肿止痛，为治外科疔痈之良药。②目赤肿痛，头痛眩晕。本品味苦入肝，清泻肝火，与决明子同用，可用于治疗肝火上炎之头痛眩晕。与夏枯草同用，可治风火上攻之目赤肿痛。③湿疹、瘙痒。

按： 现代医学研究显示，本品有抗病原微生物的作用，对多种炎症因子引起的炎症风暴反应有消除作用，有明显的降血压作用。

22. 土茯苓

性味归经： 甘、淡，平。归肝、胃经。

功效： 解毒，除湿，通利关节。

应用： ①杨梅毒疮，肢体拘挛。本品甘淡，解毒利湿，通利关节，又兼解汞毒，故对梅毒或因梅毒服汞剂中毒而致肢体拘挛、筋骨疼痛者疗效尤佳，为治梅毒的要药。②淋浊带下，湿疹瘙痒。本品甘淡渗利，解毒利湿，故可用于湿热引起的热淋、带下、湿疹湿疮等证。常与木通、萹蓄、蒲公英、车前子同用，治疗热淋。《滇南本草》单用本品水煎服，治疗阴痒带下。若与生地黄、赤芍、地肤子、白鲜皮、茵陈等配伍，又可用于湿热皮肤瘙痒。③痈肿疮毒，瘰疬溃烂。本品清热解毒，兼可消肿散结、祛湿敛疮。

按： 现代医学研究显示，本品有明显的利尿、镇痛、抗菌作用，能缓解汞中毒。

23. 鱼腥草

性味归经： 辛，微寒。归肺经。

功效： 清热解毒，消痈排脓，利尿通淋。

应用：①肺痈吐脓，肺热咳嗽。本品寒能泄降，辛以散结，主入肺经，以清解肺热见长，又具消痈排脓之效，故为治肺痈之要药。②热毒疮痈。本品辛寒，既能清热解毒，又能消痈排脓，亦为外痈疮毒常用之品。常与野菊花、蒲公英、金银花等同用。③湿热淋证。本品有清热除湿、利水通淋之效，善清膀胱湿热，常与车前草、白茅根、海金沙等药同用，治疗小便淋沥涩痛。④湿热泻痢。

按：药理研究表明，本品对金黄色葡萄球菌、肺炎双球菌、甲型链球菌、流感杆菌以及结核杆菌等多种革兰氏阳性及阴性菌，均有不同程度的抑制作用。本品还有抗病毒作用。本品能增强白细胞吞噬能力，提高机体免疫力。此外还有消炎、镇痛、止血、促进组织再生和伤口愈合以及镇咳等作用。成永明教授认为，鱼腥草有明显的降血尿酸的作用，常以鱼腥草配合益智仁等制成岭南膏方治疗高尿酸血症，取得了显著效果。

24. 金荞麦

性味归经：微辛、涩，凉。归肺经。

功效：清热解毒，排脓祛瘀。

应用：①肺痈，肺热咳嗽。本品既能清热解毒，又能排脓祛瘀，并能清肺化痰，故以治疗肺痈咯痰浓稠腥臭或咳吐脓血为其所长。可单用，或与鱼腥草、金银花同用。②瘰疬疮疖疖，咽喉肿痛。③健脾消食，治疗腹胀食少、疳积消瘦。

按：药理研究表明，金荞麦有祛痰、解热、抗炎、抗肿瘤等作用。体外实验虽无明显抗菌作用，但对金黄色葡萄球菌的凝固酶、溶血素及铜绿假单胞菌内毒素有对抗作用。

25. 败酱草

性味归经：辛、苦，微寒。归胃、大肠、肝经。

功效：清热解毒，消痈排脓，祛瘀止痛。

应用：①肠痈肺痈，痈肿疮毒。本品辛散苦泄寒凉，既可清热解毒，又可消痈排脓，且能活血止痛，故为治疗肠痈腹痛的首选药物。②产后瘀阻腹痛。本品辛散行滞，有破血行瘀、通经止痛之功。如《卫生易简方》单用本品煎服，或与五灵脂、香附、当归等药配伍，用于治疗产后瘀阻，见腹中刺痛。③肝热目赤肿痛及赤白痢疾。

按：药理研究显示，败酱草对金黄色葡萄球菌、志贺菌、伤寒杆菌、铜绿假单胞菌、大肠埃希菌有抑制作用。有抗肝炎病毒作用，能促进肝细胞再生，防止肝细胞变性，改善肝功能。有抗肿瘤作用。其乙醇浸膏或挥发油均有明显镇静作用。

26. 白头翁

性味归经：苦，寒。归胃、大肠经。

功效：清热解毒，凉血止痢。

应用：①热毒血痢。本品苦寒降泄，清热解毒，凉血止痢，尤善于清胃肠湿热及血分热毒，故为治热毒血痢之良药。②疮痈肿毒。本品有解毒凉血消肿之效。

按：药理研究表明，白头翁鲜汁煎剂、乙醇提取物在体外对金黄色葡萄球菌、铜绿假单胞菌、志贺菌、枯草杆菌、伤寒杆菌、沙门杆菌以及一些皮肤真菌等，均具有明显的抑制作用。本品煎剂及所含皂苷有明显的抗阿米巴原虫的作用。本品对阴道滴虫有明显的杀灭作用，对流感病毒也有轻度抑制作用。另外，还具有一定的镇静、镇痛及抗惊厥作用。

27. 半边莲

性味归经：辛，平。归心、小肠、肺经。

功效：清热解毒，利水消肿。

应用：①疮痈肿毒，蛇虫咬伤。本品有较好的清热解毒作用，是治疗毒热所致的疮痈肿毒诸证之常用药。内服外用均可，尤以鲜品捣烂外敷疗效更佳。若用于毒蛇咬伤、蜂蝎蜇伤，常与白花蛇舌草、虎杖、茜草等同用。②腹胀水肿。本品有利水消肿之功，故可用于治疗水肿、小便不利。③湿疮湿疹。本品既有清热解毒作用，又兼有利水祛湿之功，对皮肤湿疮、湿疹及疥癣均有较好疗效。

按：现代医学研究显示，本品有显著、持久的利尿作用，有降压、抗菌、抗蛇毒作用。

28. 白花蛇舌草

性味归经：微苦、甘，寒。归胃、大肠、小肠经。

功效：清热解毒，利湿通淋。

应用：①痈肿疮毒，咽喉肿痛。本品苦寒，有较强的清热解毒作用，用于治疗热毒所致诸证，内服外用均可。②毒蛇咬伤。③癌症。近年利用本品清热解毒消肿之功，已广泛用于各种癌症的治疗。④热淋涩痛。本品甘寒，有清热利湿通淋之效。⑤湿热黄疸。本品既能清热又兼利湿，可用于治疗湿热黄疸。

按：本品在体外对金黄色葡萄球菌和志贺菌有微弱抑制作用。在体内能刺激单核吞噬细胞系统增生，促进抗体形成，使网状细胞、白细胞的吞噬能力增强，从而达到抗菌、抗炎的目的。本品对兔实验性阑尾炎的治疗效果显著。本品有部分抗癌作用，有抑制生精能力和保肝利胆的作用。个别人大量服用本品后有口干现象。

29. 山慈菇

性味归经：甘、微辛，凉。归肝、脾经。

功效：清热解毒，消痈散结。

应用：①痈疽疔毒，瘰疬痰核。本品味辛能散，寒能清热，故有清热解毒、消痈散结之效。②蛇虫咬伤。③癥瘕痞块，肿瘤。本品有解毒散结消肿之功，近年来本品被广泛地用于多种肿瘤。如以本品配伍土鳖虫、穿山甲、蝼蛄等，可治疗肝硬化，对软化肝脾、恢复肝功能有明显效果。用山慈菇配伍蚤休、丹参、浙贝母、柴胡、夏枯草等，对颈部淋巴结炎、颈部甲状腺结节良性肿瘤有较好疗效。④癫痫。

按：《中华人民共和国药典》2005年版将兰科植物杜鹃兰、独蒜兰或云南独蒜兰的干燥假鳞茎定为山慈菇（每次用量3～9克）的正品。有的地区将百合科植物老鸦瓣和丽江山慈菇的鳞茎亦作山慈菇用，此两种药材的商品名通称"光慈菇"。光慈菇甘、寒、有毒，功能散结化瘀消肿，临床应用当予鉴别。光慈菇含有秋水仙碱等多种生物碱，是抗癌的有效物质。近年研究表明，秋水仙碱的衍生物秋水仙酰胺，其抗癌活性更强，故被广泛地用于乳腺癌、宫颈癌、食道癌、肺癌、胃癌、皮肤癌等多种癌症。秋水仙碱有镇静、催眠的协同作用，也有止咳平喘及止痛作用。光慈菇还可用于治疗痛风、白塞综合征及肝硬化等。光慈菇毒性较强，治疗量与中毒量比较接近，过量可引起中毒（丽江山慈菇每次用量0.6～0.9克），久服可引起胃肠道不适、多发性神经炎、白细胞减少以及中枢神经系统的抑制等，大剂量可导致死亡。

30. 熊胆

性味归经：苦，寒。归肝、胆、心经。

功效：清热解毒，息风止痉，清肝明目。

应用：①热极生风，惊痫抽搐。本品苦寒清热，能凉心清肝，息风止痉。主治肝火旺盛、热极生风所致的高热惊风、癫痫、子痫、手足抽搐。②热毒疮痈。本品苦寒，清热解毒之效颇佳，又能消散痈肿，故常用于热毒蕴结所致之疮疡痈疽、痔疮肿痛、咽喉肿痛等。③目赤翳障。本品主入肝经，有清肝明目退翳之功，故可用于治疗肝热目赤肿痛、羞明流泪及目生障翳等症。④黄疸，小儿疳积，风虫牙痛等。

按：现代医学研究显示，本品所含胆汁酸盐有利胆作用，可显著增加胆汁分泌量，对胆总管扩约肌有松弛作用。其所含鹅去氧胆酸有溶解胆结石的作用，所含熊去氧胆酸能降低血中胆固醇和甘油三酯，并有很强的解痉作用。熊胆还可明显地降低糖尿病患者的血糖和尿糖，单独用或与胰岛素合用均有效。本品所含的鹅去氧胆酸、胆酸及熊去氧胆酸有解毒、抑菌、抗炎的作用，尤其对金黄色葡萄球菌、链球菌、肺炎双球菌、流感嗜血杆菌等均有明显的抑制作用。还具有抗过敏、镇咳、祛痰、平喘、降血压等作用。

31. 生地黄

性味归经：甘、苦，寒。归心、肝、肾经。

功效：清热凉血，养阴生津。

应用：①热入营血，舌绛烦渴、斑疹吐衄。本品苦寒，入营血分，为清热、凉血、止血之要药。②阴虚内热，骨蒸劳热，伏热。③津伤口渴，内热消渴，肠燥便秘。

按：现代医学研究显示，本品水提液有降压、镇静、抗炎、抗过敏作用。其流浸膏有强心、利尿作用，乙醇提取物有缩短凝血时间的作用。生地黄有对抗连续服用地塞米松后血浆皮质酮浓度的下降、并能防止肾上腺皮质萎缩的作用，具有促进机体淋巴母细胞的转化、增加T淋巴细胞数量的作用，并能增强网状内皮细胞的吞噬功能，特别对免疫功能低下者作用更明显。

32. 玄参

性味归经：甘、苦、咸，微寒。归肺、胃、肾经。

功效：清热凉血，泻火解毒，滋阴。

应用：①温邪入营，内陷心包，温毒发斑。本品咸寒入血分而能清热凉血。治温病热入营分，身热夜甚、心烦口渴、舌绛脉数者，常配生地黄、丹参、连翘等药，如清营汤（《温病条辨》）。若治温热病，气血两燔，发斑发疹，可配石膏、知母等药，如化斑汤（《温病条辨》）。②热病伤阴，津伤便秘，骨蒸劳嗽。本品甘寒质润，功能清热生津，滋阴润燥，可治热病伤阴，津伤便秘，常配生地黄、麦冬用，如增液汤（《温病条辨》）。治肺阴虚，骨蒸劳嗽，可配百合、生地黄、川贝母等药同用，如百合固金汤。③目赤咽痛，瘰疬，白喉，痈肿疮毒。本品性味苦咸寒，既能清热凉血，又能泻火解毒。用于治疗肝经热盛，目赤肿痛，可配栀子、大黄、羚羊角等药使用，如玄参饮。若治瘟毒热感，咽喉肿痛，白喉，可配黄芩、连翘、板蓝根等药使用，如普济消毒饮（《东垣试效方》）。本品咸寒，有泻火解毒、软坚散结之功，配浙贝母、牡蛎，可治痰火郁结之瘰疬，如消瘰丸（《医学心悟》）。

按：本品水浸剂、醇浸剂和煎剂均有降血压作用。其醇浸膏水溶液能增加小鼠心肌血流量，并可对抗垂体后叶激素所致的冠脉收缩。本品对金黄色葡萄球菌、白喉杆菌、伤寒杆菌、乙型溶血性链球菌、铜绿假单胞菌、福氏志贺菌、大肠埃希菌、絮状表皮癣菌均有抑制作用。此外，本品还有抗炎、镇静、抗惊厥作用。

33. 牡丹皮

性味归经：苦、辛，微寒。归心、肝、肾经。

功效：清热凉血，活血祛瘀。

应用：①温毒发斑，血热吐衄。本品苦寒，入心肝血分。能清营分、血分实热，可清热凉血止血。治温病热入营血，迫血妄行所致发斑、吐血、衄血，可配水牛角、生地黄、赤芍等药使用。②温病伤阴，阴虚发热，夜热早凉，无汗骨蒸。本品入血分而清透阴分伏热，为治无汗骨蒸之要药，常配鳖甲、知母、生地黄等。③血滞经闭、痛经，跌打伤痛。本品辛行苦泄，有活血祛瘀之功。治血滞经闭、痛经及跌打损伤。④痈肿疮毒。本品苦寒，清热凉血之中，善于散瘀消痈。

按：本品有抗炎、抑制血小板聚集的作用。其中含有的牡丹酚有镇静、降温、解热、镇痛、解痉等中枢抑制作用及抗动脉粥样硬化、利尿、抗溃疡、促使动物子宫内膜充血等作用。牡丹皮能显著降低心排出量，其乙醇提取物、水煎液能增加冠脉血流量。牡丹皮水煎剂、牡丹酚和除去牡丹酚的牡丹皮水煎液均有降低血压的作用，可以用于老年人血压高、血液黏稠等的调理。

34. 赤芍

性味归经： 苦，微寒。归肝经。

功效： 清热凉血，散瘀止痛。

应用： ①温毒发斑，血热吐衄。本品苦寒入肝经血分，善清泻肝火，泄血分郁热而奏凉血、止血之功。②目赤肿痛，痈肿疮疡。本品苦寒入肝经而清肝火。③肝郁胁痛，经闭痛经，癥瘕腹痛，跌打损伤。本品苦寒，入肝经血分，有活血散瘀止痛之功，治肝郁血滞之胁痛，可配柴胡、牡丹皮等药使用，如赤芍药散（《博济方》）。治血滞经闭，痛经，腹部肿块，可配当归、川芎、延胡索等药使用，如少腹逐瘀汤（《医林改错》）。治跌打损伤，瘀肿疼痛，可配虎杖用，如虎杖散（《圣济总录》）。或配桃仁、红花、当归等药使用。

按： 本品能扩张冠状动脉、增加冠脉血流量、抑制血小板聚集。其水煎剂能延长体外血栓形成时间。还有镇静、抗炎止痛、抗惊厥作用。赤芍对肝细胞 DNA 的合成有明显的增强作用，对多种病原微生物有较强的抑制作用。

35. 青蒿

性味归经： 苦、辛，寒。归肝、胆经。

功效： 清透虚热，凉血除蒸，解暑，截疟。

应用： ①温邪伤阴，夜热早凉。本品苦寒清热，辛香透散，长于清透阴分伏热，故可用于温病后期，余热未清，邪伏阴分，伤阴劫液，夜热早凉，热退无汗，或热病后低热不退等。常与鳖甲、知母、牡丹皮、生地黄等药同用，如青蒿鳖甲汤（《温病条辨》）。②阴虚发热，劳热骨蒸。本品苦寒，入肝走血，具有清退虚热、凉血除蒸的作用。用于治疗阴虚发热，骨蒸劳热，潮热盗汗，五心烦热，舌红少苔者，常与银柴胡、胡黄连、知母、鳖甲等同药用，如清骨散（《证治准绳》）。③暑热外感，发热口渴。④疟疾寒热。

按：青蒿是屠呦呦发明青蒿素的思想源头。葛洪的《肘后备急方》有“青蒿一握，以水二升渍，绞取汁，尽服之”的记载，区区15个字给了屠呦呦灵感，转向低温提取，从而解决了提取物的活性问题，结果发现了举世瞩目的青蒿素。青蒿乙酰中性提取物和其烯醇浸膏有显著的抗疟作用，青蒿素及衍生物具有抗动物血吸虫的作用。青蒿素、青蒿醚、青蒿琥酯均能促进机体细胞的免疫作用。青蒿素可减慢心率、抑制心肌收缩力、降低冠脉流量以及降低血压。青蒿对多种细菌、病毒具有杀伤作用，有较好的解热、镇痛作用，与金银花有协同作用，退热迅速而持久。蒿甲醚有辐射防护作用。青蒿素对实验性硅肺有明显疗效。研究表明青蒿琥酯在体外对人肝癌细胞有明显的细胞毒作用。口服体内实验对小鼠肝癌有抗肝肿瘤作用，并有抗癌作用。此外，青蒿有胚胎毒作用，妊娠早期给药，可致胚胎骨髓发育迟缓。

36. 地骨皮

性味归经：甘，寒，归肺、肝、肾经。

功效：凉血除蒸，清肺降火。

应用：①阴虚发热，盗汗骨蒸。本品甘寒清润，能清肝肾之虚热，除有汗之骨蒸，为退虚热、疗骨蒸之佳品。常与知母、鳖甲、银柴胡等配伍。②肺热咳嗽。本品善清泄肺热，除肺中伏火，治疗气逆不降，咳嗽气喘，皮肤蒸热。常与桑白皮同用。③血热出血证。本品甘寒入血分，能清热凉血，止血，常用于治疗血热妄行的吐血、衄血、尿血等。④消渴口干。能生津止渴，与生地黄、天花粉、五味子等同用，可治内热消渴。

按：本品有较强的解热作用，具有降血糖和降血脂作用，有明显降压作用，且能伴有心率减慢。地骨皮水煎剂有免疫调节作用，又有抗病原微生物作用，可明显提高痛阈。

37. 银柴胡

性味归经：甘，微寒。归肝、胃经。

功效：清虚热，除脏热。

应用：①阴虚发热。本品为退虚热除骨蒸之常用药。②疳积发热。

按：药理作用显示，本品有解热作用；有抗动脉粥样硬化作用，能降低主动脉类脂质的含量；还有杀精子作用。

38. 胡黄连

性味归经：苦，寒。归肝、胃、大肠经。

功效：退虚热，除热，清湿热。

应用：①骨蒸潮热。②小儿疳热。③湿热泻痢。④顽固性复发性口疮。

按：药理方面有明显的利胆作用，能明显增加脱氧胆酸的排泌；具有抗肝损伤的作用。胡黄连水浸剂在试管内对多种皮肤真菌有不同程度的抑制作用。据成永明教授的经验，胡黄连配栀子，水煎服，治疗反复发作的口腔溃疡有非常好的效果。

四、泻下药

1. 大黄

性味归经：苦，寒。归脾、胃、大肠、肝、心包经。

功效：泻下攻积，清热泻火，凉血解毒，逐瘀通经。

应用：①积滞便秘。本品有较强的泻下作用，能荡涤肠胃，推陈致新，为治疗积滞便秘之要药，对实热便秘尤为适宜。②血热吐衄，目赤咽肿。本品苦降，能使上炎之火下泄，又具清热泻火、凉血止血之功。常与黄连、黄芩同用，治血热妄行之吐血、衄血、咯血，如泻心汤（《金匮要略》）。现代临床单用大黄粉治疗上消化道出血，有较好疗效。③瘀血诸证。本品有较好的活血逐瘀通经作用，既可下瘀血，又清瘀热，为治疗瘀血证的常用药物。治妇女产后瘀阻腹痛、恶露不尽者，常与桃仁、土鳖虫等同用。治妇女瘀血经闭，可与桃核、桂枝等配伍。④湿热痢疾、黄疸、淋证。⑤老痰壅塞。本品通脏腑，降湿浊，用于痰多、喘逆不得平卧。⑥热毒疮疡，烧烫伤。

按：大黄能增加肠蠕动，抑制肠内水分吸收，促进排便。大黄有抗感染作用，对多种革兰氏阳性菌和阴性菌均有抑制作用，其中最敏感的为葡萄球菌和链球菌，其次为白喉杆菌、伤寒和副伤寒杆菌、肺炎双球菌、志贺菌等，对流感病毒也有抑制作用。由于鞣质的原因，故泻后又有便秘现象。此外，还有利胆、健胃、止血、保肝、降压、降低血清胆固醇等作用。

2. 番泻叶

性味归经：甘、苦，寒。归大肠经。

功效：泻下通便。

应用：①热结便秘。本品苦寒降泄，既能泻下导滞，又能清导实热，适用于热结便秘，亦可用于习惯性便秘及老年便秘。大多单味泡服，小剂量可起到缓泻的作用，大剂量则可攻下。②腹水肿胀。

3. 火麻仁

性味归经：甘，平。归脾、胃、大肠经。

功效：润肠通便。

应用：肠燥便秘。本品甘平，质润多脂，能润肠通便，且又兼有滋养补虚的作用。适用于老人、产妇及体弱津血不足的肠燥便秘证。单用有效。

按：火麻仁有润滑肠道的作用，同时在肠中遇碱性肠液后产生脂肪酸，刺激肠壁，使肠管蠕动增强，从而达到通便作用。本品还能降低血压，阻止血脂升高。

4. 郁李仁

性味归经： 辛、苦、甘，平。归脾、大肠、小肠经。

功效： 润肠通便，利水消肿。

应用： ①肠燥便秘。本品质润多脂，润肠通便作用类似火麻仁而较强，且润中可行大肠之气滞。常与火麻仁、柏子仁、杏仁等润肠药同用，用于大肠气滞，肠燥便秘之证。②水肿胀满，脚气浮肿。本品能利水消肿，可与桑白皮、赤小豆等利水消肿药同用，如郁李仁汤。

按： 本品具润滑性缓泻作用，并对实验动物有显著的降压作用。

五、祛风湿药

1. 独活

性味归经： 辛、苦，微温。归肾、膀胱经。

功效： 祛风湿，止痛，解表。

应用： ①风寒湿痹。本品辛散苦燥，气香温通，功善祛风湿、止痹痛，为治风湿痹痛主药。凡风寒湿邪所致之痹证，无论新久，均可应用。因其主入肾经，性善下行，尤以腰膝、腿足踝关节疼痛属下部寒湿者为宜。②风寒挟湿表证。本品辛散温通苦燥，能散风寒湿而解表，治外感风寒挟湿所致的头痛头重，一身尽痛，多配羌活、藁本、防风等，如羌活胜湿汤。③少阴头痛。本品善入肾经而搜伏风，与细辛、川芎等相配，可治风扰肾经、伏而不出之少阴头痛，如独活细辛汤。④湿疹，瘙痒。

按： 独活有抗炎、镇痛及镇静作用，对血小板聚集有抑制作用，并有降压作用，但不持久。所含香柑内酯、花椒毒素等有光敏及抗肿瘤作用。

2. 威灵仙

性味归经：辛、咸，温。归膀胱经。

功效：祛风湿，通络止痛，消骨鲠。

应用：①风湿痹证。本品辛散温通，性猛善走，通行十二经，既能祛风湿，又能通络止痛，为治风湿痹痛要药。凡风湿痹痛，肢体麻木，筋脉拘挛，屈伸不利，无论上下皆可应用。②骨鲠咽喉。

按：《开宝本草》称威灵仙“久服之，无温疫疟”。威灵仙有镇痛、抗利尿、抗疟、降血糖、降血压、利胆等作用。其所含有的原白头翁素对革兰氏阳性菌阴性菌和真菌都有较强的抑制作用。煎剂可使食管蠕动节律增强，频率加快。另外，威灵仙偶有过敏反应，服用过量可引起中毒。

3. 路路通

性味归经：苦，平。归肝、肾经。

功效：祛风活络，利水，通经。

应用：①风湿痹痛，中风半身不遂。本品“大能通十二经穴”，既能祛风湿，又能舒筋络、通经脉。善治风湿痹痛，麻木拘挛，常与伸筋草、络石藤、秦艽等配伍。②跌打损伤，瘀肿疼痛。③水肿胀满。④经行不畅，闭经。⑤乳少，乳汁不通。⑥湿疹，瘙痒。配地肤子、刺蒺藜、苦参等同用。

4. 秦艽

性味归经：辛、苦，平归胃、肝、胆经。

功效：祛风湿，通络止痛，退虚热，清湿热。

应用：①风湿痹证。本品辛散苦泄，质偏润而不燥，为风药中之润剂。风湿痹痛，筋脉拘挛，骨节酸痛，无问寒热新久均可配伍应用。②中风不遂。本品既能祛风邪、舒筋络，又善“活血荣筋”，治疗中风半身不遂，四肢拘急，舌强不语等。③骨蒸潮热，疳积发热。本品能退虚热，除骨蒸，亦为治虚热要药。常与青蒿、地骨皮、知母等同用。④湿热黄疸。本品苦以降泄，能清肝胆湿热而退黄。⑤痔疮、肿毒。

按：秦艽具有镇静、镇痛、解热、抗炎作用，能抑制反射性肠液的分泌，明显降低胸腺指数，有抗组胺作用；对病毒、细菌、真菌皆有一定的抑制作用；可抑制肝转氨酶升高，具有抗肝炎作用。

5. 豨莶草

性味归经：辛、苦，寒。归肝、肾经。

功效：祛风湿，利关节，解毒。

应用：①风湿痹痛，中风半身不遂。本品辛散苦燥，能祛筋骨间风湿，通经络，利关节。②风疹，湿疮，疮痈。本品辛能散风，生用苦寒，能清热解毒，化湿热，治风疹湿疹。③能降血压，可治高血压病。

按：豨莶草有抗炎和较好的镇痛作用，有降压作用，对细胞免疫、体液免疫及非特异性免疫均有抑制作用；可增强T细胞的增殖功能，促进IL-2的活性，抑制IL-1的活性，可通过调整机体免疫功能，改善局部病理反应而达到抗风湿作用；有扩张血管作用；对血栓形成有明显抑制作用；对金黄色葡萄球菌有较强的抑制作用，对大肠埃希菌、铜绿假单胞菌、宋氏志贺菌、伤寒杆菌、白色葡萄球菌、卡他球菌、肠炎杆菌、鼠疟原虫等也有一定抑制作用，对单纯胞疹病毒有中等强度的抑制作用。

6. 雷公藤

性味归经：苦、辛，寒。有大毒。归肝、肾经。

功效：祛风湿，活血通络，消肿止痛，杀虫解毒。

应用：①风湿顽痹。本品有较强的祛风湿、活血通络之功，为治风湿顽痹要药。苦寒，清热力强，消肿止痛功效显著，尤宜于关节红肿热痛、肿胀难消、晨僵、功能受限，甚至关节变形者。可单用内服或外敷，能改善功能活动，减轻疼痛。②麻风，顽癣，湿疹，疥疮。本品苦燥，除湿止痒，杀虫攻毒，对多种皮肤疾患皆有良效。治麻风病，可单用煎服，或配金银花、黄柏、当归等。③疔疮肿毒。本品苦寒，清热解毒，并能以毒攻毒，消肿止痛，治热毒痈肿疔疮。

按： 雷公藤有抗炎、镇痛、抗肿瘤、抗生育作用，有降低血液黏滞性、抗凝、改善微循环及降低外周血阻力的作用。对多种肾炎模型有预防和保护作用，有促进肾上腺合成皮质激素样作用。对免疫系统主要表现为抑制作用，可减少器官移植后的急性排斥反应。雷公藤红素可有效地诱导肥大细胞白血病细胞的凋亡。雷公藤对48种细菌均有抑制作用，对真菌，特别是皮肤白念珠菌抑菌效果最好。雷公藤可引起视丘、中脑、延脑、小脑及脊髓严重营养不良性改变。本品不良反应较多，要慎重权衡使用。

7. 桑寄生

性味归经： 苦、甘，平。归肝、肾经。

功效： 祛风湿，补肝肾，强筋骨，安胎。

应用： ①风湿痹证。本品苦能燥，甘能补，祛风湿又长于补肝肾、强筋骨，对痹证日久，伤及肝肾，腰膝酸软，筋骨无力者尤宜，常与独活、杜仲、牛膝、肉桂等同用，如独活寄生汤（《千金方》）。②崩漏经多，妊娠漏血，胎动不安。本品能补肝肾，养血而固冲任，安胎。治肝肾亏虚，月经过多，崩漏，妊娠下血，胎动不安者，常配阿胶、续断、菟丝子，如寿胎丸（《医学衷中参西录》）。③高血压病。本品可降血压。

按： 桑寄生有降压作用，对冠状血管有扩张作用，有利尿作用。煎剂或浸剂在体外对脊髓灰质炎病毒和多种肠道病毒均有明显抑制作用，能抑制伤寒杆菌及葡萄球菌的生长。提取物对乙型肝炎病毒表面抗原有抑制活性作用。

8. 狗脊

性味归经：苦、甘，温。归肝、肾经。

功效：祛风湿，补肝肾，强腰膝。

应用：①风湿痹症。主要治疗肝肾不足，兼有风寒湿邪之腰痛脊强不能俯仰者最为适宜。②腰膝酸软，下肢无力。③遗尿，白带过多。本品有很好的温补固摄作用，治肾虚不固之尿频、遗尿，可与益智仁、茯苓、杜仲等配伍。

按：本品重在强补肝肾，所以被称为“虚弱衰老之人的恒用之品”。

六、化湿药

1. 藿香

性味归经：辛，微温。归脾、胃、肺经。

功效：化湿，止呕，解暑。

应用：①湿阻中焦。本品气味芳香，为芳香化湿浊的要药。又因其性微温，故多用于寒湿困脾所致脘腹痞闷、少食作呕、神疲体倦等症，常与苍术、厚朴等同用。②呕吐。本品既能化湿，又能和中止呕。治湿浊中阻所致之呕吐，本品最为重要，常与半夏、丁香等同用。若偏于湿热者，配黄连、竹茹等。妊娠呕吐，配砂仁、苏梗等。脾胃虚弱者，配党参、白术等。③暑湿或湿温初起。本品既能化湿，又可解暑。治暑月外感风寒、内伤生冷而致恶寒发热、头痛脘闷、呕恶吐泻之暑湿证者，配紫苏、厚朴、半夏等，如藿香正气散（《和剂局方》）。若湿温初起，湿热并重者，多与黄芩、滑石、茵陈等同用，如甘露消毒丹（《温热经纬》）。

按：藿香挥发油能促进胃液分泌，增强消化功能，对胃肠有解痉作用；有防腐和抗菌作用；有收敛止泻作用；可扩张微血管而略有发汗作用。

2. 佩兰

性味归经： 辛，平。归脾、胃、肺经。

功效： 化湿，解暑。

应用： ①湿阻中焦。本品气味芳香，其化湿和中之功与藿香相似，治湿阻中焦之证，每相须为用，并配苍术、厚朴、白豆蔻等，以增强芳香化湿之功。又因其性平，芳香化湿浊、去陈腐，故可用于治疗脾经湿热，口中甜腻、多涎、口臭、口腔黏膜苔藓样变等的脾瘅症，可单用煎汤服，如兰草汤（《黄帝内经》）。或配伍黄芩、白芍、甘草等药同用。②暑湿，湿温初起。本品化湿又能解暑，治暑湿证常与藿香、荷叶、青蒿等同用。湿温初起，可与滑石、薏苡仁、藿香等同用。

按： 佩兰有抑菌及抗流感病毒作用，亦可祛痰止咳。

3. 苍术

性味归经： 辛，苦，温。归脾、胃、肝。

功效： 燥湿健脾，祛风散寒。

应用： ①湿阻中焦证。本品苦温燥湿以祛湿浊，辛香健脾以和脾胃，对湿阻中焦，脾失健运而致脘腹胀闷、呕恶、食少、吐泻、乏力、舌苔白腻等症，最为适宜。常与厚朴、陈皮等配伍，如平胃散（《和剂局方》）。若脾虚湿聚，水湿内停的痰饮或外溢的水肿，则同利水渗湿之茯苓、泽泻、猪苓等同用，如胃苓汤（《证治准绳》）。若湿热或暑湿证，则可与清热燥湿药同用。②风湿痹证。本品辛散苦燥，长于祛湿，故痹证湿胜者尤宜，可与薏苡仁、独活等祛风湿药同用，如薏苡仁汤（《类证治裁》）。若湿热痹痛，可配石膏、知母等清热泻火药同用，如白虎加苍术汤（《普济本事方》）。或与黄柏、薏苡仁、牛膝配伍合用，用于湿热痿证，即四妙散（《成方便读》）。若与龙胆草、黄芩、栀子等清热燥湿药同用，可治下部湿浊带下、湿疮、湿疹等。③风寒挟湿表证。本品辛香燥烈，能开肌腠而发汗，祛肌表之风寒表邪，又因其长于胜湿，故以风寒表证挟湿者最为适宜。常与羌活、白芷、防风等同用，如神术散（《和剂局方》）。④夜盲症及眼目昏涩。本品能明目，可单用，或与羊肝、猪肝蒸煮同用。

按： 苍术挥发油有明显的抗副交感神经介质乙酰胆碱引起的肠痉挛的作用。苍术有促进胃肠运动作用，对胃平滑肌也有微弱收缩作用。苍术有降血糖作用。其含有的维生素A样物质可治疗夜盲症及角膜软化症。

4. 厚朴

性味归经： 苦、举，温。归脾、胃、肺、大肠经。

功效： 燥湿消痰，下气除满。

应用： ①温阻中焦，脘腹胀满。本品苦燥辛散，能燥湿，又可下气除胀满，为消除腹满的要药。常与苍术、陈皮等同用，如平胃散（《和剂局方》）。②食积气滞，腹胀便秘。本品可下气宽中，消积导滞，常与大黄、枳实同用，如厚朴三物汤（《金匮要略》）。若热结便秘者，可配大黄、芒硝、枳实，以达峻下热结、消积导滞之效，如大承气汤（《伤寒论》）。③痰饮喘咳。本品能燥湿消痰，下气平喘。若痰饮阻肺，肺气不降，咳喘胸闷者，可与苏子、陈皮、半夏等同用，如苏子降气汤（《和剂局方》）。若寒饮化热，胸闷气喘，喉中痰声漉漉，烦躁不安者，与麻黄、石膏、杏仁等同用，如厚朴麻黄汤（《金匮要略》）。④梅核气。七情郁结，痰气互阻，咽中如有物阻，咽之不下，吐之不出，称为梅核气。本品可燥湿消痰，下气宽中，配伍半夏、茯苓、苏叶、生姜等药，如半夏厚朴汤（《金匮要略》）。

按： 孕妇当慎用厚朴。厚朴煎剂对肺炎球菌、白喉杆菌、金黄色葡萄球菌、炭疽杆菌及若干皮肤真菌均有抑制作用；有明显的中枢性肌肉松弛作用。厚朴酚对实验性胃溃疡有防治作用。厚朴有降压作用，但会引起心率增加。

5. 砂仁

性味归经： 辛，温。归脾、胃、肾经。

功效： 化湿行气，温中止泻，安胎。

应用： ①湿阻中焦及脾胃气滞证。本品辛散温通，气味芬芳，其化湿醒脾、行气温中之效均佳，实为“醒脾调胃要药”。故凡湿阻或气滞所致之脘腹胀痛等脾胃不和诸证常用，尤其以寒湿气滞者最为适宜。若湿阻中焦者，常与厚朴、陈皮、枳实等同用。若脾胃气滞，可与木香、枳实同用，如香砂枳术丸（《景岳全书》）。若脾胃虚弱之证，可配健脾益气之党参、白术、茯苓等，如香砂六君子汤（《和剂局方》）。②脾胃虚寒吐泻。本品善能温中暖胃以达止呕止泻之功，但其重在温脾。可单用研末吞服，或与干姜、附子等药同用。③气滞妊娠恶阻及胎动不安。本品能行气和中而止呕安胎。若妊娠呕逆不能食，可单用，如缩砂散（《济生方》），或与苏梗、白术等配伍同用。若气血不足，胎动不安者，可与人参、白术、熟地黄等配伍，以益气养血安胎，如泰山磐石散（《古今医统大全》）。

按： 本品煎剂可增强胃之功能，促进消化液的分泌，可帮助消化，增进肠道运动，消除肠胀气症状。

七、利水渗湿药

1. 茯苓

性味归经： 甘、淡，平。归心、脾、肾经。

功效： 利水渗湿，健脾，宁心。

应用： ①水肿。本品味甘而淡，甘则能补，淡则能渗，药性平和，既可祛邪，又可扶正，利水而不伤正气，实为利水消肿之要药。可用于治疗寒热虚实之各种水肿。治疗水湿内停所致之水肿、小便不利，常与泽泻、猪苓、白术、桂枝等同用，如五苓散（《伤寒论》）。治脾肾阳虚水肿，可与附子、生姜同用，如真武汤（《伤寒论》）。用于水热互结、阴虚小便不利水肿，与滑石、阿胶、泽泻合用，如猪苓汤（《伤寒论》）。②痰饮。本品善渗泄水湿，使湿无所聚，痰无由生，可治痰饮之目眩心悸，配以桂枝、白术、甘草同用，如苓桂术甘汤（《金匮要略》）。若饮停于胃而呕吐者，多和半夏、生姜合用，如小半夏加茯苓汤（《金匮要略》）。③脾虚泄泻。本品能健脾渗湿而止泻，尤宜于脾虚湿盛泄泻，可与山药、白术、薏苡仁同用，如参苓白术散（《和剂局方》）。茯苓味甘，善入脾经，能健脾补中，常配以人参白术、甘草，治疗脾胃虚弱，倦怠乏力，食少便溏，如四君子汤（《和剂局方》）。④心悸，失眠。本品益心脾而宁心安神，常用于治疗心脾两虚、气血不足之心悸、失眠、健忘，多与黄芪、当归、远志同用，如归脾汤（《济生方》）。若心气虚，不能藏神，惊恐而不安卧者，常与人参、龙齿、远志同用，如安神定志丸（《医学心悟》）。

按：茯苓具有利尿、镇静、抗肿瘤、降血糖、增加心肌收缩力的作用。所含茯苓多糖有增强免疫功能的作用。茯苓有护肝作用，能降低胃液分泌，对胃溃疡有抑制作用。茯神专于安心宁神，用于治疗心神不安、惊悸、睡眠障碍、健忘等。

2. 薏苡仁

性味归经：甘、淡，凉。归脾、胃、肺经。

功效：利水渗湿，健脾，除痹，清热排脓。

应用：①水肿，小便不利，脚气。本品淡渗甘补，既利水消肿，又健脾补中，常用于脾虚湿盛之水肿腹胀、小便不利，多与茯苓、白术、黄芪等药同用。治水肿喘急，同郁李仁汁煮饭服食。治脚气浮肿，可与防己、木瓜、苍术同用。②脾虚泄泻。本品能渗除脾湿，健脾止泻，尤宜治脾虚湿盛之泄泻，常与人参、茯苓、白术等合用，如参苓白术散（《和剂局方》）。③湿痹拘挛。薏苡仁渗湿除痹，能舒筋脉，缓和拘挛，常用于治疗湿痹而筋脉挛急疼痛者，与独活、防风、苍术同用，如薏苡仁汤（《类证治裁》）。④肺痈、肠痈。本品清肺肠之热，排脓消痈。治疗肺痈胸痛，咳吐脓痰，常与苇茎、冬瓜仁、桃仁等同用，如苇茎汤（《千金方》）。治肠痈，可与附子、败酱草、牡丹皮合用，如薏苡附子败酱散（《金匮要略》）。

按： 薏苡仁提取物对癌细胞有明显抑制作用；可使血糖量下降，并有解热、镇静、镇痛作用。有报道称，长期坚持服用薏苡仁60克/天，煎水或煮饭时加入，可治疗扁平疣及坐骨结节滑囊炎。

3. 玉米须

性味归经： 甘，归膀胱、肝、胆经。

功效： 利水消肿，利湿退黄。

应用： ①水肿。本品甘淡渗泄，功专利水渗湿消肿。治疗水肿，小便不利，可单用玉米须大剂量煎服，或与泽泻、冬瓜皮、赤小豆等利水药同用。本品归膀胱经，利水而通淋，尤宜于膀胱湿热之小便短赤涩痛，可单味大量煎水服，亦可与车前草、珍珠草等同用。用于石淋，《贵阳市秘方验方》以本品单味煎浓汤顿服，也可与海金沙、金钱草等同用。②黄疸。本品能利湿退黄，药性平和，故阳黄或阴黄均可用。

按： 玉米须有较强的利尿作用，还能抑制蛋白质的排泄。玉米须制剂能促进胆汁分泌，降低其黏稠度及胆红素含量；有增加血中凝血酶原含量及血小板计数、加速血液凝固的作用。另还有降压作用、降血糖作用。有报道称，取玉米须30克，水煎，每日1剂，分早晚2次服，连用2个月为1个疗程，用于治疗糖尿病患者，一般连服1～2个疗程后即可显效或痊愈。

4. 车前子

性味归经： 甘，微寒。归肝、肾、肺、小肠经。

功效： 利尿通淋，渗湿止泻，明目，祛痰。

应用：①淋证，水肿。本品甘寒而利，善通利水道，清膀胱热结。治疗湿热下注于膀胱而致小便淋沥涩痛者，常与木通、滑石、瞿麦等清热利湿药同用，如八正散（《和剂局方》）。对水湿停滞水肿，小便不利，可与猪苓、茯苓、泽泻同用。②泄泻。本品能利水湿、分清浊而止泻，即利小便以实大便。③目赤肿痛，目暗昏花，翳障。车前子善清肝热而明目，故治目赤涩痛，多与菊花、决明子等同用。若肝肾阴亏，两目昏花，则配熟地黄、菟丝子等养肝明目药，如驻景丸（《圣惠方》）。④痰热咳嗽。本品入肺经，能清肺化痰止咳。治肺热咳嗽痰多，多与瓜蒌、浙贝母、枇杷叶等清肺化痰药同用。

按：本品有显著利尿作用，还能促进呼吸道黏液分泌，稀释痰液，故有祛痰作用。对各种杆菌和葡萄球菌均有抑制作用。车前子提取液有预防肾结石形成的作用。车前草为车前的全草，功用与车前子相似，兼有清热解毒功效，多应用于热毒痈肿。

据报道，车前子每日水煎服，长期坚持，对血尿及高血压病有良效。炒焦车前子研末口服，可治小儿单纯性消化不良。

5. 滑石

性味归经：甘、淡、寒。归膀胱、肺、胃经。

功效：利尿通淋，清热解暑，收湿敛疮。

应用：①热淋，石淋。滑石性滑利窍，寒则清热，是治淋证的常用药。②暑湿，湿温。本品甘而寒，既能利水湿，又能解暑热，是治暑湿的常用药。③湿疮，湿疹，痱子。本品外用有清热收湿敛疮作用。

按：《本草纲目》云“滑石上能发表，下利水道，为荡热燥湿之剂”。内服能保护肠壁。长期外用，可引起局部肉芽肿。

6. 通草

性味归经：甘、淡，微寒。归肺、胃经。

功效： 利尿通淋，通气下乳。

应用： ①淋证，水肿。可治热淋、石淋，以及水湿停蓄之水肿证。②产后乳汁不下。

按： 通草有利尿作用，并能明显增加尿钾排出量，有促进乳汁分泌等作用。所含通草多糖具有一定调节免疫和抗氧化的作用。

7. 灯心草

性味归经： 甘、淡，微寒。归心、肺、小肠经。

功效： 利尿通淋，清心降火。

应用： ①淋证。本品甘淡能渗湿，性寒能清热，故可清热利尿，适用于小便不利，淋沥涩痛之证。②心烦失眠。用于心火扰神所致心烦失眠。③口舌生疮。④小儿夜啼。

按： 本品有利尿、止血作用。

8. 海金沙

性味归经： 甘、腻，寒。归膀胱、小肠经。

功效： 利尿通淋，止痛。

应用： 淋证。本品其性下降，善清小肠、膀胱湿热，尤善止尿道疼痛，为治诸淋涩痛之要药。

按：《本草纲目》记载，海金沙可“治湿热肿满，小便热淋、膏淋、血淋、石淋、茎痛，解热毒气”。本品煎剂对金黄色葡萄球菌、铜绿假单胞菌、福氏志贺菌、伤寒杆菌等有抑制作用。海金沙还有利胆作用。有报道称海金沙治流行性腮腺炎、咽喉炎、肝炎、湿疹、疔疮疗效颇佳。

9. 萆薢

性味归经： 苦，平。归肾、胃经。

功效：利湿去浊，祛风除痹。

应用：①膏淋，白浊。本品善利湿而分清去浊，为治膏淋要药。②风湿痹痛。本品能祛风除湿，通络止痛，善治腰膝痹痛，筋脉屈伸不利。若偏于寒湿者，可与附子、牛膝同用，如萆薢丸（《圣济总录》）。属湿热者，则与黄柏、忍冬藤、防己等配伍使用。

按：本品有抗真菌作用。

10. 茵陈

性味归经：苦、辛，微寒。归脾、胃、肝、胆经。

功效：清利湿热，利胆退黄。

应用：①黄疸。本品苦泄下降，性寒清热，善清利脾胃肝胆湿热，使之从小便而出，为治黄疸之要药。②湿疮瘙痒。本品苦微寒，取其清利湿热之功，故可用于湿热内蕴之风瘙隐疹。可单味煎汤外洗，也可与黄柏、苦参、地肤子等同用。

按：茵陈有显著利胆作用，并有解热、保肝、抗肿瘤和降压作用。其煎剂对人型结核菌有抑制作用。其乙醇提取物对流感病毒等有抑制作用。

11. 虎杖

性味归经：微苦，微寒。归肝、胆、肺经。

功效：利湿退黄，清热解毒，散瘀止痛，化痰止咳。

应用：①湿热黄疸，淋浊，带下。本品苦寒，有清热利湿之功，治湿热黄疸。②水火烫伤，痈肿疮毒，毒蛇咬伤。本品入血分，有凉血清热解毒作用。③经闭，癥瘕，跌打损伤。④肺热咳嗽。

按：本品有泻下、祛痰止咳、降压、止血、镇痛作用。煎液对金黄色葡萄球菌、铜绿假单胞菌等多种细菌均有抑制作用，对某些病毒亦有抑制作用。有报道称虎杖对肝炎、肺炎、新生儿黄疸有良效。另外虎杖治疗真菌性阴道炎疗效也非常好。取虎杖根100克，加水1500毫升，煎取1000毫升，取滤液晾至温度适宜，坐浴10～15分钟，每日1次，7天为1个疗程。用本方法治疗30余例，全部临床治愈。

八、温里药

1. 附子

性味归经： 辛、甘，大热。有毒。归心、肾、脾经。

功效： 回阳救逆，补火助阳，散寒止痛。

应用： ①亡阳证。本品能上助心阳、中温脾阳、下补肾阳，为“回阳救逆第一品药”。常与干姜、甘草同用，治吐利汗出，发热恶寒，四肢拘急，手足厥冷，或大汗、大吐、大泻之后所致亡阳证，如四逆汤（《伤寒论》）。本品能回阳救逆，人参能大补元气，两者同用，可治亡阳兼气脱者，如参附汤。若寒邪入里，直中三阴而见四肢厥冷，恶寒蜷卧，吐泻腹痛，脉沉迟无力或无脉者，可与干姜、肉桂、人参同用，如回阳急救汤（《伤寒六书》）。②阳虚证。本品辛甘温煦，有峻补元阳、益火消阴之效。凡心脾肾诸脏阳气衰弱者均可应用。配肉桂、山茱萸、熟地黄等，可治肾阳不足、命门火衰所致阳痿滑精、宫寒不孕、腰膝冷痛、夜尿频多者，如右归丸（《景岳全书》）。配党参、白术、干姜等，可治脾肾阳虚、寒湿内盛所致脘腹冷痛、大便溏泻等，如附子理中汤（《和剂局方》）。与茯苓、白术等同用，可治脾肾阳虚、水气内停所致小便不利、肢体浮肿者，如真武汤（《伤寒论》）。若治心阳衰弱，心悸气短、胸痹心痛者，可与人参、桂枝等同用。治阳虚兼外感风寒者，常与麻黄、细辛同用，如麻黄附子细辛汤（《伤寒论》）。③寒痹证。本品气雄性悍，走而不守，能温经通络，逐经络中风寒湿邪，故有较强的散寒止痛作用。凡风寒湿痹周身骨节疼痛者均可用之，尤善治寒痹剧痛者，常与桂枝、白术、甘草同用，如甘草附子汤（《伤寒论》）。

按： 附子煎剂、水溶性部分等，对蛙、蟾蜍及温血动物心脏，不论是正常状态或处于衰竭状态，均有明显的强心作用；有防室颤作用。附子有显著的抗炎作用，能减轻炎症性水肿反应；还有镇痛、抗氧化、抗衰老作用。本品煎服用量3～15克。本品有毒，宜先煎0.5～1小时，至口尝无麻辣感为度。

使用注意：孕妇及阴虚阳亢者忌用。反半夏、瓜蒌、贝母、白蔹、白及。

2. 肉桂

性味归经： 辛、甘，大热。归肾、脾、心、肝经。

功效： 补火助阳，散寒止痛，温经通脉，引火归原。

应用： ①阳痿宫冷。本品辛甘大热，能补火助阳，益阳消阴，作用温和持久，为治命门火衰之要药。常配附子、熟地黄、山茱萸等，用于治疗肾阳不足、命门火衰的阳痿宫冷、腰膝冷痛、夜尿频多、滑精遗尿等，如肾气丸（《金匮要略》）、右归饮（《景岳全书》）。②腹痛，寒疝。本品甘热助阳以补虚，辛热散寒以止痛，善去痼冷沉寒。治寒邪内侵或脾胃虚寒之脘腹冷痛，可单用，或与干姜、高良姜、荜茇等同用。③腰痛，胸痹，阴疽，闭经，痛经。本品辛散温通，能行气血、运经脉、散寒止痛。常与独活、桑寄生、杜仲等同用，治风寒湿痹，尤以治寒痹腰痛为主，如独活寄生汤（《千金方》）。与附子、干姜、川椒等同用，可治胸阳不振、寒邪内侵之胸痹心痛，如桂附丸（《寿世保元》）。与鹿角胶、炮姜、麻黄等同用，可治阳虚寒凝、血滞痰阻之阴疽、流注等，如阳和汤（《外科证治全生集》）。若与当归、川芎、小茴香等同用，可治冲任虚寒、寒凝血滞之闭经、痛经等证，如少腹逐瘀汤（《医林改错》）。④虚阳上浮。本品大热入肝肾，能使因下元虚衰所致上浮之虚阳回归故里，名曰引火归原。用于治疗元阳亏虚、虚阳上浮之面赤、虚喘、汗出、心悸失眠、脉微弱者，常与山茱萸、五味子、人参、牡蛎等同用。

按： 肉桂有扩张血管、促进血液循环、增强冠脉及脑血流量、使血管阻力下降等作用；有抗血小板凝集、抗凝血酶作用。桂皮油、肉桂酸钠具有镇静、镇痛、解热、抗惊厥等作用。桂皮油能促进肠运动，使消化液分泌增加，增强消化功能，排除消化道积气，缓解胃肠痉挛性疼痛，并可引起子宫充血。肉桂水提物、醚提物对动物实验性胃溃疡的形成有抑制作用。肉桂酸具有使人肺腺癌细胞逆转的作用。肇庆产肉桂降糖作用明显。桂皮油对革兰氏阴性菌及阳性菌有抑制作用。桂皮的乙醚、水浸液对多种致病性真菌有一定的抑制作用。

3. 吴茱萸

性味归经：辛、苦，热。有小毒。归肝、脾、胃、肾经。

功效：散寒止痛，降逆止呕，助阳止泻。

应用：①寒凝疼痛。本品辛散苦泄，性热祛寒，主入肝经，既散肝经之寒邪，又疏肝气之郁滞，为治肝寒气滞诸痛之主药。每与生姜、人参等同用，治厥阴头痛，干呕涎沫，苔白脉迟等，如吴茱萸汤（《伤寒论》）。常与小茴香、川楝子、木香等配伍，治寒疝腹痛，如导气汤。与桂枝、当归、川芎等同用，可治冲任虚寒、瘀血阻滞之痛经，如温经汤（《金匮要略》）。②胃寒呕吐。本品辛散苦泄，性热祛寒，善能散寒止痛，还能疏肝解郁，降逆止呕，兼能制酸止痛。③虚寒泄泻。本品性味辛热，能温脾益肾，助阳止泻，为治脾肾阳虚、五更泄泻之常用药，多与补骨脂、肉豆蔻、五味子等同用，如四神丸（《校注妇人良方》）。

按：吴茱萸水煎剂有抗动物实验性胃溃疡的作用，水煎剂对药物性导致动物胃肠痉挛有对抗作用，有明显的镇痛作用；能抑制血小板聚集，抑制血小板血栓及纤维蛋白血栓形成。其煎剂有缩小心肌梗死面积的作用，具有一定的保护心肌缺血的作用。

九、理气药

1. 陈皮

性味归经： 辛、苦，温。归脾、肺经。

功效： 理气健脾，燥湿化痰。

应用： ①脾胃气滞证。本品辛行温通，有行气止痛、健脾和中之功。因其苦温而燥，故寒湿阻中之气滞最宜。治疗中焦寒湿、脾胃气滞之脘腹胀痛、恶心呕吐、泄泻等，常与苍术、厚朴等同用，如平胃散（《和剂局方》）。若食积气滞，脘腹胀痛，可配山楂、神曲等同用，如保和丸（《丹溪心法》）。若外感风寒、内伤湿滞之腹痛、呕吐、泄泻，可配藿香、苏叶等同用，如藿香正气散（《和剂局方》）。若脾虚气滞，腹痛喜按，不思饮食，食后腹胀，便溏舌淡者，可与党参、白术、茯苓等同用，如异功散（《小儿药证直诀》）。若脾胃气滞较甚，脘腹胀较剧者，每与木香、枳实等同用，以增强行气止痛之功。②呕吐、呃逆。陈皮辛香而行，善疏理气机、调畅中焦而使之升降有序。治疗呕吐呃逆，常配伍生姜、竹茹、大枣，如橘皮竹茹汤（《金匮要略》）。若脾胃寒冷，呕吐不止，可配生姜、甘草同用，如姜橘汤（《活幼心书》）。③湿痰、寒痰咳嗽。本品既能燥湿化痰，又能温化寒痰，且辛行苦泄，能宣肺止咳，为治痰之要药。治湿痰咳嗽，多与半夏、茯苓等同用，如二陈汤（《和剂局方》）。若治寒痰咳嗽，多与干姜、细辛、五味子等同用，如苓甘五味姜辛汤（《伤寒论》）。若脾虚失运而痰湿犯肺者，可配党参、白术同用，如六君子汤（《医学正传》）。④胸痹。本品辛行温通，入肺走胸，能行气通痹止痛。治疗胸痹，胸中气塞短气，配伍枳实、生姜，如橘皮枳实生姜汤（《金匮要略》）。

按： 本品抑制肠蠕动，有升血压作用；有清除氧自由基，抗脂质过氧化作用。鲜橘皮煎剂有扩张气管的作用，挥发油有刺激性祛痰作用。陈皮有利胆、降低血清胆固醇作用。

2. 木香

性味归经：辛、苦，温。归脾、胃、大肠、胆、三焦经。

功效：行气止痛，健脾消食。

应用：①脾胃气滞证。本品辛行苦泄温通，芳香气烈而味厚，善通行脾胃之滞气，既为行气止痛之要药，又为健脾消食之佳品。治脾胃气滞，脘腹胀痛，可单用本品，或配砂仁、藿香等同用，如木香调气散（《张氏医通》）。若脾虚气滞，脘腹胀满、食少便溏，可与党参、白术、陈皮等同用，如香砂六君子汤（《时方歌括》）。若脾虚食少，兼食积气滞，可配砂仁、枳实、白术等同用，如香砂枳术丸。②泻痢里急后重。本品辛行苦降，善行大肠之滞气，为治湿热泻痢、里急后重之要药。常与黄连配伍治赤白痢疾，如香连丸（《和剂局方》）。若治饮食积滞之脘腹胀满、大便秘结或泻而不爽，可与槟榔、青皮、大黄等同用，如木香槟榔丸（《儒门事亲》）。③腹痛胁痛，黄疸，疝气疼痛。本品气香醒脾，味辛能行，味苦主泄，走三焦和胆经，故既能行气健脾，又能疏肝利胆。用于治疗脾失运化、肝失疏泄而致湿热郁蒸、气机阻滞之脘腹胀痛、胁痛、黄疸，可与郁金、大黄、茵陈等配伍。若治寒疝腹痛及睾丸偏坠疼痛，可与川楝子、小茴香等同用，如导气汤（《医方简义》）。④胸痹。本品辛行苦泄，性温通行，能通畅气机，气行则血行，故可止痛。用于治疗寒凝气滞心痛，可与赤芍、姜黄、丁香等同用，如二香散（《经验良方》）。若治气滞血瘀之胸痹，可配郁金、甘草等同用，如颠倒木金散（《医宗金鉴》）。⑤消化不良。本品气芳香能醒脾开胃，故在补益方剂中用之，能减轻补益药腻胃和滞气之弊，有助于消化吸收，如归脾汤（《济生方》）。

按：木香治心腹一切气，对胃肠道有兴奋或抑制的双向调节作用，能促进消化液分泌。木香能促使胃肠蠕动加快，促进胃排空，明显拮抗大鼠急性胃黏膜损伤，溃疡抑制率达100%，有明显的利胆作用，有松弛气管平滑肌作用，并能抑制链球菌、金黄色葡萄球菌与白色葡萄球菌的生长，有利尿及促进纤维蛋白溶解等作用。

3. 香附

性味归经： 辛、微苦、微甘，平。归肝、脾、三焦经。

功效： 疏肝解郁，调经止痛，理气调中。

应用： ①肝郁气滞胁痛、腹痛。本品主入肝经气分，芳香辛行，善散肝气之郁结，味苦疏泄以平肝气之横逆，故为疏肝解郁、行气止痛之要药。治肝气郁结之胁肋胀痛，与柴胡、川芎、枳壳等同用，如柴胡疏肝散（《景岳全书》）。用于治疗寒凝气滞、肝气犯胃之胃脘疼痛，可配高良姜用，如良附丸（《良方集腋》）。治气、血、痰、火、湿、食六郁所致胸膈痞满、脘腹胀痛、呕吐吞酸、饮食不化等，可配川芎、苍术、栀子等同用，如越鞠丸（《丹溪心法》）。②月经不调，痛经，乳房胀痛。本品辛行苦泄，善于疏理肝气、调经止痛，为妇科调经之要药。治月经不调、痛经，可单用，或与柴胡、川芎、当归等同用，如香附归芎汤（《沈氏尊生书》）。若治乳房胀痛，多与柴胡、青皮、瓜蒌皮等同用。③气滞腹痛。本品味辛能行而长于止痛，除善疏肝解郁之外，还能入脾经，有宽中消食下气等作用，故临床也常用于脾胃气滞证。治疗脘腹胀痛，胸膈噎塞，噫气吞酸，纳呆，可配砂仁、甘草同用，如快气汤（《和剂局方》）；或上方再加乌药、苏叶同用，如缩砂香附汤（《世医得效方》）。

按： 香附水煎剂可明显增加胆汁流量，对肝细胞有保护作用。其水煎剂有降低肠管紧张性和拮抗乙酰胆碱的作用。

十、消食药

1. 山楂

性味归经： 酸、甘，微温。归脾、胃、肝经。

功效： 消食化积，行气散瘀。

应用： ①饮食积滞。本品酸甘，微温不热，功善消食化积，能治各种饮食积滞，尤为消化油腻肉食积滞之要药。凡肉食积滞之脘腹胀满、嗳气吞酸、腹痛便溏者，均可应用。如《简便方》即以单味煎服，治食肉不消。若配莱菔子、神曲等，可加强消食化积之功。若配木香、青皮以行气消滞，可治积滞脘腹胀痛，如匀气散（《证治准绳》）。②泻痢腹痛，疝气痛。山楂入肝经，能行气散结止痛，炒用兼能止泻止痢。③瘀阻胸腹痛，痛经。本品性温，兼入肝经血分，能通行气血，有活血祛瘀止痛之功。治瘀滞胸胁痛，常与川芎、桃仁、红花等同用。若治疗产后瘀阻腹痛、恶露不尽，或痛经、经闭，朱丹溪即单用本品加糖水煎服，亦可与当归、香附、红花同用。

按：单用本品制剂治疗冠心病、高血压、高脂血症、细菌性痢疾等，均有较好疗效。生山楂、炒山楂多用于消食散瘀，焦山楂、山楂炭多用于止泻痢。多食山楂可引起胃酸过多。应用山楂时要注意山楂的一个特点，就是"只消不补"，脾胃虚弱是不适宜用山楂的，山楂只用于饮食积滞。

药理研究发现山楂所含脂肪酸能促进脂肪消化，并增加胃消化酶的分泌而促进消化，且对胃肠功能有一定调整作用。山楂还能抗血小板聚集、抗氧化、增强免疫、利尿、镇静、收缩子宫等。

2. 鸡内金

性味归经：甘，平。归脾、胃、小肠、膀胱经。

功效：消食健胃，涩精止遗。

应用：①饮食积滞，小儿疳积。本品消食化积作用较强，并可健运脾胃，故广泛用于米面薯芋乳肉等各种食积证。病情较轻者，可单味研末服用，如《千金方》独用本品治消化不良引起的反胃吐食。若配山楂、麦芽等，可增强消食导滞作用，治疗食积较重者。若与白术、山药、使君子等同用，可治小儿脾虚疳积。②肾虚遗精、遗尿。本品可固精缩尿止遗。如《吉林中草药》即以鸡内金单味炒焦研末温酒送服治遗精。若以本品配菟丝子、桑螵蛸等，可治遗尿。③砂石淋证，胆结石。本品入膀胱经，有化坚消石之功。《医林集要》以本品“烧存性”，治小便淋沥，痛不可忍。现常与金钱草、石见穿等药同用，治砂石淋证或胆结石。

按：本品能增强胃蛋白酶、胰脂肪酶的活性，还能够加强括约肌的收缩，促进排尿。

3. 槟榔

性味归经：苦、辛，温。归胃、大肠经。

功效：杀虫消积，行气，利水，截疟。

应用：①肠道寄生虫病。本品驱虫谱广，对绦虫、蛔虫、蛲虫、钩虫、姜片虫等肠道寄生虫都有驱杀作用，并以泻下作用驱除虫体为其优点。用于绦虫证疗效最佳，可单用槟榔为末服（《千金方》），亦可与木香同用，如圣功散（《证治准绳》）。现代多与南瓜子同用，杀绦虫疗效更佳。与使君子、苦楝皮同用，可治蛔虫病、蛲虫病。与乌梅、甘草配伍，可治姜片虫病。②食积气滞，泻痢后重。本品辛散苦泄，入胃、肠经，善行胃肠之气，消积导滞，兼能缓泻通便。常与木香、青皮、大黄等同用，治疗食积气滞、腹胀便秘等，如木香槟榔丸（《儒门事亲》）。与木香、黄连、芍药等同用，可治湿热泻痢，如芍药汤（《素问病机气宜保命集》）。③水肿，脚气肿痛。本品既能利水，又能行气，气行则助水运。常与商陆、泽泻、木通等同用，治疗水肿实证，二便不利，如疏凿饮子（《重订严氏济生方》）。④疟疾。

按：槟榔碱能使绦虫虫体引发弛缓性麻痹，触之则虫体伸长而不易断，故能把全虫驱出。槟榔碱对猪肉绦虫有较强的麻痹作用，能麻痹全虫，对牛肉绦虫仅能使头节和未成熟节片麻痹。槟榔对蛲虫、蛔虫、钩虫、肝吸虫、血吸虫均有麻痹或驱杀作用，对皮肤真菌、流感病毒、幽门螺杆菌均有抑制作用。槟榔碱有拟胆碱作用，兴奋胆碱受体，促进唾液、汗腺分泌，增加肠蠕动，减慢心率，降低血压，滴眼可使瞳孔缩小。近期，有人担心槟榔有致癌作用而拒绝使用此药。成永明教授认为槟榔在病毒性传染病及多种寄生虫病的治疗方面疗效卓著，仍然值得使用，不能因噎废食。但也不能长期、大量使用槟榔，需关注其成瘾性及致癌性。

十一、止血药

1. 大蓟

性味归经：甘、苦，凉。归心、肝经。

功效：凉血止血，散瘀解毒消痈。

应用：①血热出血。本品寒凉而入血分，功能凉血止血，主治血热妄行之诸出血证，尤多用于吐血、咯血及崩漏下血。如《不居集》治九窍出血，常与小蓟相须为用。②热毒痈肿。本品既能凉血解毒，又能散瘀消肿，无论内外痈肿都可运用，单味内服或外敷均可。可治肠痈、肺痈等。

按：大蓟能显著缩短凝血时间。有降低血压作用。对人型结核杆菌有抑制作用。大蓟对单纯疱疹病毒有明显的抑制作用。对顽固性反复性炎症如慢性咳嗽、肠系膜淋巴结肿大、慢性反复性盆腔炎、慢性反复性前列腺炎有较好疗效，须纳入膏方长期服用。

2. 地榆

性味归经：苦、酸、涩，微寒。归肝、大肠经。

功效：凉血止血，解毒敛疮。

应用：①血热出血证。本品味苦性寒入血分，长于泄热而凉血止血；味兼酸涩，又能收敛止血。可用于治疗多种血热出血之证。又因其性下降，故尤宜于下焦之便血、痔血、崩漏下血。用于治疗热甚便血者，常配伍生地黄、白芍、黄芩、槐花等。本品苦寒兼酸涩，功能清热解毒、凉血涩肠而止痢，对于血痢不止者亦有良效。常与甘草同用，如地榆汤（《圣济总录》）。②烫伤，湿疹，疮疡痈肿。本品苦寒能泻火解毒，味酸涩能敛疮，为治水火烫伤之要药。本品清热凉血，又能解毒消肿，用于治疗疮疡痈肿，无论成脓与否均可运用。

地榆煎剂可明显缩短出血和凝血时间，生地榆止血作用明显优于地榆炭。实验表明，地榆制剂对烧伤、烫伤及伤口的愈合作用明显，能降低毛细血管的通透性，减少渗出，减轻组织水肿。地榆水煎剂对伤寒杆菌、脑膜炎双球菌及钩端螺旋体等均有抑制作用，尤其对志贺菌作用较强。临床有报道认为，地榆水煎服，坚持使用，可治愈支气管扩张并咯血、顽固性大便带血、慢性胃肠炎等疾病。国医大师朱良春教授、广东省中医院成永明教授非常重视地榆的临床使用。

3. 白茅根

性味归经：甘，寒。归肺、胃、膀胱经。

功效：凉血止血，清热利尿，清肺胃热。

应用：①血热出血。本品味甘性寒入血分，能清血分之热而凉血止血，可用于治疗多种血热出血之证，特别是上治鼻出血、肺咯血，下治膀胱小便出血。②水肿，热淋，黄疸。本品能清热利尿，而达利水消肿、利尿通淋、利湿退黄之效。③胃热呕吐，肺热咳喘。本品既能清胃热而止呕，又能清肺热而止咳。治疗胃热呕吐常与葛根同用，如茅根汤（《小品方》）。治疗肺热咳喘，常配桑白皮同用，如如神汤（《圣惠方》）。

按：本品能显著缩短出血和凝血时间，有利尿作用，对肺炎球菌等有抑制作用，有一定抗乙肝病毒能力。

4. 三七

性味归经：甘、微苦，温。归肝、胃经。

功效：化瘀止血，活血定痛。

应用：①出血证。本品味甘微苦性温，入肝经血分，功善止血，又能化瘀生新，有止血不留瘀、化瘀不伤正的特点，对人体内外各种出血，无论有无瘀滞，均可应用，尤以有瘀滞者为宜。②跌打损伤，瘀血肿痛。本品活血化瘀、消肿定痛，为治瘀血诸证之佳品，为伤科之要药。凡跌打损伤，或筋骨折伤，瘀血肿痛等，本品皆为首选药物。③虚劳。本品具有补虚强壮的作用，岭南民间炖汤疗法用于治疗虚损劳伤，常与猪肉炖服。

按：本品能够缩短出血和凝血时间，具有抗血小板聚集及溶栓作用；能够促进多功能造血干细胞的增殖，具有造血作用；能够降低血压，减慢心率，对各种药物诱发的心律失常均有保护作用；能够降低心肌耗氧量和氧利用率，扩张脑血管，增强脑血管流量；能够提高体液免疫功能，具有镇痛、抗炎、抗衰老等作用；能够明显改善大鼠胃黏膜的萎缩性病变，并能逆转腺上皮的不典型增生和肠上皮化生，具有预防肿瘤的作用。有报道称，口服含有三七的膏方治疗高血压、冠心病、动脉硬化症疗效显著，并有降低三酰甘油及总胆固醇作用。成永明教授的岭南慢性胃炎调理膏方中就有三七等成分，对各种慢性胃炎、胃溃疡、胃黏膜肠化、胃黏膜隆起、胃腺瘤样增生等均有很好的调治作用。

5. 茜草

性味归经：苦，寒。归肝经。

功效：凉血化瘀止血，通经。

应用：①出血证。本品味苦性寒，善走血分，既能凉血止血，又能活血行血，故可用于血热妄行或血瘀脉络之出血证。对于血热夹瘀的各种出血证，尤为适宜。②血瘀经闭，跌打损伤，风湿痹痛。本品能通经络，行瘀滞，故可用于治疗经闭、跌打损伤、风湿痹痛等血瘀经络闭阻之证，尤为妇科调经要药，如《经验广集》治血滞经闭，可单用本品酒煎服，也可配桃仁、红花、当归等同用。治跌打损伤，可单味泡酒服，或配三七、乳香、没药等同用。

治痹证，可单用浸酒服，或配伍鸡血藤、海风藤、延胡索等同用。

按： 茜草有明显的促进血液凝固作用，有升高白细胞作用，其煎剂有明显的镇咳和祛痰作用，水提取液对金黄色葡萄球菌、肺炎双球菌、流感杆菌和部分皮肤真菌有一定抑制作用，对碳酸钙结石的形成也有抑制作用。

6. 蒲黄

性味归经： 甘，平。归肝、心包经。

功效： 止血，化瘀，利尿。

应用： ①出血证。本品甘平，长于收敛止血，兼有活血行瘀之功，为止血行瘀之良药，有止血不留瘀的特点，对出血证无论属寒属热，有无瘀滞，均可应用，但以属实火夹瘀者尤宜。治吐血、咯血、尿血、崩漏等，可单用冲服，亦可配伍其他止血药同用。②瘀血痛证。本品能行血通经，消瘀止痛，凡跌打损伤、痛经、产后疼痛、心腹疼痛等属瘀血作痛者，均可应用，尤为妇科所常用。常与五灵脂同用，如失笑散（《和剂局方》）。③血淋尿血。本品既能止血，又能利尿通淋，故可用于治疗血淋尿血，常配生地黄、冬葵子同用，如蒲黄散（《证治准绳》）。

按： 本品宜包煎。蒲黄有促进凝血作用，且作用显著而持久；能够降低血压，减轻心脏负荷，增加冠脉血流量，改善微循环，提高机体耐缺氧能力，减轻心肌缺血性病变；对子宫有兴奋性作用；使肠蠕动增强；能够降低血液胆固醇和三酰甘油等酯质含量，改变血脂成分。此外，蒲黄还具有抗炎、利胆利尿、镇痛、平喘及抗缺血再灌注损伤等作用。

7. 白及

性味归经： 苦、甘、涩，寒。归肺、胃、肝经。

功效： 收敛止血，消肿生肌。

应用： ①出血证。本品质黏味涩，为收敛止血之要药。可用于治疗体内外诸出血证。因其主入肺胃经，故临床尤多用于肺胃出血之证。无论咳血、衄血、呕血、外伤出血等，均可使用。②痈肿疮疡，手足皲裂，水火烫伤。本品寒凉苦泄，能消散血热之痈肿；味涩质黏，能敛疮生肌，为外疡消肿生肌的常用药。

按：白及可明显缩短出血和凝血时间，其止血的作用与所含胶质有关。白及对胃黏膜损伤有明显保护作用，溃疡抑制率可达94.8%。白及粉对实验性犬胃及十二指肠穿孔有明显治疗作用，可迅速堵塞穿孔，阻止胃及十二指肠内容物外漏并加大网膜的遮盖。对实验性烫伤、烧伤动物模型，白及能促进肉芽生长，促进疮面愈合。对人型结核杆菌有显著抑制作用，对白念珠菌有抑制作用。据成永明教授经验，白及颗粒剂含服治疗口咽黏膜病，包括口腔溃疡、舌痛症、慢性咽痛症、慢性唇炎、鹅口疮等，疗效显著。

8. 仙鹤草

性味归经：苦、涩，平。归心、肝经。

功效：收敛止血，止痢，截疟，补虚。

应用：①出血证。本品味涩收敛，功能收敛止血，被广泛用于全身各部的出血之证。因药性平和，大凡出血病证，无论寒热虚实，皆可应用。如治血热妄行之出血证，可配生地黄、侧柏叶、牡丹皮等凉血止血药同用。若用于虚寒性出血证，可与党参、熟地黄、炮姜、艾叶等益气补血、温经止血药同用。②腹泻、痢疾。本品性味涩敛，能涩肠止泻止痢。因本品药性平和，兼能补虚，又能止血，故对于血痢及久病泻痢尤为适宜。如《岭南采药录》单用本品水煎服治疗赤白痢，也可配伍其他药物同用。③疟疾寒热。本品有解毒截疟之功，治疗疟疾寒热。④脱力劳伤。本品有补虚、强壮的作用。于治疗劳力过度所致的脱力劳伤，症见神疲乏力、面色萎黄而纳食正常者，常与大枣同煮，去滓服用。若气血亏虚，神疲乏力、头晕目眩者，可与党参、熟地黄、龙眼肉等同用。⑤本品还能解毒杀虫，可用于治疗疮疖痈肿、阴痒带下。

按： 仙鹤草一般用量多为30～60克/次。本品能收缩周围血管，有明显的促凝血作用。仙鹤草素能加强心肌收缩，使心率减慢。仙鹤草中的主要成分鹤草酚对猪肉绦虫、莫氏绦虫和短壳绦虫均有确切的抑杀作用，对疟原虫和阴道滴虫有抑制和杀灭作用，还有抗菌消炎、抗肿瘤、镇痛等作用。据成永明教授经验，头晕目眩者，以仙鹤草80克，水煎服，每日1剂，连用3天，止晕眩作用较佳。

9. 血余炭

性味归经： 苦，平。归肝、胃经。

功效： 收敛止血，化瘀利尿。

应用： ①出血证。发乃血之余，故可入血，并以炭入药，故有收涩止血消瘀之功，有止血而不留瘀的特点，可用于各种出血之证，尤多用于咳血、衄血、吐血、血淋、尿血等。②小便不利。③月经紊乱、闭塞。《医学衷中参西录》认为本品“善治女子月信闭塞，不以时至”。

按： 本品可明显缩短出血、凝血时间。

10. 藕节

性味归经： 甘、涩，平。归肝、肺、胃经。

功效： 收敛止血。

应用： 出血证。本品味涩收敛，既能收敛止血，又兼能化瘀，有止血而不留瘀的特点，可用于各种出血之证，在吐血、咳血、咯血等上部出血病证中尤为多用。

按： 本品能缩短凝血时间。成永明教授用鲜藕榨汁浓缩后滴鼻，每侧2滴，每天多次，连用2～3周，对鼻出血及鼻息肉疗效较佳。

11. 艾叶

性味归经： 辛、苦，温。有小毒。归肝、脾、肾经。

功效： 温经止血，散寒调经，安胎。

应用： ①出血证。本品气香味辛，温可散寒，能暖气血而温经脉，为温经止血之要药。适用于虚寒性出血病证，尤宜于崩漏。主治下元虚冷、冲任不固所致崩漏下血，可单用本品水煎服，或配阿胶、芍药、干地黄等同用，如胶艾汤（《金匮要略》）。本品温经止血，配伍生地黄、生荷叶、生柏叶等清热凉血药，可治疗血热妄行所致吐血、衄血、咯血等多种出血证。②月经不调，痛经。本品能温经脉，逐寒湿，止冷痛，尤善调经，为治妇科下焦虚寒或寒客胞宫之要药。常用于下焦虚寒，月经不调，经行腹痛，宫寒不孕及带下清稀等证，每与香附、川芎、白芍、当归等同用。若虚冷较甚者，再配伍吴茱萸、肉桂等。③胎动不安。本品为妇科安胎之要药。治疗妊娠胎动不安，可与阿胶、桑寄生等同用。

按： 本品能明显缩短出血和凝血时间。艾叶油对多种过敏性哮喘有对抗作用，具有明显的平喘、镇咳、祛痰作用，其平喘作用与异丙肾上腺素相近。体外实验证明，艾叶油对肺炎球菌，甲、乙溶血型链球菌，奈瑟球菌及多种致病真菌均有不同程度的抑制作用。另外，艾叶油对腺病毒、鼻病毒、疱疹病毒、流感病毒、腮腺炎病毒等亦有抑制作用。

十二、活血化瘀药

1. 川芎

性味归经： 辛，温。归肝、胆、心包经。

功效： 活血行气，祛风止痛。

应用： 血瘀气滞痛证。本品辛散温通，既能活血化瘀，又能行气止痛，为“血中之气药”，具通达气血功效，故治气滞血瘀之胸胁、腹部诸痛。②调理月经。川芎善“下调经水，中开郁结”，为妇科要药，能活血调经，可用于治疗多种妇产科疾病。治血瘀经闭、痛经，常与赤芍、桃仁等同用，如血府逐瘀汤（《医林改错》）。治月经不调，月经先期或错后，可配益母草、当归等。③头痛，风湿痹痛。本品辛温升散，能“上行头目”，祛风止痛，为治头痛要药，风寒、风热、风湿、血虚、血瘀头痛均可随证配伍用之，故李东垣言“头痛须用川芎”。

按：川芎能扩张冠状动脉，增加冠状动脉血流量，改善心肌的血氧供应，并降低心肌的耗氧量；可扩张脑血管，降低血管阻力，显著增加脑及肢体血流量，改善微循环；能降低血小板表面活性，抑制血小板凝集，预防血栓的形成；对动物中枢神经系统有镇静作用，并有明显而持久的降压作用；可加速骨折局部血肿的吸收，促进骨痂形成。

2. 延胡索

性味归经：辛、苦，温。归心、肝、脾经。

功效：活血，行气，止痛。

应用：气血瘀滞痛证。本品辛散温通，为活血行气止痛之良药，前人谓其能“行血中之气滞，气中血滞，故能专治一身上下诸痛”，为常用的止痛药，无论何种痛证，均可配伍应用。

按：延胡索有显著的镇痛、催眠、镇静与安定作用，能扩张冠状动脉，降低冠脉阻力，增加冠脉血流量，提高耐缺氧能力；能对抗心律失常，抗心肌缺血；有抗溃疡、抑制胃分泌；松弛肌肉。

3. 丹参

性味归经：苦，微寒。归心、心包、肝经。

功效：活血调经，祛瘀止痛，凉血消痈，除烦安神。

应用：①月经不调，闭经痛经，产后瘀滞腹痛。丹参功善活血祛瘀，性微寒而缓，能祛瘀生新而不伤正，善调经水，为妇科调经常用药。《本草纲目》谓其“能破宿血，补新血”。《妇科明理论》有“一味丹参散，功同四物汤”之说。临床常用于月经不调、经闭、痛经及产后瘀滞腹痛。因其性偏寒凉，对血热瘀滞之证尤为相宜。若配吴茱萸、肉桂等用，可治寒凝血滞。②血瘀心痛，脘腹疼痛，癥瘕积聚，跌打损伤，风湿痹证。本品善能通行血脉，祛瘀止痛，被广泛应用于各种瘀血病证。③疮痈肿毒。本品性寒，既能凉血活血，又能清热消痈，可用于热毒瘀阻引起的疮痈肿毒，常配伍清热解毒药使用。④热病烦躁神昏，心悸失眠。本品入心经，既可清热凉血，又可除烦安神；既能活血，又能养血以安神定志。用于热病邪入心营之烦躁不寐，甚或神昏，可配生地黄、玄参、黄连、竹叶等。用于血不养心之失眠、心悸，常与生地黄、酸枣仁、柏子仁等同用，如天王补心丹（《摄生秘剖》）。

按：本品能扩张冠状动脉，增加冠脉血流量，改善心肌缺血，促进心肌缺血或损伤的恢复，缩小心肌梗死范围；能提高耐缺氧能力，对缺氧心肌有保护作用；能扩张血管，降低血压；能改善血液流变性，降低血液黏度，抑制血小板聚集和凝血功能，对抗血栓形成；能保护红细胞膜；能调节血脂，抑制动脉粥样硬化斑块的形成；能保护损伤的肝细胞，促进肝细胞再生，有抗肝纤维化作用；能保护胃黏膜，抗胃溃疡；对中枢神经有镇静和镇痛作用；具有改善肾功能、保护缺血性肾损伤的作用；具有抗炎、抗过敏的作用；对金黄色葡萄球菌、多种杆菌、癣菌以及钩端螺旋体等有不同程度的抑制作用。丹参有降血糖作用。

4. 红花

性味归经：辛，温。归心、肝经。

功效：活血通经，祛瘀止痛。

应用：①血滞经闭、痛经，产后瘀滞腹痛。红花辛散温通，为活血祛瘀、通经止痛之要药，也是妇产科血瘀病证的常用药。常与当归、川芎、桃仁等相须为用。②癥瘕积聚。本品能活血通经，祛瘀消癥，可治疗癥瘕积聚。常配伍三棱、莪术、香附等药。③胸痹心痛，血瘀腹痛，胁痛。本品能活血通经，祛瘀止痛，善治瘀阻心腹胁痛。④跌打损伤，瘀滞肿痛。本品善能通利血脉，消肿止痛，为治跌打损伤、瘀滞肿痛之要药。常配木香、苏木、乳香、没药等药使用。或制为红花油、红花酊涂擦。⑤瘀滞斑疹色暗。本品能活血通脉，化滞消斑，可用于瘀热郁滞之斑疹色暗。常配清热凉血透疹的紫草、大青叶等用，如当归红花饮（《麻科活人书》）。

按：红花有轻度兴奋心脏，降低冠脉阻力，增加冠脉流量和心肌营养性血流量的作用；保护和改善心肌缺血，缩小心肌梗死范围；降低血压；抑制血小板聚集，增强纤维蛋白溶解；能显著提高耐缺氧能力，对缺血乏氧性脑病有保护作用；可消除动脉粥样硬化内的硬化斑块。

5. 王不留行

性味归经：苦，平。归肝、胃经。

功效：活血通经，下乳消痈，利尿通淋。

应用：①血瘀经闭，痛经，难产。本品善于通利血脉，活血通经，走而不守，用于经行不畅、痛经及经闭。常配当归、川芎、香附、红花等药使用。②产后乳汁不下，乳痈肿痛。本品归肝、胃经，走血分，苦泄宣通，行而不留，能行脉，通乳汁，为治疗产后乳汁不下常用之品。常与穿山甲等同用，如涌泉散（《卫生宝鉴》）。③热淋，血淋，石淋。本品性善下行，能活血利尿通淋，善治多种淋证。常与石韦、瞿麦、冬葵子等同用。

按：本品对小鼠有抗着床、抗早孕作用，对子宫有兴奋作用，并能促乳汁分泌。王不留行具有抗肿瘤作用。

6. 三棱

性味归经：辛、苦，平。归肝、脾经。

功效：破血行气，消积止痛。

应用：①癥瘕积聚，经闭，心腹瘀痛。本品既入血分，又入气分，能破血散瘀，消癥化积，行气止痛，适用于气滞血瘀、食积日久而成的癥瘕积聚，以及气滞、血瘀、食停、寒凝所致的诸般痛证。常与莪术相须为用，三棱偏于破血，莪术偏于破气。②食积脘腹胀痛。本品能行气止痛，消食化积，可用于治疗食积不化之脘腹胀痛。常配青皮、槟榔同用。

按：《本草经疏》云“三棱，从血药则治血，从气药则治气，老癖癥瘕积聚结块，未有不由血瘀、气结、食停所致，苦能泄而辛能散，甘能和而入脾，血属阴而有形，此所以能治一切凝结停滞有形之坚积也”。

7. 莪术

性味归经：辛、苦，温。归肝、脾经。

功效：破血行气，消积止痛。

应用：①癥瘕积聚，经闭，心腹瘀痛。②食积脘腹胀痛。

按：莪术挥发油制剂对多种癌细胞既有直接破坏作用，又能通过免疫系统使特异性免疫增强而获得明显的免疫保护效应，从而具有抗癌作用。莪术能抑制多种致病菌的生长，可减轻小鼠局部水肿、炎症反应，对慢性腹膜炎腹痛有缓解作用。莪术有明显的抗胃溃疡作用。水提液可抑制血小板聚集，促进微动脉血流恢复，完全阻止微动脉收缩，明显促进局部微循环恢复。莪术对体内血栓形成有抑制作用。莪术对呼吸道合胞病毒有直接灭活作用。莪术油有明显的保肝和抗早孕作用。要注意临床中部分患者使用莪术后，会出现头晕、恶心、面部潮红、呼吸困难、胸闷。个别患者有发热、发绀、心慌、乏力或一过性丙氨酸氨基转移酶升高等情况。

8. 水蛭

性味归经：咸、苦，平。有小毒。归肝经。

功效：破血通经，逐瘀消癥。

应用：①血瘀经闭，癥瘕积聚。本品咸苦入血，破血逐瘀力非常强，主要用于血滞经闭、癥瘕积聚等证。常与虻虫相须为用，也常配伍三棱、莪术、桃仁、红花等药使用。②跌打损伤，心腹疼痛。

按：水蛭有较强抗凝血作用。水蛭能改善血液流变学指标，能降血脂，能消退动脉粥样硬化斑块。中风时，水蛭能减轻周围脑组织炎症反应及水肿，缓解颅内压升高，改善局部血液循环，保护脑组织免遭破坏。水蛭对皮下血肿也有明显抑制作用；对肾缺血有明显保护作用，能降低血清尿素氮、肌酐水平，对升高的血清肿瘤坏死因子有明显的降低作用；对肿瘤细胞也有抑制作用。此外，水蛭尚有终止妊娠的作用。

十三、化痰止咳平喘药

1. 半夏

性味归经：辛，温。有毒。归脾、胃、肺经。

功效：燥湿化痰，降逆止呕，消痞散结。外用消肿止痛。

应用：①湿痰，寒痰之证。本品味辛，性温而燥，为燥湿化痰、温化寒痰要药，尤善治脏腑湿痰。治痰湿壅滞之咳喘声重，痰白质稀者，常配陈皮、茯苓同用，如二陈汤（《和剂局方》）。湿痰上犯清阳之头痛、眩晕，甚则呕吐痰涎者，则配天麻、白术以化痰息风，如半夏白术天麻汤（《古今医鉴》）。痰饮内盛，胃气失和而夜寐不安者，配秫米以化痰和胃安神，如“天下第一失眠方”半夏秫米汤（《黄帝内经》）。②呕吐。半夏味苦，降逆和胃，为止呕要药。各种原因之呕吐，皆可随证配伍用之，对痰饮或胃寒所致胃气上逆呕吐尤宜。常配生姜同用，如小半夏汤（《金匮要略》）。配黄连，治胃热呕吐。配石斛、麦冬，治胃阴虚呕吐。配人参、白蜜，治胃气虚呕吐，如大半夏汤。③心下痞，结胸，梅核气。半夏辛开散结，化痰消痞。治痰热阻滞致心下痞满者，常配干姜、黄连、黄芩以苦辛通降，开痞散结，如半夏泻心汤（《伤寒论》）。若配瓜蒌、黄连，可治热结胸，如小陷胸汤（《伤寒论》）。治梅核气之气郁痰凝者，配紫苏、厚朴、茯苓等，以行气解郁，化痰散结，如半夏厚朴汤（《金匮要略》）。④瘿瘤，痰核，痈疽肿毒，毒蛇咬伤。本品外用能消肿散结止痛。治瘿瘤痰核，常配昆布、海藻、贝母等。治痈疽发背、无名肿毒初起或毒蛇咬伤，可生品研末调敷或鲜品捣敷。

按：半夏可抑制呕吐中枢而止呕，可抑制止咳中枢而止咳；有较广泛的抗肿瘤作用；对室性心律失常和室性期前收缩有明显的对抗作用。半夏有显著的抑制胃液分泌作用，对多原因所致的胃溃疡有显著的预防和治疗作用。

中医治病向来是讲究境界的。《黄帝内经》中的“天下失眠第一方”——半夏秫米汤，最完美地体现了中医治病的六层境界。第一层境界就是食疗，也就是说，用小米来煲粥，这样可以治疗普通的失眠。第二层境界就是用半夏来治疗，半夏属中药饮片，因为有小毒，要制过才能用，一般来说，医生如果在自拟的药方里加入半夏，就算是第二层境界。第三层境界就是经方，经方就是要半夏、秫米同用。现在经方派比较流行，这其实就是中医临床中的第三层境界。第四层境界就是在膏方中加入经方以及最新的现代临床研究成果。患者、中医、西医均认可这种膏方。第五层境界就是气功吐纳，那就完全不用方剂，“此时无方胜有方”。第六层境界就是要靠意念加膏方，“无方加有方”，也就是现在所说的心理催眠术、气功吐纳，再加上膏方（含有经方半夏秫米汤），这是治疗失眠的最高境界。

2. 白芥子

性味归经：辛，温。归肺、胃经。

功效：温肺化痰，利气散结，通络止痛。

应用：①寒痰喘咳，悬饮。本品辛温，能散肺寒，利气机，通经络，化寒痰，逐水饮。治寒痰壅肺，咳喘胸闷，痰多难咯，配紫苏子、莱菔子，如三子养亲汤（《韩氏医通》）。若悬饮咳喘胸满胁痛者，可配甘遂、大戟等以豁痰逐饮，如控涎丹（《三因方》）。若冷哮日久，可配细辛、甘遂等研末，于夏令外敷肺俞、膏肓等穴，谓之“三伏天灸”。②阴疽流注，肢体麻木，关节肿痛。本品温通经络，善除“皮里膜外”之痰，又能消肿散结止痛。治痰湿流注所致阴疽肿毒，常配鹿角胶、肉桂、熟地黄等药，以温阳化滞、消痰散结，如阳和汤（《外科全生集》）。若治痰湿阻滞经络之肢体麻木或关节肿痛，可配马钱子、没药等，如白芥子散（《妇人大全良方》）。

按：本品辛温走散，耗气伤阴，久咳肺虚及阴虚火旺者忌用，消化道溃疡出血者及皮肤过敏者忌用。用量宜3～6克/次。《药品化义》说：“白芥子专开结痰，寒热之痰均可解，痰在皮里膜外，非此不达，在四肢两胁，非此不通。”白芥子小剂量能引起反射性气管分泌增加，而有恶心性祛痰作用，对皮肤、胃黏膜有刺激作用；大剂量有催吐作用，并易引起腹痛腹泻。

3. 旋覆花

性味：苦、辛、咸，微温。归肺、胃经。

功效：降气化痰，降逆止呕。

应用：①咳喘痰多，痰饮蓄结，胸膈痞满。本品苦降辛开，降气化痰而平喘咳，消痰行水而除痞满。治寒痰咳喘，常配紫苏子、半夏。若属痰热者，则须配桑白皮、瓜蒌以清热化痰。若顽痰胶结，胸中满闷者，则配海浮石、海蛤壳等以化痰软坚。②噫气，呕吐。本品又善降胃气而止呕噫。治痰浊中阻、胃气上逆之噫气呕吐、胃脘痞满者，配代赭石、半夏、生姜等，如旋覆代赭汤（《伤寒论》）。③胸胁痛。配香附，可治气血不和之胸胁痛，如香附旋覆花汤（《温病条辨》）。

按：本品有绒毛，易刺激咽喉作痒而致呛咳呕吐，故宜包煎。旋覆花有明显的镇咳、祛痰作用，旋覆花黄酮类化合物对组胺引起的豚鼠支管痉挛性哮喘有明显的保护作用，对离体支气管痉挛亦有对抗作用，并有较弱的利尿作用。煎剂对金黄色葡萄球菌、炭疽杆菌和福氏志贺菌有明显的抑制作用，对阴道滴虫有强大的杀灭作用。此外，旋覆花对免疫性肝损伤有保护作用，有抗癌作用。

4. 猫爪草

性味归经： 甘、辛，微温。归肝、肺经。

功效： 化痰散结，解毒消肿。

应用： ①瘰疬痰核。本品味辛以散，能化痰浊，消郁结，宜于痰火郁结之瘰疬痰核，内服外用均可。多配伍夏枯草、玄参、僵蚕等药使用。②疔疮，蛇虫咬伤，偏头痛。取本品解毒消肿之效，临床多用鲜品捣敷患处。

按： 成永明教授经验，用以猫爪草为主的岭南膏方治疗小儿慢性腹痛，特别是腹部淋巴结肿大所致之腹痛，以及成人及儿童常见的颈部淋巴结结核、肺部小结节、胃息肉、肠道息肉等疾患，均有较好的疗效。

5. 川贝母

性味归经： 苦、甘，微寒。归肺、心经。

功效： 清热化痰，润肺止咳，散结消肿。

应用： ①虚劳咳嗽，肺热燥咳。本品性寒，味微苦，能清泄肺热化痰，又味甘质润，能润肺止咳，尤宜于内伤久咳，燥痰、热痰之证。治肺阴虚劳嗽、久咳有痰者，常配沙参、麦冬等以养阴润肺化痰止咳。治肺热、肺燥咳嗽，常配知母以清肺润燥，化痰止咳，如二母散（《急救仙方》）。②瘰疬，乳痈，肺痈。本品能清化郁热，化痰散结。治痰火郁结之瘰疬，常配玄参、牡蛎等药使用，如消瘰丸（《医学心悟》）。治热毒壅结之乳痈、肺痈，常配蒲公英、鱼腥草等以消热解毒，消肿散结。

按： 川贝母有显著镇咳及祛痰作用，有抗溃疡作用。

6. 浙贝母

性味归经：苦，寒。归肺、心经。

功效：清热化痰，散结消痈。

应用：①风热咳嗽，痰热咳嗽。本品功似川贝母而偏苦泄，长于清化热痰，降泄肺气。多用于治风热咳嗽及痰热郁肺之咳嗽，前者常配桑叶、牛蒡子同用，后者多配瓜蒌、知母等。②瘰疬，瘿瘤，乳痈疮毒，肺痈。本品苦泄消解热毒，化痰散结消痈，治痰火瘰疬结核。

按：浙贝母对支气管平滑肌有明显扩张作用，有明显镇咳、镇静、镇痛作用。

7. 瓜蒌

性味归经：甘、微苦，寒。归肺、胃、大肠经。

功效：清热化痰，宽胸散结，润肠通便。

应用：①痰热咳喘。本品甘寒而润，善清肺热，润肺燥而化热痰、燥痰。用于治疗痰热阻肺，咳嗽痰黄、质稠难咯，胸膈痞满者，可配黄芩、胆南星、枳实等，如清气化痰丸（《医方考》）。若治燥热伤肺，干咳无痰或痰少质黏、咯吐不利者，则配川贝母、天花份、桔梗等。②胸痹，结胸。本品能利气开郁，导痰浊下行而奏宽胸散结之效。治痰气互结，胸阳不通之胸痹疼痛、不得卧者，常配薤白、半夏同用，如瓜蒌薤白白酒汤（《金匮要略》）。治痰热结胸，胸膈痞满，按之则痛者，则配黄连、半夏，如小陷胸汤（《伤寒论》）。③肺痈，肠痈，乳痈。本品能清热散结消肿，常配清热解毒药以治痈证，如治肺痈咳吐脓血，配鱼腥草、芦根等。治肠痈，可配败酱草、红藤等。治乳痈初起，红肿热痛，配当归、乳香、没药，如神效瓜蒌散（《校注妇人大全良方》）。④肠燥便秘。瓜蒌子润燥滑肠，适用于肠燥便秘，常配火麻仁、郁李仁、生地黄等同用。

按：本品入药又有全瓜蒌、瓜蒌皮、瓜蒌子之分。瓜蒌皮重在清热化痰，宽胸理气。瓜蒌子重在润燥化痰，润肠通便。全瓜蒌则兼有瓜蒌皮、瓜蒌子之功效。现代药理研究发现，瓜蒌有祛痰作用，对心脏有扩冠作用，对垂体后叶引起的大鼠急性心肌缺血有明显的保护作用，有降血脂作用，对金黄色葡萄球菌、肺炎双球菌、铜绿假单胞菌、溶血性链球菌及流感杆菌等有抑制作用。瓜蒌子有致泻作用。成永明教授曾用以瓜蒌、浙贝母为主的岭南膏方治疗多位肺小结节患者及肺癌患者，部分伴有胸膜腔积液，连续服用2～3个疗程之后，多数患者病灶缩小，胸膜腔积液消失。

8. 竹茹

性味归经：甘，微寒。归肺、胃经。

功效：清热化痰，除烦止呕。

应用：①肺热咳嗽，痰热之心烦不寐。竹茹甘寒性润，善清化热痰。治肺热咳嗽，痰黄稠者，常配瓜蒌、桑白皮等同用。治痰火内扰，胸闷痰多，心烦不寐者，常配枳实、半夏、茯苓，如温胆汤（《千金方》）。②胃热呕吐，妊娠恶阻。本品能清热降逆止呕，为治热性呕逆之要药。常配黄连、黄芩、生姜等药使用，如竹茹饮（《延年秘录》）。若配人参、陈皮、生姜等，可治胃虚有热之呕吐，如橘皮竹茹汤（《金匮要略》）。治胎热恶阻呕逆，常配枇杷叶、陈皮等同用。③吐血、衄血、崩漏。竹茹有凉血止血作用。

按：体外实验表明，竹茹对白色葡萄球菌、枯草杆菌、大肠埃希菌、伤寒杆菌均有较强的抑制作用。

9. 竹沥

性味归经：甘，寒。归心、肺、肝经。

功效：清热豁痰，定惊利窍。

应用：①痰热咳喘。本品性寒滑利，祛痰力强。治痰热咳喘，痰稠难咯，顽痰胶结者最宜。常配半夏、黄芩等同用。②中风痰迷，惊痫癫狂。本品入心、肝经，善涤痰泄热而开窍定惊。治中风口噤，《千金方》以本品配姜汁饮之。治小儿惊风，常配胆南星、牛黄等药使用。

按： 竹沥具有明显的镇咳、祛痰作用，但无平喘解热作用，其止咳的主要成分为氨基酸。有增加尿中氯化物的作用，还有增高血糖的作用。

10. 桔梗

性味归经： 苦、辛，平。归肺经。

功效： 宣肺，祛痰，利咽，排脓。

应用： ①咳嗽痰多，胸闷不畅。本品辛散苦泄，开宣肺气，祛痰利气，无论寒热皆可应用。②咽喉肿痛，失音。本品能宣肺泄邪以利咽开音。凡外邪犯肺，咽痛失音者，常配甘草、牛蒡子等，如桔梗汤（《金匮要略》）。治咽喉肿痛，热毒盛者，可配射干、马勃、板蓝根等以清热解毒利咽。③肺痈吐脓。本品性散上行，能利肺气以排壅肺之脓痰。常配鱼腥草、冬瓜仁等以加强清肺排脓之力。④癃闭、便秘。本品有宣开肺气而通二便之力。

桔梗辛散苦泄，性平入肺，善能宣通上焦而利胸膈咽喉，故有宣肺祛痰之功，可治痰热之邪犯肺而咳嗽痰多、胸膈痞闷、咽痛失音等。其既能开泄肺气，又善排脓，可促使肺中之痰浊脓血排出体外，故肺痈咳嗽吐脓血亦常用之。

按： 桔梗轻浮上升，有舟楫之称，能引药（或称载药）上行，直达病所，故治上焦病证多用之。桔梗对咽喉黏膜的刺激可反射性地使支气管黏膜分泌物增加，稀释痰液，使痰液易于排出。桔梗具有镇咳作用，有显著的抗炎作用，可抑制胃腺分泌、抗胃溃疡；有降血压、增加冠脉流量等作用。桔梗可以降血糖、胆固醇。桔梗通过增强中性粒细胞的杀菌力，提高溶菌酶活性，进而增强机体免疫力。

11. 瓦楞子

性味归经：咸，平。归肺、胃、肝经。

功效：消痰软坚，化瘀散结，制酸止痛。

应用：①瘰疬，瘿瘤。本品咸能软坚，消痰散结，常与海藻、昆布等配伍。②癥瘕痞块。本品既能消痰，又能化瘀，有化瘀散结之功，适用于气滞血瘀及痰积所致的癥瘕痞块，常与三棱、莪术、鳖甲等行气活血、消癥软坚之品配伍。③胃痛吐酸。本品煅用可制酸止痛，常用于肝胃不和，胃痛吐酸者。

按：本品生用消痰散结，煅用制酸止痛。本品中的碳酸钙能中和胃酸，减轻胃溃疡之疼痛。

12. 苦杏仁

性味归经：苦，微温。有小毒。归肺、大肠经。

功效：止咳平喘，润肠通便。

应用：①咳嗽气喘。本品主入肺经，味苦降泄，长于肃降，兼能宣散，能止咳平喘，为治咳喘之要药。随证配伍可治多种咳喘病证。②肠燥便秘。本品质润多脂，味苦而下气，故能润肠通便。

按：苦杏仁能抑制咳嗽中枢而起镇咳平喘作用，有微弱抗癌作用。苦杏仁对蛔虫、钩虫及伤寒杆菌、副伤寒杆菌有抑制作用，且有润滑性通便作用。此外，苦杏仁还有抗突变作用和明显的抗炎、镇痛作用。

13. 紫菀

性味归经：苦、辛、甘，微温。归肺经。

功效：润肺化痰止咳。

应用：咳嗽有痰。本品甘润苦泄，性温而不热，质润而不燥，长于润肺下气、开肺郁、化痰浊而止咳。凡咳感之证，无论外感内伤，病程长短，寒热虚实，皆可用之。若风寒犯肺，咳嗽咽痒，咯痰不爽，配荆芥、桔梗、百部等，如止嗽散（《医学心悟》）。若治阴虚劳嗽，痰中带血，则配阿胶、贝母以养阴润肺，化痰止咳，如紫菀汤（王海藏方）。此外，本品还可用于肺痈、胸痹及小便不通等，均取其开宣肺气之功。

按： 外感暴咳宜生用，肺虚久咳宜炙用。紫菀有显著的止咳祛痰作用。紫苑对大肠埃希菌、志贺菌、伤寒杆菌、副伤寒杆菌、铜绿假单胞菌有一定的抑制作用，有抗癌作用及利尿作用。值得一提的是，紫菀利水之功不可忽视，《千金方》《本草通玄》都记录该品治“小便不通及溺血，服一两立效”。现代药理研究发现，其所含的槲皮素皂苷有很强的利尿作用，再加上紫菀本身的抗菌作用，因此，成永明教授用独创的紫菀通淋汤（紫菀10克，茯苓10克，泽泻10克，金钱草10克，通草5克）治疗成人及儿童各种尿路感染，取得了良好疗效。成人和儿童的急性尿道炎、急性膀胱炎、慢性肾盂肾炎的急性发作，症见尿急尿频尿痛、血尿等，每日1剂，水煎服，连用1周为1个疗程。儿童酌减。针对免疫力低下，或者反复发作的尿路感染患者，可配入膏方中进行调理。

14. 百部

性味归经： 甘、苦，微温。归肺经。

功效： 润肺止咳，杀虫灭虱。

应用： ①新久咳嗽，百日咳，肺痨咳嗽。本品甘润苦降，微温不燥，功专润肺止咳，无论外感、内伤、暴咳、久咳，皆可用之。可单用或配伍应用。②蛲虫，阴道滴虫，头虱及疥癣。本品外用有杀虫灭虱治癣之功。

按： 新咳宜生用，久咳虚嗽宜炙用。百部能抑制咳嗽反射中枢而奏止咳之效。百部对支气管痉挛有松弛作用，强度与氨茶碱相似。百部对人型结核杆菌、链球菌、白喉杆菌、铜绿假单胞菌、伤寒杆菌、鼠疫杆菌、炭疽杆菌、霍乱弧菌均有抑制作用，对流行性感冒病毒及皮肤真菌也有抑制作用。此外，还有一定的镇静、镇痛作用。

十四、安神药

1. 朱砂

性味归经： 甘，微寒。有毒。归心经。

功效： 清心镇惊，安神解毒。

应用： ①心神不宁，心悸，失眠。本品甘寒质重，寒能降火，重可镇怯，专入心经，既可重镇安神，又能清心安神，为镇心、清火、安神定志之药。治心火亢盛，内扰神明之心神不宁、惊悸怔忡、烦躁不眠者，宜与黄连、栀子、磁石、麦冬等合用，以增清心安神之效。若与当归、生地黄、炙甘草等同用，可治心火亢盛，阴血不足之失眠多梦、惊悸怔忡、心中烦热，如朱砂安神丸（《内外伤辨惑论》）。阴血虚者，还可与酸枣仁、柏子仁、当归等配伍。②惊风，癫痫。本品质重，略有镇惊止痉之功，故可用于温热病。热入心包或痰热内闭所致高热烦躁、神昏谵语、惊厥抽搐者，常与牛黄、麝香等开窍、息风药同用，如安宫牛黄丸（《温病条辨》）。③疮疡肿毒，咽喉肿痛，口舌生疮。本品性寒，不论内服、外用，均有清热解毒作用。④抑郁症、多动症、抽动症、注意力不集中。

按： 朱砂能降低大脑中枢神经的兴奋性，有镇静催眠、抗惊厥、抗心律作用。外用有抑制和杀灭细菌、寄生虫作用。

发表在《柳叶刀·精神病学》上的研究成果认为，临床精神科医生不要急于让年轻的抑郁症患者服用药物，特别是当他们还没有合适的机会接受认知行为疗法时。

成永明教授长期从事中医传统疗法30年，认为中医传统疗法中的蜂针疗法，可以调整脑细胞的功能，改善抑郁症及多动症、抽动症、注意力不集中等情况，在与暨南大学的多位全国著名神经精神科专家合作的临床病例观察中，这一观点得到确认。特别在轻症患者中，不要急于使用西药来控制症状。适当时，可先用中医药方法来调治，中药里的朱砂、益智仁、琥珀等对抑郁症、多动症、抽动症、注意力不集中等有效。建议治疗顺序是先非药物治疗，再中药，最后才考虑是否应用精神类西药。成永明教授把朱砂加入膏方中，治疗上述病证，每人每天摄入朱砂的量控制在 0.1 ～ 0.3 克，冷开水冲服。连续使用 1 ～ 3 个月，最长者使用 1 年，疗效满意。未见不良反应。

2. 琥珀

性味归经： 甘，平。归心、肝、膀胱经。

功效： 镇惊安神，活血散瘀，利尿通淋。

应用： ①本品入心、肝二经，具有镇惊安神功效。主治心神不宁，心悸失眠，健忘等，常与石菖蒲、远志、茯神等同用，如琥珀定志丸（《杂病源流犀烛》）。治心血亏虚，惊悸怔忡，夜卧不安，常与酸枣仁、人参、当归等同用，如琥珀养心丸（《证治准绳》）。若治小儿惊风，可与天竺黄、茯苓、胆南星等同用，如琥珀抱龙丸（《幼科发挥》）。《仁斋直指方》以本品与朱砂等合用，治小儿胎惊。还以本品与朱砂、全蝎、麦冬配伍治疗小儿胎痫。②痛经，经闭，心腹刺痛，癥瘕积聚。本品入心、肝血分，有活血通经、散瘀消癥作用。③淋证，癃闭。本品有利尿通淋作用，可用于淋证、尿频、尿痛及癃闭小便不利之证。单用有效，如《仁斋直指方》单用琥珀为散，灯心汤送服。治石淋、热淋，可与金钱草、海金沙、木通等利尿通淋药同用。琥珀能散瘀止血，故尤宜于血淋。

按： 琥珀入煎加热，每溶结而成团，难奏药效，故必研粉冲服，或混入制成之膏方中使用。琥珀具有中枢抑制作用，能明显减少小鼠自主活动，延长其睡眠时间。成永明教授的排石膏方中常加入琥珀、石韦、金钱草等，对泌尿系结石（肾结石、输尿管结石、膀胱结石），特别是结石伴血尿者，疗效非常好。

3. 龙骨

性味归经： 甘、涩，平。归心、肝、肾经。

功效： 镇惊安神，平肝潜阳，收敛固涩。

应用： ①心神不宁，心悸失眠，惊痫癫狂。本品质重，入心、肝经，能镇静安神，为重镇安神的常用药。用于治疗心神不宁、心悸失眠、健忘多梦等症，可与石菖蒲、远志等同用。②肝阳眩晕。本品入肝经，质重沉降，有较强的平肝潜阳作用，常用于治疗肝阴不足、肝阳上亢所致的头晕目眩、烦躁易怒等症。多与代赭石、生牡蛎、生白芍等滋阴潜阳药同用，如镇肝息风汤（《医学衷中参西录》）。③滑脱诸证。本品味涩能敛，有收敛固涩功效，通过不同配伍可治疗遗精、滑精、尿频、遗尿、崩漏、带下、自汗、盗汗等多种正虚滑脱之证。用于治疗肾虚遗精、滑精，每与芡实、沙苑子、牡蛎等配伍，如金锁固精丸（《医方集解》）。治疗心肾两虚，小便频数，遗尿者，常与桑螵蛸、龟甲、茯神等配伍，如桑螵蛸散（《本草衍义》）。治疗气虚不摄、冲任不固之崩漏，可与黄芪、乌贼骨、五倍子等配伍，如固冲汤（《医学衷中参西录》）。治疗表虚自汗、阴虚盗汗者，常与牡蛎、浮小麦、五味子、生地黄、黄芪等同用。若大汗不止、微欲绝的亡阳证，可与牡蛎、人参、附子同用，以回阳救逆固脱。④湿疮痒疹，疮疡久溃不敛。本品性收涩，外用有收湿、敛疮、生肌之效。用于治疗湿疮流水、阴汗瘙痒，常配伍牡蛎研粉外敷。若疮疡溃久不敛，多与枯矾等份，共研细末，外敷患处。

按： 本品宜先煎。镇惊安神、平肝潜阳多生用，收剑固涩宜煅用。龙骨水煎剂对小鼠的自主活动有明显抑制作用，具有抗惊厥和促进入睡作用。

4. 酸枣仁

性味归经： 甘、酸，平。归心、肝、胆经。

功效： 养心益肝，安神，敛汗，生津。

应用： ①心悸失眠。本品味甘，入心、肝经，能养心阴、益肝血而有安神之效，为养心安神要药。主治心肝阴血亏虚，心失所养，神不守舍所致心悸、怔忡、健忘、失眠、多梦、眩晕等症，常与当归、白芍、何首乌、龙眼肉等补血、补阴药配伍。若治肝虚有热之虚烦不眠，常与知母、茯苓、川芎等同用，如酸枣仁汤（《金匮要略》）。若心脾气血亏虚，惊悸不安，体倦失眠者，可以本品与黄芪、当归、党参等补养气血药配伍应用，如归脾汤（《校注妇人良方》）。若心肾不足，阴亏血少，心悸失眠，健忘梦遗者，又当与麦冬、生地黄、远志等合用，如天王补心丹（《摄生秘剖》）。②自汗，盗汗。本品味酸能敛而有收敛止汗之功效，常用于治疗体虚自汗、盗汗，每与五味子、山茱萸、黄芪等益气固表止汗药同用。③口渴症。本品味酸而收敛，故有敛阴生津止渴之功，可用于伤津口渴咽干者，常与生地黄、麦冬、天花粉等养阴生津药同用。

按： 酸枣仁具有镇静催眠及抗心律失常作用，以及抗惊厥、镇痛、降体温、降压作用。此外，酸枣仁还有降血脂、抗缺氧、抗肿瘤、抑制血小板聚集、增强免疫功能作用。

5. 灵芝

性味归经： 甘，平。归心、肺、肝、肾经。

功效： 补气安神，止咳平喘。

应用： ①心神不宁，失眠，惊悸。本品味甘性平，入心经，能补心血、益心气、安心神，故可治气血不足、心神失养所致心神不宁、失眠、惊悸、多梦、健忘、体倦神疲、食少等症。可单味研末吞服，或与当归、白芍、酸枣仁、柏子仁、龙眼肉等同用。②咳喘痰多。本品味甘能补，性平偏温，入肺经，补益肺气，温肺化痰，止咳平喘，常用于痰饮证见形寒咳嗽、痰多气喘者，尤其对痰湿型或虚寒型疗效较好。可单用或与党参、五味子、干姜、半夏等益气敛肺、温阳化饮药同用。③虚劳证。本品有补养气血作用，故可用于治疗虚劳短气、不思饮食、手足逆冷、烦躁口干等症，常与山茱萸、人参、熟地黄等补虚药配伍。

按： 灵芝具有免疫调节、降血糖、降血脂、抗氧化、抗衰老及抗肿瘤作用，能净化血液，保护肝功能。灵芝多种制剂均具有镇静、抗惊厥、强心、抗心律失常、降压、镇咳平喘作用。此外，灵芝还有抗凝血、抑制血小板聚集及抗过敏作用。

十五、平肝息风药

1. 石决明

性味归经： 咸，寒。归肝经。

功效： 平肝潜阳，清肝明目。

应用： ①肝阳上亢，头晕目眩。本品咸寒清热，质重潜阳，专入肝经，有清泄肝热、镇潜肝阳、清利头目之效，为凉肝、镇肝之要药。本品又兼有滋养肝阴之功，故对肝肾阴虚、肝阳眩晕尤为适宜。②目赤，翳障，视物昏花。本品清肝火而明目退翳，治疗肝火上炎，目赤肿痛，可与黄连、龙胆草、夜明砂等同用。③胃脘痛。煅石决明还有收敛、制酸、止痛、止血等作用。可用于胃酸过多之胃脘痛。

按： 本品为凉肝镇肝之要药，有显著的保肝作用及抗凝作用。

2. 钩藤

性味归经： 甘，凉。归肝、心包经。

功效： 清热平肝，息风止痉。

应用： ①头痛，眩晕。本品性凉，主入肝经，既能清肝热，又能平肝阳，故可用于治疗肝火上攻或肝阳上亢之头胀头痛、眩晕等症。属肝火者，常与夏枯草、龙胆草、栀子、黄芩等配伍。属肝阳者，常与天麻、石决明、怀牛膝、杜仲、茯神等同用。②肝风内动，惊痫抽搐。本品入肝、心包二经。有缓和的息风止痉作用，又能清泄肝热，故用于热极生风，四肢抽搐，小儿高热惊风，尤为适宜。③小儿夜啼。

按：宜后下。钩藤具有降血压、降血脂、镇静作用。钩藤可制止癫痫的发作，有抗惊厥作用。成永明教授在治疗儿童多动症、抽动障碍症的岭南膏方中常用大剂量的钩藤与芦根、益智仁、地龙等药同用，以益智开窍、养阴息风，可止动止抽，疗效显著。

3. 地龙

性味归经：咸，寒。归肝、脾、肺经。

功效：清热息风，通络，平喘，利尿。

应用：①高热惊痫，癫狂。本品性寒，既能息风止痉，又善于清热定惊，故适用于热极生风所致神昏谵语、痉挛抽搐、小儿惊风、癫痫、癫狂等。②气虚血滞，半身不遂。本品性走窜，善于通行经络，常与黄芪、当归、川芎等补气活血药配伍，治疗中风后气虚血滞，经络不利，半身不遂，口眼㖞斜等症，如补阳还五汤《医林改错》。③痹证。本品长于通络止痛，适用于多种原因导致的经络阻滞、血脉不畅、肢节不利。性寒清热，尤适用于关节红肿疼痛、屈伸不利之热痹，常与防己、秦艽、桑枝等除湿热、通经络药物配伍。如用于治疗风寒湿痹，肢体关节麻木、疼痛尤甚、屈伸不利等症，则与川乌、草乌、天南星、乳香等祛风散寒、通络止痛药配伍，如小活络丹《和剂局方》。④肺热哮喘。本品性寒降泄，长于清肺平喘，用于治疗邪热壅肺、肺失肃降之喘息不止，喉中哮鸣有声者，单用研末内服即效，亦可与麻黄、杏仁、黄芩、葶苈子等同用，以加强清肺化痰、止咳平喘之功。⑤小便不利，尿闭不通。本品咸寒走下入肾，能清热结而利水道。用于热结膀胱，小便不通，可单用，或配伍车前子、木通、冬葵子等同用。⑥高血压病。本品有降压作用，常用于治疗肝阳上亢型高血压病。

按：地龙入肝、肺经，既能清肝热，又能清肺热，是“息风平喘之要药”，尤宜用于高热动风及肺热喘息。现代药理研究证实，地龙有显著的舒张支气管作用，并能对抗组胺对支气管的收缩作用。其性善走窜通络，故可用于痹痛。地龙有缓慢而持久的降压作用。地龙提取物具有纤溶和抗凝作用，此外，还具有增强免疫、抗肿瘤、抗菌、利尿、兴奋子宫及肠平滑肌作用。

十六、补气药

1. 人参

性味归经：甘、微苦，微温。归肺、脾、心经。

功效：大补元气，补脾益肺，生津，安神益智。

应用：①元气虚脱证。本品能大补元气，复脉固脱，为拯危救脱要药。适用于因大汗、大泻、大失血或大病、久病所致元气虚极欲脱，气短神疲，脉微欲绝的重危证候。单用有效，如独参汤（《景岳全书》）。若气虚欲脱兼见汗出、四肢逆冷者，应与回阳救逆之附子同用，以补气固脱与回阳救逆，如参附汤（《正体类要》）。若气虚欲脱兼见汗出身暖、渴喜冷饮、舌红干燥者，本品兼能生津，常与麦冬、五味子配伍，以补气养阴、敛汗固脱，如生脉散（《内外伤辨惑论》）。②肺脾心肾气虚证。本品为补肺要药，可改善短气喘促、懒言声微等肺气虚衰症状。治肺气虚咳喘、痰多者，常与五味子、苏子、杏仁等药同用，如补肺汤（《千金方》）。本品亦为补脾要药，可改善倦怠乏力，食少便溏等脾气虚衰症状。因脾虚不运常兼湿滞，故常与白术、茯苓等健脾利湿药配伍，如四君子汤（《和剂局方》）。若脾气虚弱，不能统血，导致长期失血者，本品能补气以摄血，常与黄芪、白术等补中益气之品配伍，如归脾汤（《济生方》）。若脾气虚衰，气虚不能生血，以致气血两虚者，本品能补气以生血，可与当归、熟地黄等药配伍，如八珍汤（《正体类要》）。本品能补益心气，可改善心悸怔忡、胸闷气短、脉虚等心气虚衰症状，并能安神益智，治疗失眠、多梦、健忘，常与酸枣仁、柏子仁等药配伍，如天王补心丹（《摄生秘剖》）。本品还有补益肾气作用，不仅可用于肾不纳气的短气虚喘，还可用于肾虚阳痿。治虚喘常与蛤蚧、五味子、胡桃等药同用。治肾阳虚衰、肾精亏虚之阳痿，则常与鹿茸等补肾阳、益肾精之品配合。③热病气虚津伤，口渴及消渴证。热邪不仅伤津，而且耗气，对于热病气津两伤，口渴、脉大无力者，本品既能补气，又能生津。治热伤气津者，常与知母、石膏同用，如白虎加人参汤（《伤寒论》）。消渴一病，虽有在肺、脾（胃）、肾的不同，但常常相互影响，其病理变化主要是阴虚与燥热，结果往往气阴两伤。人参既能补益肺脾肾之气，又能生津止渴，故治消渴的方剂中亦较常用到。

按：现代医学研究显示，人参具有强心及抗休克作用，可以提高机体应激反应能力；能增强神经活动过程的灵活性，即有益智作用；有抗疲劳作用；可促进造血系统功能，调节胆固醇代谢；可增强机体免疫功能；能增强性腺功能，有促性腺激素样作用；能降低血糖。还有抗炎、抗利尿及抗肿瘤等多种作用。

另外，还要掌握人参与红参的区别。说起人参，很多人都知道它是百草之王，具有大补元气的功效，很多人也会用人参来保健养生，但说起红参和人参的区别，很多时候却分不清楚，也不知道具体该怎么用。事实上，人参因炮制方法的不同，大致被分为生晒参、红参和糖参三类。第一种生晒参，指的是鲜参清洗干净后，用烘干设备烘干，烘干后的人参切片使用；第二种红参，指的是人参采集后，经过浸润、清洗、分选后，蒸笼上蒸，蒸后烘干，烘干后切片使用，是人参的熟用品，有大补元气、复脉固脱、益气摄血功效；第三种糖参，指的是将人参在糖水里浸泡，糖参一般以浆气不足、体形欠佳、不适于加工红参的鲜人参为原料。下面就来为大家具体解答红参和人参的区别。

红参是人参的一种，人参经过浸润、清洗、分选、蒸制、晾晒、烘干等多道工序的炮制之后，就得到了红参，也就是说红参是人参的熟用品，有大补元气、复脉固脱、益气摄血的功效。

如果要说红参与人参的区别，确切地说应该是红参与白参的区别，因为白参是与红参加工方式不同的产物，例如生晒参，白干参等。

两者区别在于，红参是白参的熟用品，红参具有火大、劲足之特点，具有振阳之力，特别适用于气弱阳虚的人士服用，如常感头晕眼花、气喘无力、年老力衰、病后体弱者，或妇女失血过多、术后，特别适于服用。值得注意的是，阴虚火旺者不宜服用红参，心脏病患者在服用前最好咨询医师的意见。而白参是日常保健的常用补品，由于其具有双向调节高血压的作用，可以把过高或过低的血压调到血压正常值的范围内，所以无论是高血压或低血压的人都可以用白参来保健。

2. 西洋参

性味归经：甘、微苦，凉。归肺、心、肾、脾经。

功效：补气养阴，清热生津。

应用：①气阴两伤证。本品亦能补益元气，但作用弱于人参。其药性偏凉，兼能清火养阴生津。适用于热病或大汗、大泻、大失血，耗伤元气及阴津所致神疲乏力、气短息促、自汗热黏、心烦口渴、尿短赤涩、大便干结、舌燥、脉细数无力等症。常与麦冬、五味子等生津、敛汗之品同用。②肺气虚及肺阴虚证。本品能补肺气，兼能养肺阴、清肺火，适用于火热耗伤肺脏气阴所致短气喘促、咳嗽痰少或痰中带血等症，可与养阴润肺的玉竹、麦冬，清热化痰之川贝母等品同用。③热病气虚津伤口渴及消渴。本品不仅能补气、养阴生津，还能清热，适用于热伤气津所致身热汗多、口渴心烦、体倦少气、脉虚数者，常与西瓜翠衣、竹叶、麦冬等同用。

按：西洋参有抗休克作用，能明显提高失血性休克大鼠的存活率；对大脑有镇静作用，对生命中枢则有中度兴奋作用；有抗缺氧、抗心肌缺血、抗心肌氧化、增加心肌收缩力、抗心律失常、抗疲劳、抗应激、抗惊厥、降血糖、止血和抗利尿作用。

3. 党参

性味归经： 甘，平。归脾、肺经。

功效： 补脾肺之气，补血，生津。

应用： ①脾肺气虚证。本品性味甘平，主归脾肺二经。以补脾肺之气为主要作用。用于中气不足的体虚倦怠、食少便溏等症，常与补气健脾除湿的白术、茯苓等同用。对肺气亏虚之咳嗽气促、语声低弱等症，可与黄芪、蛤蚧等品同用。②气血两虚证。本品既能补气，又能补血，常用于气虚不能生血，或血虚无以化气，而见面色苍白或萎黄、乏力、头晕、心悸之气血两虚证。常配伍黄芪、白术、当归、熟地黄等品，以增强其补气补血效果。③气津两伤证。本品对热伤气津之气短口渴，亦有补气生津作用。适用于气津两伤的轻证，宜与麦冬、五味子等养阴生津之品同用。

按： 党参能调节胃肠运动、抗溃疡、增强免疫功能，对兴奋和抑制两种神经过程都有影响，能升高动物红细胞、血红蛋白、网织红细胞，还有延缓衰老、抗缺氧、抗辐射等作用。

4. 太子参

性味归经： 甘、微苦，平。归脾、肺经。

功效： 补气健脾，生津润肺。

应用： ①脾肺气阴两虚证。本品能补脾肺之气，兼能养阴生津，其性略偏寒凉，属补气药中的清补之品。宜于热病之后，气阴两亏，倦怠自汗，饮食减少，口干少津。不宜于温补者。因其作用平和，多入复方，作病后调补之药。②脾气虚弱、胃阴不足之纳差口干。③气阴虚之心悸失眠、虚热汗多。

按： 太子参对淋巴细胞有明显的刺激作用。

5. 黄芪

性味归经： 甘，微温。归脾、肺经。

功效： 补气健脾，升阳举陷，益卫固表，利尿消肿，托毒生肌。

应用： ①脾气虚证。本品甘温，善入脾胃，为补中益气要药。②肺气虚证。本品入肺又能补益肺气，可用于肺气虚弱，咳喘日久，气短神疲者，与紫菀、款冬花、杏仁等祛痰止咳平喘之品配伍。③气虚自汗。脾肺气虚之人往往卫气不固，表虚自汗。本品能补脾肺之气，益卫固表，常与牡蛎、麻黄根等止汗之品同用，如牡蛎散（《和剂局方》）。④气血亏虚，疮疡难溃难腐，或溃久难敛。本品以其补气之功，还能收托毒生肌之效。疮疡中期，正虚毒盛，不能托毒外达，疮形平塌、根盘散没、难溃难腐者，可用本品补气生血、扶助正气，托脓毒外出，常与人参、当归、升麻、白芷等品同用，如托里透脓散（《医宗金鉴》）。⑤中风后遗症。常与当归、川芎、地龙等品同用，如补阳还五汤（《医林改错》）。

按： 黄芪能促进机体代谢、抗疲劳、促进血清和肝脏蛋白质的更新；有明显的利尿作用，能消除实验性肾炎尿蛋白；能改善贫血现象；能升高低血糖，降低高血糖；能兴奋呼吸；能增强和调节机体免疫功能；对干扰素系统有促进作用，可提高机体的抗病力；对流感病毒等多种病毒所致细胞病变有轻度抑制作用，对流感病毒感染小鼠有保护作用；有较广泛的抗菌作用。黄芪在细胞培养中，可使细胞数明显增多，细胞生长旺盛，寿命延长。此外，能增强心肌收缩力，保护心血管系统，抗心律失常，扩张冠状动脉和外周血管，降低血压，降低血小板黏附力，减少血栓形成，还有降血脂、抗衰老、抗缺氧、抗辐射、保肝等作用。

6. 白术

性味归经： 甘、苦，温。归脾、胃经。

功效： 益气健脾，燥湿利水，止汗，安胎。

应用：①脾气虚证。本品甘苦性温，主归脾、胃经，以健脾、燥湿为主要作用，被前人誉为“补气健脾第一要药”。脾主运化，因脾气不足，运化失健，往往水湿内生，引起食少、便溏或泄泻、痰饮、水肿、带下诸证。本品既长于补气以复脾运，又能燥湿、利尿以除湿邪。治脾虚有湿，食少便溏或泄泻，常与人参、茯苓等品同用，如四君子汤（《和剂局方》）。②气虚自汗。本品善治脾气虚弱，卫气不固，表虚自汗者，其作用与黄芪相似而力稍逊，亦能补脾益气、固表止汗。单用本品可治汗出不止。脾肺气虚、卫气不固、表虚自汗、易感风邪者，宜与黄芪、防风等补益脾肺、祛风之品配伍，以固表御邪，如玉屏风散（《丹溪心法》）。③脾虚胎动不安。本品还能益气安胎。本品可补气健脾，促水谷运化以养胎，用于脾虚胎儿失养者，宜与人参、阿胶等补益气血之品配伍。

按：白术对肠管活动有双向调节作用，当肠管兴奋时呈抑制作用，而肠管抑制时则呈兴奋作用；有防治实验性胃溃疡的作用；有强壮身体机能作用。能促进小鼠体重增加；能明显促进小肠蛋白质的合成，能促进细胞免疫功能；有一定提升白细胞作用。此外，白术具有保肝、利胆、利尿、降血糖、抗血凝、抗菌、抗肿瘤、镇静作用。

7. 山药

性味归经：甘，平。归脾、肺、肾经。

功效：益气养阴，补脾肺肾，固精止带。

应用：①脾虚证。本品性味甘平，能补脾益气，滋养脾阴。多用于脾气虚弱或气阴两虚之消瘦乏力、食少、便溏，或脾虚不运、湿浊下注之妇女带下。唯其亦食亦药，对于气虚重证，往往补气力量不够，故只用作人参、白术等的辅助药。因其含有较多营养成分，又容易消化，可作为食品长期服用，对慢性久病或病后虚弱羸瘦、需营养调补而脾运不健者而言，是养生佳品。②肺虚证。本品能补肺气，兼能滋肺阴。其补肺之力虽较和缓，但对肺脾气阴俱虚者，补土亦有助于生金。治肺虚咳喘，可与脾肺双补之太子参、南沙参等品同用，共奏补肺定喘之效。③肾虚证。本品还能补肾气，兼能滋养肾阴，对肾脾俱虚者，补后天亦有助于充养先天。适用于肾气虚之腰膝酸软，夜尿频多或遗尿，滑精早泄，女子带下清稀，肾阴虚之身体消瘦、腰膝酸软、遗精等症。历代不少补肾名方，如肾气丸（《金匮要略》）、六味地黄丸（《小儿药证直诀》）中均配有本品。④消渴气阴两虚证。消渴一病，与脾、肺、肾有关，气阴两虚为其主要病机。本品既补脾肺肾之气，又补脾肺肾之阴，常与黄芪、天花粉、知母等品同用，如玉液汤（《医学衷中参西录》）。

按：麸炒山药可增强补脾止泻作用。山药对实验大鼠脾虚模型有预防和治疗作用，对离体肠管运动有双向调节作用，有助消化作用，对小鼠细胞免疫功能和体液免疫有较强的促进作用，并有降血糖、抗氧化等作用。

8. 白扁豆

性味归经：甘，微温。归脾、胃经。

功效：补脾和中，化湿。

应用：①脾气虚证。本品能补气以健脾，兼能化湿，药性温和，补而不滞，适用于脾虚湿滞，食少、便溏或泄泻。本品还可用于脾虚湿浊下注之白带过多。本品健脾补气之力较弱，经常要与白术、苍术、芡实等补气健脾除湿之品配伍才行。②暑湿吐泻。暑多夹湿，夏日暑湿伤中，脾胃不和，易致吐泻。本品能健脾化湿以和中，性虽偏温，但无温燥助热伤津之弊，故可用于暑湿吐泻，如《千金方》单用本品水煎服。偏于暑热夹湿者，宜与荷叶、滑石等清暑、渗湿之品同用。若属暑月乘凉饮冷，外感于寒、内伤于湿之“阴暑”，宜配伍散寒解表、化湿和中之品，如香薷散（《和剂局方》），以之与香薷、厚朴同用。

按：白扁豆炒后健脾止泻作用增强，故用于健脾止泻。作散剂服用时宜炒用。白扁豆对志贺菌有抑制作用，其水提物有抗病毒作用，而且对食物中毒引起的呕吐、急性胃炎等有解毒作用。此外，尚有解酒毒、河豚中毒的作用。

9. 绞股蓝

性味归经：甘、苦，寒。归脾、肺经。

功效：益气健脾，化痰止咳，清热解毒。

应用：①脾虚证。本品味甘入脾，能益气健脾，治疗脾胃气虚，体倦乏力，纳食不佳。因其性偏苦寒，兼能生津止渴，故治脾胃气阴两伤之口渴、咽干、心烦者，较为适宜，可与太子参、山药、南沙参等益气养阴药同用。②肺虚咳嗽证。本品能益肺气，清肺热，又有化痰止咳之效，常用于气阴两虚，肺中燥热，咳嗽痰黏，可与川贝母、百合等养阴润肺、化痰止咳药同用。肺气虚而痰湿内盛、咳嗽痰多者，可与半夏、陈皮等燥湿化痰药同用。③抗肿瘤，降血脂，降血糖，增强免疫力，减肥。

按：绞股蓝能抗疲劳、抗缺氧、抗高温、抗低温，延长生物体细胞及果蝇、小鼠的寿命，能明显升高 SOD 活性，降低心、脑、肝细胞内脂褐素的含量，防止正常细胞癌变，提高荷瘤动物免疫力；能明显增加非特异性免疫、细胞免疫、体液免疫的功能，且具免疫调节作用；具有明显的降血脂、降血糖作用，并能提高脾脏、睾丸、大脑和血液的蛋白质合成速率，并具有镇静、催眠、镇痛、保肝、抗溃疡作用。

10. 红景天

性味归经：甘，寒。归脾、肺经。

功效：健脾益气，清肺止咳，活血化瘀。

应用：①脾气虚证。本品能健脾益气，擅治脾气虚衰，倦怠乏力等症，单用即有一定疗效。因其兼有止带作用，亦常用于脾虚带下，宜与山药、芡实、白术等健脾、除湿药同用。②肺阴虚、肺热咳嗽。本品味甘，能补肺气，养肺阴，其性偏寒，又能清肺热。适于肺阴不足，咳嗽痰黏，或有咯血者。

可单用，或配伍南沙参、百合等滋肺止咳药。③血虚证。本品能益气生血，可单用或与补血药配伍使用。④血瘀证。本品兼有活血化瘀之力，可配伍其他活血药，用于跌打损伤等瘀血证。

按：红景天具有抗疲劳、抗缺氧、抗寒冷、抗微波辐射等作用，可增强脑力活动灵活性，提高工作效率；能增强脑干网状系统的兴奋性，增强对光、电刺激的应答反应，调整中枢神经系统介质的含量趋于正常。红景天能增强甲状腺、肾上腺、卵巢的分泌功能，提高肌肉总蛋白含量和RNA的水平，使血红蛋白和红细胞数增加，促使负荷肌肉氧化代谢指数正常化，对抗破伤风毒素。红景天对肉瘤细胞有抑制作用。

十七、补阳药

1. 鹿茸

性味归经：甘、咸，温。归肾、肝经。

功效：补肾阳，益精血，强筋骨，调冲任，托疮毒。

应用：①肾阳虚衰，精血不足证。本品甘温补阳，甘咸滋肾，禀纯阳之性，具生发之气，故能壮肾阳，益精血。若肾阳虚，精血不足，而见畏寒肢冷、阳痿早泄、宫冷不孕、小便频数、腰膝酸痛、头晕耳鸣、精神疲乏等，均可以本品单用或配入复方。如鹿茸与山药浸酒服，治阳痿不举、小便频数。或与当归、乌梅膏为丸，治精血耗竭、面色黧黑、耳聋目昏等。也常与人参、黄芪、当归同用，治疗因诸虚百损，五劳七伤，元气不足，而兼畏寒肢冷、阳痿早泄、宫冷不孕、小便频数等症，如参茸固本丸。②肾虚骨弱，腰膝无力或小儿五迟。常以本品补肾阳，益精血，强筋骨，多与五加皮、熟地黄、山萸肉等同用，如加味地黄丸（《医宗金鉴》）。亦可与骨碎补、川续断、自然铜等同用，治骨折后期愈合不良。③妇女冲任虚寒，崩漏带下。本品补肾阳，益精血，兼能固冲任，止带下。与乌贼骨、龙骨、川续断等同用，可治崩漏不止，虚损羸瘦，如鹿茸散（《证治准绳》）。若配狗脊、白蔹，可治白带过多，如白蔹丸（《济生方》）。④疮疡久溃不敛，阴疽疮肿内陷不起。本品补阳气、益精血而达到温补内托的目的。治疗疮疡久溃不敛，阴疽疮肿内陷不起，常与当归、肉桂等配伍，如阳和汤（《外科全生集》）。

按：鹿茸为血肉有情之品，甘咸，性温。入肝、肾经，能峻补肾阳，益精血。现代药理研究证明，鹿茸含有胶质、蛋白质等，能强壮身体，提高机体工作能力，改善睡眠和食欲，并能降低肌肉的疲劳感；可促进红细胞、血红蛋白、网状红细胞的生成，故对肾阳虚弱、精血亏虚之证，偏于虚寒者，用之较为适宜。鹿茸有强壮筋骨作用，可治筋骨无力及小儿发育不良，这可能与鹿茸"能促进发育生长，兴奋机体"功能有关。肾、督二脉相连，冲、任与督脉相关，妇人带下、月经与四经均有关联，借鹿茸补肾阳益精血之功，治虚寒性月经过多、寒湿带下。疮疡久溃不敛，多与精血不足、阳气虚弱有关，鹿茸补肾阳益精血以鼓舞精血生长，使之愈合。鹿茸能促进溃疡伤口的再生过程，加速其愈合，并能促进骨折的愈合，显示了"温补内托"之功能。

2. 巴戟天

性味归经：辛、甘，微温。归肾、肝经。

功效：补肾助阳，祛风除湿。

应用：①阳痿不举，宫冷不孕，小便频数。本品补肾助阳，甘润不燥。治肾虚阳物不举，常配牛膝、金樱子、淫羊藿、水蛭、阳起石、枸杞子浸酒服（成永明教授经验方）。也可配淫羊藿、仙茅、枸杞子，用于治疗肾阳虚弱、命门火衰所致阳痿不育，如赞育丸（《景岳全书》）。若配肉桂、吴茱萸、高良姜，可治疗下元虚寒之宫冷不孕、月经不调、少腹冷痛，如巴戟丸（《和剂局方》）。又常与桑螵蛸、益智仁、菟丝子同用，治疗小便不禁（《奇效良方》）。②风湿腰膝疼痛，肾虚腰膝酸软。本品补肾阳、强筋骨、祛风湿，对肾阳虚兼风湿之证尤宜，多与补肝肾、祛风湿药配伍。常与肉苁蓉、杜仲、菟丝子等配伍，治肾虚骨痿，腰膝酸软，如金刚丸（《张氏医通》）。或配羌活、杜仲、五加皮等同用，治风冷腰胯疼痛、行步不利，如巴戟丸（《圣惠方》）。

按：巴戟天被誉为“补肾壮阳之要药”，能增加衰老雄性大鼠睾丸中的精子总数，增加活精子率，降低死精子率，降低畸形精子率，并显著对抗某些药物所导致的活精子率降低及畸形精子率的升高，这些作用可能与巴戟天能明显提高衰老大鼠睾丸组织中超氧化物歧化酶（SOD）活性有密切关系。巴戟天还能增强机体免疫功能，巴戟天免疫调节功能因子主要是其多糖和低聚糖成分。有人发现巴戟多糖能增加幼年小鼠的胸腺重量，这对增强免疫力有很大帮助。巴戟天还有抗抑郁症的作用。此外，还有研究结果表明巴戟天具有抗肿瘤、抗氧化、抗衰老、增强记忆力、强壮骨骼、抗疲劳、抗炎镇痛、补血及促进造血干细胞增殖和分化等作用。

3. 淫羊藿

性味归经：辛、甘，温。归肾、肝经。

功效：补肾壮阳，祛风除湿。

应用：①肾阳虚衰，阳痿尿频，腰膝无力。本品味辛甘，性温燥，长于补肾壮阳，单用有效，亦可与其他补肾壮阳药如肉苁蓉、巴戟天、杜仲同用。②风寒湿痹，肢体麻木。本品辛温散寒，祛风胜湿，入肝肾，强筋骨，可用于风湿痹痛、筋骨不利及肢体麻木，常与威灵仙、苍耳子、川芎、肉桂同用，即仙灵脾散（《圣惠方》）。

按：传统中医认为淫羊藿味辛甘，性寒，走肝肾二经，为补命门、益精气、强筋骨、补肾壮阳之要药。主治阳痿早泄，腰酸腿痛，四肢麻木，半身不遂，神经衰弱，健忘，耳鸣，目眩等症。现代研究表明，淫羊藿含淫羊藿苷、挥发油、蜡醇、植物甾醇、鞣质、维生素E等成分，能兴奋性功能，增强性欲，延长性爱时间，对动物有促进精液分泌作用，还有降压（引起周围血管舒张）、降血糖、利尿、镇咳祛痰以及维生素 E 样作用。药理实验研究表明，淫羊藿能增加心脑血管血流量，促进造血功能、免疫功能及骨代谢，能有效杀死乳腺癌细胞，具有抗衰老、抗肿瘤等功效。

4. 仙茅

性味归经： 辛、热，有毒。归肾、肝经。

功效： 温肾壮阳，祛寒除湿。

应用： ①肾阳不足，命门火衰，阳痿精冷，小便频数。本品辛热燥烈，善补命门而兴阳道，常与淫羊藿、巴戟天、金樱子等同用，治命门火衰、阳痿早泄及精寒不育，如仙茅酒（《万氏家抄方》）。②腰膝冷痛，筋骨痿软。本品辛散燥烈，补肾阳兼有散寒湿、强筋骨之功，常与杜仲、独活、附子等同用。③须发早白，视力减退。本品培补肝肾，可用于治疗肝肾亏虚、须发早白、目昏目暗等症，常与枸杞子、车前子、熟地黄等同用，如仙茅丸（《圣济总录》）。

按： 仙茅的药理作用非常广泛。①可有效清除氧自由基。氧自由基（reactive oxygen species）是一类具有高度活性的粒子，能氧化许多重要的生物分子，如蛋白质、脂肪、DNA 等，与人体自然衰老及癌症、心脑血管疾病等有着密切的关系。仙茅对保障人体功能及延缓衰老有非常积极的意义，其抗氧化性能显著延缓或抑制氧化损伤，对机体产生保护作用。②有良好的增强人体免疫力的作用。③抗骨质疏松作用。对中老年人骨质疏松引起的颈肩痛、腰痛、膝痛、足跟痛等，使用含有仙茅的膏方调理，疗效较佳。④有补肾壮阳作用，能增大性器官，提升性生活质量。仙茅可明显增加大鼠垂体前叶、睾丸、精囊腺重量，可延长实验动物的平均存活时间。⑤影响人体激素水平。仙茅有雌激素样作用，能够调整女性更年期的激素水平，有效改善更年期的症状，并对绝经后女性内分泌紊乱所导致的绝经后关节炎等有治疗作用。仙茅对男性更年期也有较好的效果。仙茅还有一个重要作用，就是预防和改善雌激素对乳腺的影响，防止乳腺萎缩，并可治疗乳腺增生。有人用仙茅治疗乳腺增生症，总有效率可达 92% 以上。成永明教授的乳腺增生专用膏方中常常会使用仙茅这味中药，对乳腺增生、乳腺胀痛、乳腺纤维囊肿等乳腺疾病的临床疗效确实不错。成永明教授配制的含有仙茅的膏方，治疗男性阳痿、性欲减退总有效率在 90% 以上。⑥保护肝脏。可以降低丙氨酸氨基转移酶、谷氨酰转肽酶、总蛋白、脂类指标，使之接近或达到正常范围。⑦保护心血管系统。⑧降血糖。⑨镇定、抗惊厥。

5. 杜仲

性味归经：甘，温。归肝、肾经。

功效：补肝肾，强筋骨，安胎。

应用：①肾虚腰痛及各种腰痛。因其补肝肾、强筋骨，故肾虚腰痛尤宜。其他腰痛用之，均有扶正固本之效。常与独活、桑寄生、细辛、鹿茸、山茱萸、菟丝子等同用。②阳痿。治疗肾虚阳痿，精冷不固，小便频数，如十补丸（《鲍氏验方》）。③胎动不安，习惯性堕胎。常以本品补肝肾、固冲任以安胎，单用有效，亦可与桑寄生、续断、阿胶、菟丝子等同用。

按：李时珍早就提出杜仲“久服，轻身耐老”，说明杜仲有健体及延年益寿的作用。现代研究表明，杜仲能够降血压、降血糖、降血脂、降胆固醇，并能增强机体免疫力；抗癌、抑癌、抗突变；抗补体活性、抗氧化；促进骨骼的新陈代谢；能快速降低运动后血清 BUN 浓度，提高肝糖原的储备量，增强清除乳酸能力，具有显著的抗疲劳及快速恢复体力的作用。

6. 续断

性味归经：苦、辛，微温。归肝、肾经。

功效：补益肝肾，强筋健骨，止血安胎，疗伤续折。

应用：①阳痿不举，遗精遗尿。本品甘温助阳，辛温散寒，用于治疗肾阳不足、下元虚冷之阳痿不举、遗精滑泄、遗尿尿频等症。常与鹿茸、肉苁蓉、菟丝子等壮阳起痿之品配伍，如鹿茸续断散（《鸡峰普济方》）。或与远志、蛇床子、山药等壮阳益阴、交通心肾之品同用，如远志丸（《外台秘要》）。亦可与龙骨、茯苓等同用。用于治疗滑泄不禁之症，如锁精丸（《瑞竹堂经验方》）。②腰膝酸痛，寒湿痹痛。本品甘温助阳，辛以散瘀，兼有补益肝肾、强筋壮骨、通利血脉之功。与萆薢、杜仲、牛膝等同用，治肝肾不足，腰膝酸痛，如续断丹（《证治准绳》）。③崩漏下血，胎动不安。本品补益肝肾，调理冲任，有固本安胎之功。④跌打损伤，筋伤骨折。本品具辛温破散之性，善能活血祛瘀，存甘温补益之功，能壮骨强筋，而有续筋接骨、疗伤止痛之能。用于治疗跌打损伤，瘀血肿痛，筋伤骨折，常与桃仁、红花、穿山甲、苏木等同用。或与当归、木瓜、黄芪等同用，治疗脚膝折损愈后失补，筋缩疼痛，如邱祖伸筋丹。⑤痈疮肿毒，乳痈。本品活血祛瘀止痛，常配伍蒲公英等清热解毒之品，用于治疗痈肿疮疡，血瘀肿痛。

按：续断的药理作用非常广泛。①对妊娠小鼠子宫有显著抑制收缩的作用，并具有对抗摘除卵巢的怀孕大鼠流产的作用，所以，续断是治疗早产、流产及痛经的良药。②可以增强免疫力。③促进骨折端毛细血管的开放量，改善骨折部位血液循环，促进血肿吸收，促进骨折愈合中胶原的合成，促进骨折愈合；促进成骨细胞增殖，治疗骨质疏松。④抗菌作用。⑤抗炎作用。减轻炎症性水肿。⑥健脑及抗衰老作用。本品可改善大鼠学习记忆力，并延长生存时限。⑦止血、镇痛作用。

7. 肉苁蓉

性味归经：甘、咸，温。归肾、大肠经。

功效：补肾助阳，润肠通便。

应用：①肾阳亏虚，精血不足，阳痿早泄，宫冷不孕，腰膝酸痛，痿软无力。本品味甘能补，甘温助阳，质润滋养，咸以入肾，为补肾阳、益精血之良药。常配伍菟丝子、续断、杜仲同用，治男子五劳七伤，阳痿不起，小便余沥，如肉苁蓉丸（《医心方》）。②肠燥津枯便秘。

按：《日华子本草》说肉苁蓉能“治男绝阳不兴，女绝阴不产”。现代研究揭示了肉苁蓉的很多功能。①肉苁蓉可增强巨噬细胞的吞噬能力，能促进淋巴细胞分泌IL-2，切实增强机体免疫力。②抗衰老和抗氧化作用。研究认为衰老与自由基引起的生物膜脂质过氧化有密切相关，肉苁蓉可通过抗氧化作用及改善机体细胞线粒体能量代谢等方式，拮抗致老因素对机体的损伤而达到抗衰延年的作用。③保护肝脏。④补肾壮阳，增强男女性功能。肉苁蓉是名贵的补药，具有补肾壮阳、强肝肾、益精气等作用。研究发现，肉苁蓉中补肾壮阳的有效成分是苯乙醇苷类，它主要通过两种途径起作用。其一，增强下丘脑－垂体－肾上腺功能，促进体内相关递质和激素的释放，提高性欲；其二，抗疲劳，提高身体机能。肉苁蓉的补肾作用与一般的补肾药，如淫羊藿、巴戟天等不同，肉苁蓉补肾而不伤阴，长期服用一般不会出现上火、生痘、口干等症状，故《本草纲目》谓其“补而不峻，故有从容之号”，其意为从容补肾。肉苁蓉补肾，男女皆宜，故其既可治疗男子阳痿早泄不育，也可治疗女子性冷淡不孕，由于肉苁蓉确切的补益作用，成为历代岭南医家膏方中最常用的补益药之一。⑤保护脑神经，增强智力，加强记忆力，防治阿尔茨海默病。⑥通便作用。对老年习惯性便秘、体虚便秘、产后便秘疗效显著。

8. 锁阳

性味归经：甘，温。归肝、肾、大肠经。

功效：补肾助阳，润肠通便。

应用：①肾阳亏虚，精血不足，阳痿，不孕，下肢痿软，筋骨无力。常与肉苁蓉、鹿茸、菟丝子等同用，如虎潜丸（《丹溪心法》）。②血虚津亏肠燥便秘。可单用熬膏服，或与肉苁蓉、火麻仁、生地黄等同用。

按：现代研究表明，锁阳及人参等中药可对抗由于长期紧张等因素引起的小鼠性行为减少。锁阳能提高血清睾酮含量，增加性行为次数。盐锁阳对睾丸、附睾、包皮腺的功能有显著促进作用。同时，锁阳有清除自由基、抗氧化及抗衰老作用，及耐缺氧、抗应激、抗疲劳、抗癌等作用。

9. 补骨脂

性味归经：苦、辛，温。归肾、脾经。

功效：补肾壮阳，固精缩尿，温脾止泻，纳气平喘。

应用：①肾虚阳痿，腰膝冷痛。②肾虚遗精，遗尿，尿频。本品兼有涩性，善补肾助阳，固精缩尿。③脾肾阳虚，五更泄泻。本品能壮肾阳、暖脾阳以止泻。④肾不纳气，虚寒喘咳。本品补肾助阳，纳气平喘。

按：补骨脂对由组胺引起的气管收缩有明显扩张作用。补骨脂有植物雌激素样作用，能增加子宫重量，防治骨质疏松。补骨脂通过调节神经和血液系统，促进骨髓造血，增强免疫力及分泌功能，加上抗氧化作用，从而发挥抗衰老作用。补骨脂具有较强的抗肿瘤活性。补骨脂有抗焦虑抑郁作用，适合更年期女性伴精神症状者。补骨脂抗过敏作用也非常显著。

10. 益智仁

性味归经：辛，温。归肾、脾经。

功效：暖肾固精缩尿，温脾开胃摄唾。

应用：①下元虚寒，遗精，遗尿，小便频数。本品可以暖肾固精缩尿，补益之中兼有收涩之性。常与乌药、山药等同用。②脾胃虚寒，腹痛吐泻，口涎自流。脾主运化，在液为涎，肾主闭藏，在液为唾，脾肾阳虚，统摄无权，多见涎唾。常以本品暖肾温脾，开胃摄唾收涎。③益智养脑。脑髓属肾所主，益智仁常用于补肾健脑。对防治儿童多动症、抽动症、注意力不集中及中老年人失眠健忘、痴呆很有帮助。

按：益智仁是我国南方四大中药之一。我们来讲一个关于益智仁的传说，以加深大家对该药功效的认识。

据说，唐朝有一个经历数次科举考试未中的秀才，因多年未能如愿，思虑过度，劳心伤神，不思饮食；又因饮食不定而腹中冷痛，常失眠多梦，尤其读书时常健忘，非常痛苦。久而久之，他肾气更加虚弱，且夜尿频繁，更是苦恼不堪。一天深夜，他又无法安眠，只好爬起来，坐在家中前院的草丛边，望着星空。初夏的夜晚，暖暖的东南风吹过，对于衣裤单薄的他，半夜里仍然有点寒意，此时肚子咕噜咕噜叫了，才想起忘记吃晚饭。于是他就起身想回屋里，却看见杂草丛中有几棵貌似山姜的植物，半个月前他曾看到过的粉红色长穗花朵早已凋谢多日，现在已经结出红棕色纺锤形果实，便顺手摘下放进口中，这才发现这果实多么芬芳可口，便一连多吃了数颗，更激起他的食欲。

此后连续数日，他都去摘吃此果。数日后，发觉睡眠极好，夜尿少了，胃口大开，精神好转，记性也比之前好了很多，脑子思考问题也特别灵活了。次年他高中举人后，为了感谢这神奇的植物，便给它取了"益智仁"的名字。这是多么美好的传说。

中医说益智仁温而不热，暖而不燥，补而不峻，涩而不泻，有缓和滋补之性，很适合脑力消耗大、脑营养供应不足、学习时间长、学习压力大、精神紧张过度导致的头昏脑胀、记忆力减退、失眠健忘者，长期从事脑力劳动者和体质虚弱者，可作为健脑益智、延缓衰老、益寿延年之保健品。长期服用该品可以起到增强记忆力和强身健体的作用，让人智力充沛，耳聪目明，大脑灵活，反应迅速。另外，益智仁还有强心、镇静、催眠、抗癌、抗过敏、抗衰老、抗焦虑、抗抑郁、镇痛及提高性欲等多方面药理作用。

11. 菟丝子

性味归经：辛、甘，平。归肾、肝、脾经。

功效：补肾益精，养肝明目，止泻、安胎。

应用：①肾虚腰痛，阳痿遗精，尿频，宫冷不孕。本品辛以润燥，甘以补虚，为平补阴阳之品，功能补肾阳、益肾精以固精缩尿。以菟丝子、炒杜仲等份，合山药为丸，治腰痛（《百一选方》）。与枸杞子、覆盆子、车前子同用，治阳痿遗精，如五子衍宗丸（《丹溪心法》）。与桑螵蛸、肉苁蓉、鹿茸等同用，治小便过多或失禁，如菟丝子丸（《世医得效方》）。与茯苓、石莲子同用，治遗滑、白浊、尿有余沥，如茯苓丸（《和剂局方》）。②肝肾不足，目暗不明。本品滋补肝肾、益精养血而明目，常与熟地黄、车前子同用，如驻景丸（《和剂局方》）。又《千金方》有明目益精、长志倍力、久服长生耐老方，以本品配远志、茯苓、人参、当归等。③脾肾阳虚，便溏泄泻。本品能补肾益脾以止泻。④肾虚胎动不安。本品能补肝肾安胎，常与续断、桑寄生、阿胶同用，治肾虚胎元不固，胎动不安、滑胎，如寿胎丸（《医学衷中参西录》）。⑤肾虚消渴。

按：现代药理研究显示，菟丝子有以下作用。①菟丝子有显著壮阳作用。能提高果蝇性活力的作用，使其交配频率明显增加，其作用强弱与给药浓度成正相关。对因氢化可的松所致的小鼠“阳虚”模型，用菟丝子后其阳虚症状有一定的缓解。用菟丝子水煎液给“阳虚”小鼠灌胃，可使其体重、肾重、胸腺重、白细胞数、红细胞数、血红蛋白以及超氧化物歧化酶的活力显著增加；给雄性小鼠灌胃，可显著延长小鼠的游泳时间和在缺氧条件下的存活时间。对小鼠的非特异性抵抗力亦有增强作用。②菟丝子水提取物给雌性大鼠灌胃，可以增加大鼠垂体前叶、卵巢和子宫的重量。菟丝子可以增加下丘脑－垂体－卵巢促黄体功能，这种作用并不是由于其直接刺激垂体促黄体激素的分泌，而是由于提高了垂体对 LRH 及卵巢对 LH 的反应性。③菟丝子有增加心率和降低血压的作用。④具有延缓白内障形成的作用。⑤镇痛作用。⑥抗癌作用。

12. 沙苑子

性味归经： 甘，温。归肝、肾经。

功效： 补肾固精，养肝明目。

应用： ①肾虚腰痛，阳痿遗精，遗尿尿频，白带过多。本品甘温补益，兼具涩性，与菟丝子类似，以平补肝肾而兼收涩见长。常以本品补肾固精缩尿，单用有效。也可与莲子、莲须、芡实等同用，治遗精遗尿带下。②目暗不明，头昏眼花。本品养肝肾明目，常与枸杞子、菟丝子、菊花等同用。

按： 沙苑子的现代药理研究显示有以下作用。①抗风湿作用，能减轻关节肿胀炎症。②抗凝作用，降低血黏度，血沉减慢，红细胞电泳时间加快。③抑制癌细胞生长。沙苑子含有较多的生物类黄酮，具有抗癌和抗突变作用，可以抑制肿瘤的形成。④沙苑子对高脂血症有显著的降血脂作用，能使增高的胆固醇、三酰甘油和低密度脂蛋白显著降低。⑤显著的降压作用，可减慢心率，增加脑血流量。⑥沙苑子可恢复四氯化碳造成的肝损伤。显著降低肝糖原、三酰甘油和肝总蛋白。⑦沙苑子可显著提高小鼠脾细胞或血清溶菌酶的活力。⑧具有镇痛、抗疲劳作用。

13. 蛤蚧

性味归经： 咸，平。归肺、肾经。

功效： 补肺益肾，纳气平喘，助阳益精。

应用： ①肺虚咳嗽，肾虚作喘，虚劳喘咳。本品兼入肺肾二经，长于补肺气、助肾阳、定喘，为治多种虚证喘咳之佳品。常与贝母、紫菀、杏仁等同用，治虚劳咳嗽，如蛤蚧丸（《圣惠方》）。②肾虚阳痿。本品质润不燥，补肾助阳兼能益精养血，有固本培元之功，可单用浸酒服即效，或与益智仁、巴戟天、补骨脂等同用。

按： 蛤蚧药理作用广泛。①雌激素作用。蛤蚧可使动物阴道开放时间提前，延长正常雌小鼠的动情期，对去卵巢小鼠则可出现动情期，并使子宫及卵巢重量增加。②雄激素样作用。男科病因复杂，补肾是关键。蛤蚧治疗小便无力、射精无力、无精虫、阳痿，均有良效。③蛤蚧对哮喘有明显的平喘作用，特别是对老年性慢性咳喘症疗效更好。④有免疫增强作用。蛤蚧可增强白细胞的运动力，可增强肺、支气管和腹腔巨噬细胞的吞噬功能。⑤延长寿命、抗衰老。

14. 冬虫夏草

性味归经： 甘，温。归肾、肺经。

功效： 补肾益肺，止血化痰。

应用： ①阳痿遗精，腰膝酸痛。本品补肾益精，有兴阳起痿之功。用于治疗肾阳不足、精血亏虚之阳痿遗精、腰膝酸痛。可单用浸酒服，或与淫羊藿、杜仲、巴戟天等补阳药配成复方用。②久咳虚喘，劳嗽痰血。本品甘平，为平补肺肾之佳品，功能补肾益肺、止血化痰、止咳平喘，尤以劳嗽痰血多用。可单用，或与沙参、川贝母、阿胶、生地黄、麦冬等同用。若肺肾两虚，摄纳无权，气虚作喘者，可与人参、黄芪、胡桃肉等同用。③病后体虚，自汗畏寒。可将本品纳入膏方中使用，有补肾固本、补肺益卫之功。

按： 冬虫夏草平补肺肾阴阳，兼止血化痰，用于久咳虚喘，劳嗽痰血，为诸痨虚损调补之要药。现代药理研究发现冬虫夏草具有以下作用。①有抗疲劳作用。②强身延年，延缓衰老。③增强耐缺氧能力。④抗肝肾损伤。⑤增强免疫力作用。⑥对中枢神经系统有镇静、抗惊厥、降温等作用。⑦有平喘及祛痰作用。⑧有抗肿瘤作用。⑨有降血压作用。⑩补肾阳，增强性欲。

15. 阳起石

性味归经： 咸，温。归肾经。

功效： 温肾壮阳。

应用： 阳寒不举，宫冷不孕。本品温肾壮阳，强阳起痿，治男子阳痿遗精，女子宫冷不孕、崩中漏下，以及腰膝冷痛等症。单用本品煅后研末，空心盐汤送服，治阳痿阴汗（《普济方》）。用本品煅后，与钟乳石等份为细末，加酒煮附子末，面糊为丸，空腹米汤送下，治下元虚冷，精滑不禁，便溏足冷（《杂病源流犀烛》）。或与鹿茸、菟丝子、肉苁蓉等配伍，治精清精冷无子，如阳起石丸（《妇科玉尺》）。若与吴茱萸、干姜、熟地黄等配伍，可治子宫虚寒不孕，如阳起石丸（《和剂局方》）。

按：阳起石最早载于《神农本草经》，是传统的温肾阳药。阳起石能明显改善阳虚小鼠外观，增加活动频数，延长低温游泳时间，增强红细胞免疫功能，能显著增加正常小鼠交配次数，提高血清睾酮含量。临床上发现，阳起石能增强男性及女性的性功能，有延时作用，并能改善患者的身体凉及手足怕冷的情况。

十八、补血药

1. 当归

性味归经：甘、辛，温。归肝、心、脾经。

功效：补血调经，活血止痛，润肠通便。

应用：①血虚诸证。本品甘温质润，长于补血，为补血之圣药。若气血两虚，常配黄芪、人参补气生血，如当归补血汤（《兰室秘藏》）、人参养荣汤（《温疫论》）。若血虚萎黄、心悸失眠，常与熟地黄、白芍、川芎配伍，如四物汤（《和剂局方》）。②血虚血瘀，月经不调，经闭，痛经。以本品补血活血，调经止痛，常与补血调经药同用，如四物汤（《和剂局方》），四物汤既为补血之要剂，又为妇科调经的基础方。③虚寒性腹痛，跌打损伤，痈疽疮疡，风寒痹痛。本品辛行温通，为活血行瘀之要药。④血虚肠燥便秘。本品补血以润肠通便。用于治疗血虚肠燥便秘，常与肉苁蓉、牛膝、升麻等同用，如济川煎（《景岳全书》）。

按：当归被认为是血家之圣药。现代医学认为当归有以下药理作用。

①增加心脏血液供应，降低心肌耗氧量，对心肌梗死有明显对抗作用。扩张冠状动脉、脑、外周血管，增加血流量。②抗凝和抗血栓作用。③增强免疫力。④抗肿瘤作用。⑤抗炎作用。可减轻神经炎疼痛引起的肌肉萎缩，减轻炎症导致的肺组织纤维化。⑥抗辐射作用。⑦护肝作用。可减轻肝纤维化，降低转氨酶水平。⑧镇痛及抗惊厥作用。

2. 熟地黄

性味归经：甘，微温。归肝、肾经。

功效：补血养阴，填精益髓。

应用：①血虚诸证。本品甘温质润，补阴益精以生血，为养血补虚之要药。常与当归、白芍、川芎同用，治疗血虚萎黄，眩晕，心悸，失眠及月经不调、崩中漏下等，如四物汤（《和剂局方》）。若心血虚，心悸怔忡，可与远志、酸枣仁等安神药同用。若崩漏下血而致血虚血寒、少腹冷痛者，可与阿胶、艾叶等补血止血、温经散寒药同用，如胶艾汤（《金匮要略》）。②肝肾阴虚诸证。本品质润入肾，善滋补肾阴，填精益髓，为补肾阴之要药，古人称其“大补五脏真阴”“大补真水”。常与山药、山茱萸等同用，治疗肝肾阴虚、腰膝酸软、遗精、盗汗、耳鸣、耳聋及消渴等，可补肝肾，益精髓，如六味地黄丸（《小儿药证直诀》）。亦可与知母、黄柏、龟甲等同用于治疗阴虚骨蒸潮热，如大补阴丸（《丹溪心法》）。本品益精血、乌须发，常与何首乌、牛膝、菟丝子等配伍，治精血亏虚，须发早白，如七宝美髯丹（《医方集解》）。本品补精益髓、强筋壮骨，也可配龟甲、锁阳、狗脊等使用，治疗肝肾不足，五迟五软，如虎潜丸（《医方集解》）。③崩漏等血虚出血证。熟地黄炭能止血，可用于崩漏等血虚出血证。

按：熟地黄味甘微温质润，有补精益髓之功。据现代医学研究证实，熟地黄中含有谷甾醇、甘露醇、梓醇、地黄素、糖类、苷类及多种维生素及矿物质等。熟地黄具有抑制脂质过氧化，提高抗氧化酶活性等作用，并能降血压、降血脂、抑制血栓形成、改善心肌缺血等。地黄可以明显促进骨髓造血干细胞的增殖与分化，有明显的补血作用。

3. 白芍

性味归经： 苦、酸，微寒。归肝、脾经。

功效： 养血敛阴，柔肝止痛，平抑肝阳。

应用： ①肝血亏虚，月经不调。本品味酸，收敛肝阴以养血，常与熟地黄、当归等同用，用于治疗肝血亏虚，面色苍白，眩晕心悸，或月经不调，崩中漏下，如四物汤（《和剂局方》）。若血虚有热，月经不调，可配伍黄芩、黄柏、续断等药，如保阴煎（《景岳全书》）。②肝脾不和，胸胁脘腹疼痛，四肢挛急疼痛。本品酸敛肝阴，养血柔肝止痛，常与柴胡、当归等治疗血虚肝郁，胁肋疼痛，如逍遥散（《和剂局方》）。也可用本品调肝理脾，柔肝止痛，与白术、防风、陈皮同用，治疗脾虚肝旺，腹痛泄泻，如痛泻要方（《景岳全书》）。若阴血虚、筋脉失养而致手足挛急作痛，常配甘草缓急止痛，即芍药甘草汤（《伤寒论》）。③肝阳上亢，头痛眩晕。以本品养血敛阴、平抑肝阳，常配牛膝、代赭石、龙骨、生蛎等，如镇肝息风汤（《医学衷中参西录》）。④汗症。本品敛阴，有止汗之功。若外感风寒，营卫不和之汗出恶风，可与温经通阳的桂枝等同用，敛阴和营，以调和营卫，如桂枝汤（《伤寒论》）。至于阴虚盗汗，则须与龙骨、牡蛎、浮小麦等同用，可收敛阴止汗的功效。

按： 白芍酸寒，入肝脾经，能敛阴养血，治血虚所致诸症。其酸敛肝气，使肝之气不妄行，其苦可泄肝气而奏柔肝止痛之功，以治肝气不和所致胁肋脘腹痛及四肢挛急作痛。据现代药理研究，白芍所含芍药苷有较好的解痉作用，对胃肠、子宫平滑肌有不同程度的松弛作用，且能解除血管平滑肌痉挛。白芍能抑制中枢神经而有镇静、镇痛、抗惊厥作用，故白芍对于筋脉拘急诸痛用之效显著。实验表明，白芍能抑制胃酸分泌，预防大鼠应激性溃疡发生，故溃疡病之胃脘挛急作痛者用之尤宜。其苦降泄而能平抑肝阳，以治肝阴不足、虚阳上亢所致头痛眩晕。肝功能不佳者，不宜大量长期服用。

4. 何首乌

性味归经：苦、甘、涩，微温。归肝、肾经。

功效：制用可补益精血。生用解毒，截疟，润肠通便。

应用：①精血亏虚，头晕眼花，须发早白，腰膝酸软。制首乌功善补肝肾、益精血、乌须发，治血虚萎黄、失眠健忘，常与熟地黄、当归、酸枣仁等同用。与当归、枸杞子、菟丝子等同用，治精血亏虚、腰酸脚弱、头晕眼花、须发早白及肾虚无子。亦常配伍桑椹、黑芝麻、杜仲等，用于治疗肝肾亏虚，腰膝酸软，头晕目花，耳鸣耳聋，如首乌延寿丹（《世补斋医书》）。②久疟，痈疽，瘰疬，肠燥便秘。何首乌生用，可治疗久疟，便秘等。

按：因为生用何首乌毒性较大，易造成肝损伤，故临床上多用制过的何首乌，即制何首乌。其甘温性补，入肝肾以补益精血，可治肝肾精血亏虚之头晕眼花、须发早白、腰膝酸痛及遗精崩带等。据现代研究报道，何首乌含有多种卵磷脂，是构成神经组织、特别是脑脊髓的主要成分，也是红细胞及其他细胞膜的重要原料，还能促进红细胞的新生和发育。另外，实验证明何首乌可使老年鼠胸腺不致萎缩，或保持年轻的水平，有抗衰老作用。对实验性家兔血清胆固醇增高有抑制作用，并能减少家兔肠道对胆固醇的吸收，何首乌能缓解动脉粥样硬化的形成，阻滞类脂质在血清内滞留或渗透到动脉内膜，故对因肝肾不足、精血亏乏之头晕眼花、发白用之效著。借其味涩收敛之功，以治遗精崩带诸症。何首乌通过炮制后，通便作用极弱。现代临床上制何首乌常用于治高血压、血管硬化及冠状动脉硬化性心脏病、高血脂、高胆固醇、免疫力低下、抗衰老等，已取得良好疗效。

5. 龙眼肉

性味归经：甘，温。归心、脾经。

功效：补益心脾，养血安神。

应用：思虑过度，劳伤心脾，惊悸怔忡，失眠健忘。本品能补心脾、益气血、安神，可与人参、当归、酸枣仁等同用，如归脾汤（《济生方》）。用于年老体衰、产后、大病之后的气血亏虚，可单用本品，如代参膏（《随息居饮食谱》）即单用本品加白糖蒸熟，开水冲服（可以代替以人参为主调补气血的膏方）。

按：现代药理认为龙眼肉有以下作用。①促进儿童生长发育，增强体质，提高机体抗应激作用，可明显延长小鼠常压耐氧存活时间，降低低温下死亡率。②抗衰老作用。龙眼肉提取液有一定的抗自由基及提高细胞免疫功能的作用。通过体外实验发现，龙眼多糖有清除活性氧自由基的作用，但抑制肝微粒体脂质过氧化物的作用呈双相性，在一定剂量范围内，随着龙眼剂量的增加，抗脂质过氧化作用增强。③龙眼肉具有明显的抗焦虑作用。④对内分泌系统的作用。研究发现，龙眼肉的乙醇提取物无论剂量大小，均可明显降低雌性大鼠血清中催乳素的含量，而对雌二醇和睾酮只在大剂量时才显著减少，但是可明显增加孕酮和促卵胞激素的含量，而对黄体生成素无影响。这为临床产妇产后食用较大剂量龙眼肉时乳汁明显减少，而且子宫恢复不好、失血较多提供了理论依据。

十九、补阴药

1. 北沙参

性味归经：甘、微苦，微寒。归肺、胃经。

功效：养阴清肺，益胃生津。

应用：①肺阴虚证。本品甘润而偏于苦寒，能补肺阴，兼能清肺热，适用于阴虚肺燥有热之干咳少痰、咳血或咽干音哑等。常与麦冬、南沙参、杏仁、桑叶、玄参等药同用。②胃阴虚证。本品能补胃阴，生津止渴，兼能清胃热。适用于胃阴虚有热之口干多饮、饥不欲食、大便干结、舌苔光剥或舌红少津及胃痛、胃胀、干呕等症。

按：北沙参的乙醇提取物有降低体温和镇痛作用。北沙参多糖对免疫功能有抑制作用，可用于体内免疫功能异常亢进的疾病。北沙参水浸液在低浓度时，能加强离体蟾蜍心脏收缩；浓度增高，则出现抑制直至心室停跳，但可以恢复。

2. 麦冬

性味归经：甘、微苦，微寒。归胃、肺、心经。

功效：养阴润肺，益胃生津，清心除烦。

应用：①胃阴虚证。本品味甘柔润，性偏苦寒，长于滋养胃阴，生津止渴，兼清胃热，广泛用于胃阴虚有热之舌干口渴、胃脘疼痛、饥不欲食、呕逆、大便干结等症。②肺阴虚证。本品又善养肺阴，清肺热，适用于阴虚肺燥有热之鼻燥咽干、干咳痰少、咳血、咽痛音哑等症。③心阴虚证。本品可归心经，还能养心阴，清心热，并略具除烦安神作用，可用于心阴虚有热之心烦、失眠多梦、健忘、心悸怔忡等症。宜与生地黄、酸枣仁、柏子仁等养阴安神之品配伍，如天王补心丹（《摄生秘剖》）。

按：麦冬为生津益肺胃常用之品，对肺结核、慢性支气管炎、慢性咽炎之咽干燥咳有效。并因性味苦寒而入心，清心热而除烦，所以又治疗心烦焦虑及睡眠障碍，难以入睡或睡后易醒，多梦等。现代研究还证明麦冬有镇咳祛痰、强心利尿的作用、能增强单核吞噬细胞系统的吞噬能力，增加外周白细胞，提高机体免疫功能，提高机体适应能力，增强垂体肾上腺皮质系统作用；并能增加冠状动脉流量，降低心脏耗氧量，对心肌缺血有明显保护作用。还能抗窦性心律失常，改善心肌收缩力。

3. 天冬

性味归经：甘、苦，寒。归肺、肾、胃经。

功效： 养阴润燥，清肺生津。

功效： ①肺阴虚证。本品甘润苦寒之性较强，其养肺阴、清肺热的作用强于麦冬、玉竹等同类药物。适用于阴虚肺燥有热之干咳痰少、咳血、咽痛音哑等症。对咳嗽咯痰不利者，兼能止咳祛痰。治肺阴不足、燥热内感之证，常与麦冬、沙参、川贝母等药同用。②肾阴虚证。本品能滋肾阴，兼能降虚火，适宜于肾阴亏虚之眩晕、耳鸣、腰膝酸痛及阴虚火旺之骨蒸潮热、内热消渴等症。治肾阴亏虚，眩晕耳鸣，腰膝酸痛者，常与熟地黄、枸杞子、牛膝等滋肾益精、强筋健骨之品同用。治阴虚火旺、骨蒸潮热者，宜与滋阴降火之地黄、麦冬、知母、黄柏等品同用。治肾阴久亏、内热消渴证，可与生地黄、山药等滋阴补肾之品同用。治肺肾阴虚之咳嗽咯血，可与生地黄、玄参、川贝母等滋阴清肺、凉血止咳药同用。③热病伤津之食欲不振、口渴及肠燥便秘。本品还有一定益胃生津的作用，兼能清胃热，可用于热伤胃津之证。治气阴两伤，食欲不振，口渴者，宜与生地黄、人参等养阴生津、益气之品配伍。津亏肠燥便秘者，宜与生地黄、当归、生首乌等养阴生津、润肠通便之品同用。

按： 天冬药理作用如下。天冬酰胺有一定的平喘镇咳祛痰作用。天冬可使外周血管扩张、血压下降、心缩力增强、心率减慢和尿量增加，煎剂体外实验对甲型及乙型溶血性链球菌、白喉杆菌、肺炎双球菌、金黄色葡萄球菌等均有不同程度的抑制作用。天冬具有升高外周白细胞，增强单核吞噬细胞系统的吞噬能力及体液免疫功能的作用。煎剂或醇提取液可促进抗体生成，延长抗体生存时间。天冬对实验动物有非常显著的抗细胞突变作用，可升高肿瘤细胞 cAMP 水平，抑制肿瘤细胞增殖。

4. 玉竹

性味归经： 甘，微寒。归肺、胃经。

功效： 养阴润燥，生津止渴。

应用：①肺阴虚证。本品药性甘润，能养肺阴；微寒之品，并略能清肺热。适用于阴虚肺燥有热之干咳少痰、咳血、声音嘶哑等症，常与沙参、麦冬、桑叶等同用，如沙参麦冬汤（《温病条辨》）。治阴虚火炎，咳血、咽干、失音，可与麦冬、地黄、贝母等同用。②胃阴虚证。本品又能养胃阴，清胃热，主治燥伤胃阴，口干舌燥，食欲不振。常与麦冬、沙参等同用，治胃热津伤之消渴。③热伤心阴之烦热多汗、惊悸等症。本品能养心阴，清心热，治心烦热、多汗、惊悸等症，宜配麦冬、酸枣仁等清热养阴安神之品。

按：玉竹能促进机体抗体生成，提高巨噬细胞的吞噬百分数和吞噬指数，促进干扰素合成，提高机体免疫力。同时可以抑制结核杆菌生长。玉竹现在更多地被临床用于降血糖、降血脂、缓解动脉粥样斑块形成、强心、抗氧化、抗衰老等方面。

5. 黄精

性味归经：甘，平。归脾、肺、肾经。

功效：补气养阴，健脾，润肺，益肾。

应用：①阴虚肺燥，干嗽少痰，肺肾阴虚，劳嗽久咳。本品甘平，能养肺阴，益肺气。治疗肺金气阴两伤之干咳少痰，多与沙参、川贝母等药同用。因本品不仅能补益肺肾之阴，而且能补益脾气脾阴，有补土生金、补后天以养先天之效，适用于肺肾阴虚之劳嗽久咳。因作用缓和，可单味做成膏方久服，亦可与熟地黄、百部、蛤蚧等滋养肺肾、化痰止咳之品搭配熬制膏方用。②脾胃虚弱。本品能补益脾气，又养脾阴。主治脾胃气虚、倦怠乏力、食欲不振、脉象虚软者，可配党参、白术等同用。若脾胃阴虚、口干食少、饮食无味、舌红无苔，可与石斛、麦冬、山药等同用。③肾精亏虚，内热消渴。本品能补益肾精，延缓衰老，改善头晕、腰膝酸软、须发早白等早衰症状。如黄精膏方（《千金方》）就是单用本品制作成膏方来服用，亦可与枸杞、何首乌等补益肾精之品同用。治内热消渴，常配生地黄、麦冬、天花粉同用。

按： 黄精药理研究如下。①降血糖。近年来发现黄精能够调节糖代谢，对糖尿病具有显著的预防和治疗作用。②降血脂。黄精具有显著的降血脂、降胆固醇作用。③延缓衰老。黄精和黄精多糖以及其含有的黄酮类物质都具有延缓衰老的作用。黄精能够促进蛋白质的合成，同时减少细胞内代谢废物的含量，进而使机体抗脂质过氧化能力增强，增强SOD活性，清除自由基，减少体内因自由基反应导致的机体损伤。④调节免疫力。黄精的免疫激发和免疫促进程度根据机体的健康状况而定，对正常机体是中度激发，而对免疫力低下机体则是高度激发。黄精可以使经环磷酰胺处理小鼠的骨髓造血功能提升，并且能增加机体白细胞的数量和脾脏重量。⑤抗病毒。黄精具有抗病毒活性。⑥抗肿瘤。黄精多糖有显著的抗肿瘤作用。⑦抗炎、抗菌。黄精多糖对金黄色葡萄球菌、副伤寒杆菌、大肠埃希菌以及白葡萄球菌等均有较强的抑制作用，同时能抑制由二甲苯引起的小鼠耳肿胀。⑧改善记忆力。黄精能够提高和改善记忆力。⑨强心作用。黄精有增加冠状动脉流量和降压作用，可改善心肌缺血症状，显著提高其耐缺氧能力。

6. 党参

性味归经： 甘，平。归脾、肺经。

功效： 补脾肺气，补血，生津。

应用： ①脾肺气虚证。本品性味甘平，主归脾肺二经，以补脾肺之气为主要作用。用于中气不足之体虚倦怠、食少便溏等症，常与补气健脾除湿的白术、茯苓等同用。对肺气亏虚之咳嗽气促、语声低弱等症，可与黄芪、蛤蚧等品同用，以补益肺气，止咳定喘。其补益脾肺之功与人参相似而力较弱，临床常用以代替古方中的人参，用以治疗脾肺气虚的轻证。②气血两虚证。本品既能补气，又能补血，常用于气虚不能生血，或血虚无以化气，而见面色苍白或萎黄、乏力、头晕、心悸之气血两虚证。常配伍黄芪、白术、当归、熟地黄等，以增强其补气补血效果。③气津两伤证。本品对热伤气津之气短口渴，亦有补气生津作用，适用于气津两伤的轻证，宜与麦冬、五味子等养阴生津之品同用。④本品亦常与解表药、攻下药等祛邪药配伍，用于气虚外感或里实热结而气血亏虚等邪实正虚证，以扶正祛邪，使攻邪而正气不伤。

按：据《药典》记载，党参不宜与藜芦同用。人参与党参均具有补脾气、补肺气、益气生津、益气生血及扶正祛邪之功，均可用于脾气虚、肺气虚、津伤口渴、消渴、血虚及气虚邪实之证。但党参性味甘平，作用缓和，药力薄弱，古方用以治疗上述疾病轻症和慢性疾患者时，可加大党参用量以代替人参，而急症、重症仍以人参为宜。因党参不具有人参益气救脱之功，故凡元气虚脱之证，应以人参急救虚脱，不能以党参代替。此外，人参还长于益气助阳，安神增智，而党参类似作用不明显，但兼有补血之功。《本草从新》认为党参“补中益气，和脾胃，除烦渴。中气微虚，用以调补，甚为平安”。现代药理研究认为，党参能调节胃肠运动、抗溃疡、增强免疫功能。党参皂苷还能兴奋呼吸中枢，对动物有短暂的降压作用，但又能使晚期失血性休克家兔的血压回升。党参能显著升高家兔血糖，其升血糖作用与所含糖分有关，能升高动物血液循环中的红细胞、血红蛋白、网织红细胞。党参还有延缓衰老、抗缺氧、抗辐射等作用。

7. 枸杞子

性味归经：甘，平。归肝、肾经。

功效：滋补肝肾，益精明目。

应用：肝肾阴虚及与早衰证。本品能滋肝肾之阴，为平补肾精肝血之品。治疗精血不足所致视力减退、内障目昏、头晕目眩、腰膝酸软、遗精滑泄、耳聋、牙齿松动、须发早白、失眠多梦，以及肝肾阴虚所致潮热盗汗、消渴等症的方中，都较为常用。可单用或与补肝肾、益精补血之品配伍，如《寿世保元》记载有单用一味枸杞子熬制成膏方服用。

按：枸杞子对免疫有促进作用，同时具有免疫调节作用；可提高血睾酮水平而起强壮作用；对造血功能有促进作用；对正常健康人也有显著升白细胞作用。此外，还有抗衰老抗突变、抗肿瘤、降血脂保肝及抗脂肪肝、降血糖、降血压作用。

8. 墨旱莲

性味归经： 甘、酸，寒。归肝、肾经。

功效： 滋补肝肾，凉血止血。

应用： ①肝肾阴虚证。本品甘寒，能补肝肾之阴，适用于肝肾阴虚或阴虚内热所致须发早白、头晕目眩、失眠多梦、腰膝酸软、遗精耳鸣等症。单用或与滋养肝肾之品配伍，如旱莲膏（《医灯续焰》）单用本品熬制膏方服。②阴虚血热的失血证。本品长于补益肝肾之阴，又能凉血止血，故尤宜于阴虚血热之出血症。可单用或与生地黄、阿胶等滋阴凉血止血之品同用。

按： 本品可提高机体非特异性免疫功能，消除氧自由基；可保护染色体，保肝促进肝细胞的再生，增加冠状动脉流量，延长小鼠在常压缺氧下的存活时间，提高在减压缺氧情况下小鼠的存活率，镇静、镇痛，促进毛发生长、使头发变黑；止血，抗菌，抗阿米巴原虫，抗癌。

9. 女贞子

性味归经： 甘、苦，凉。归肝、肾经。

功效： 滋补肝肾，乌须明目。

应用： 肝肾阴虚证。本品性偏寒凉，能补益肝肾之阴，适用于肝肾阴虚所致目暗不明视力减退、须发早白、眩晕耳鸣、失眠多梦、腰膝酸软、遗精等。常与墨旱莲配伍，如二至丸（《医方集解》）。

按： 女贞子可增强非特异性免疫功能，对异常的免疫功能具有双向调节作用，对化疗和放疗所致的白细胞减少有升高作用；可降低实验动物的血清胆固醇，有预防和消减动脉粥样硬化斑块和减轻斑块厚度的作用，能减轻冠状动脉粥样硬化病变阻塞程度；能明显降低高龄鼠脑、肝中丙二醛含量，提高 SOD 活性，具有一定抗衰老作用；有强心、利尿、降血糖及保肝作用；有止咳、缓泻、抗菌、抗肿瘤作用。

二十、固表止汗药

1. 麻黄根

性味归经： 甘、微涩，平。归肺经。

功效： 固表止汗。

应用： 自汗，盗汗。本品甘平性涩，入肺经而能行肌表、实卫气、固腠理、闭毛窍，为敛肺固表止汗之要药。治气虚自汗，常与黄芪、牡蛎同用，如牡蛎散（《和剂局方》）。治阴虚盗汗，常与熟地黄、当归等同用。治产后虚汗不止，常与当归、黄芪等配伍，如麻黄根散（《圣惠方》）。

按： 麻黄与麻黄根，二药同出一源，均可治汗。然前者以其地上草质茎入药，主发汗以发散表邪为用，临床上用于外感风寒表实证。后者以其地下根及根茎入药，主止汗，以敛肺固表为用，为止汗之专药，可内服、外用于各种虚汗。

现代医学研究认为，中药麻黄根与麻黄虽然植物来源相同，但由于药用部位的不同，其临床应用及疗效截然相反。麻黄根的化学成分与其草质茎麻黄有着较大的区别，麻黄中的生物碱以麻黄碱和伪麻黄碱为代表。麻黄根中虽然也含有生物碱，但主要为大环精胺类生物碱，另外还含有黄酮类成分以及一些微量元素等。

2. 浮小麦

性味归经： 甘、凉，归心经。

功效： 固表止汗，益气，除热。

应用：①自汗，盗汗。本品甘凉入心，能益心气、敛心液。轻浮走表，能实腠理、固皮毛，为养心敛液、固表止汗之佳品。凡自汗、盗汗者，均可应用。②骨蒸劳热。本品甘凉并济，能益气阴，除虚热。治阴虚发热，骨蒸劳热等症，常与玄参、麦冬、生地黄、地骨皮等药同用。

按：现代医学研究认为，浮小麦有降血脂作用，可使血清胆固醇及三酰甘油含量显著降低。浮小麦可使肝组织中的脂质及过氧化脂质含量显著降低，保护肝脏。

二十一、敛肺涩肠药

1. 五味子

性味归经：酸、甘，温。归肺、心、肾经。

功效：收敛固涩，益气生津，补肾宁心。

应用：①久咳虚喘。本品味酸收敛，甘温而润，能上敛肺气，下滋肾阴，为治疗久咳虚喘之要药。治肺虚久咳，可与罂粟壳同用，如五味子丸（《卫生家宝方》）。治肺肾两虚喘咳，常与山茱萸、熟地黄、山药等同用，如都气丸（《医宗已任编》）。本品长于敛肺止咳，配伍麻黄、细辛、干姜等，可用于寒饮咳喘证，如小青龙汤（《伤寒论》）。②自汗，盗汗。本品五味俱全，以酸为主，善能敛肺止汗。③遗精，滑精。本品甘温而涩，入肾，能补肾涩精止遗，为治肾虚精关不固遗精、滑精之常用药。治滑精者，可与桑螵蛸、附子、龙骨等同用，如桑螵蛸丸（《世医得效方》）。治梦遗者，常与麦冬、山茱萸、熟地黄、山药等同用，如麦味地黄丸（《医宗金鉴》）。④久泻不止。本品味酸涩，性收敛，能涩肠止泻，治脾肾虚寒久泻不止。⑤津伤口渴，消渴。本品甘以益气，酸能生津，具有益气生津止渴之功。⑥心悸，失眠，多梦。本品既能补益心肾，又能宁心安神。治阴血亏虚、心神失养或心肾不交之虚烦心悸、失眠多梦，常与麦冬、丹参、生地黄、酸枣仁同用。

按： 五味子对神经系统各级中枢均有兴奋作用，对大脑皮质的兴奋和抑制过程均有影响，使之趋于平衡；对呼吸系统有兴奋作用，有镇咳和祛痰作用；能降低血压；能利胆，降低血清转氨酶，对肝细胞有保护作用；能增强机体对非特异性刺激的防御能力；能增加细胞免疫功能，使脑、肝、脾脏SOD活性明显增强，故具有提高免疫、抗氧化、抗衰老作用；对金黄色葡萄球菌、肺炎杆菌、肠道沙门菌、铜绿假单胞菌等均有抑制作用。

2. 乌梅

性味归经： 酸、涩，平。归肝、脾、肺、大肠经。

功效： 敛肺止咳，涩肠止泻，安蛔止痛，生津止渴。

应用： ①肺虚久咳。本品味酸而涩，其性收敛，入肺经能敛肺气、止咳嗽。适用于肺虚久咳少痰或干咳无痰之症。②久泻，久痢。本品酸涩入大肠经，有良好的涩肠止泻痢作用，为治疗久泻、久痢之常用药。③蛔厥腹痛，呕吐。蛔得酸则静，本品极酸，具有安蛔止痛、和胃止呕的功效，为安蛔之良药。④虚热消渴。本品味酸性平，善能生津液，止烦渴。

按： 乌梅在体外对多种致病性细菌及皮肤真菌有抑制作用；能抑制离体兔肠管的运动；有轻度收缩胆囊作用，能促进胆汁分泌；在体外对蛔虫的活动有抑制作用；对豚鼠的蛋白质过敏性休克及组胺性休克有对抗作用，但对组胺性哮喘无对抗作用；能增强机体免疫功能。

3. 诃子

性味归经： 苦、酸、涩，平。归肺、大肠经。

功效： 涩肠止泻，敛肺止咳，利咽开音。

应用： ①久泻，久痢。本品酸涩性收，入于大肠，善能涩肠止泻，为治疗久泻、久痢之常用药物。②久咳，失音。本品酸涩而苦，既收又降，既能敛肺下气止咳，又能清肺利咽开音，为治疗失音之要药。

按： 诃子所含鞣质有收敛、止泻作用，与大黄相似，先致泻，而后收敛。诃子水煎剂除对各种志贺菌有效外，对铜绿假单胞菌、白喉杆菌作用较强，对金黄色葡萄球菌、大肠埃希菌、肺炎球菌、溶血性链球菌、变形杆菌、鼠伤寒杆菌均有抑制作用。乙醇提取物具有更强的抗菌及抗真菌作用。诃子具有强心作用，对平滑肌有罂粟碱样的解痉作用。

4. 石榴皮

性味归经： 酸、涩，温。归大肠经。

功效： 收敛止血，杀虫，收敛止血。

应用： ①久泻久痢。本品酸涩收敛，入大肠经，能涩肠道，止泻痢，为久泻久痢之常用药物。②虫积腹痛。本品有杀虫作用，治蛔虫、蛲虫、绦虫等虫积腹痛，常与槟榔、使君子等同用，如石榴皮散（《圣惠方》）。③崩漏，便血。本品收敛止血，治崩漏及妊娠下血不止者，常与当归、阿胶、艾叶炭等同用，如石榴皮汤（《产经方》）。治便血，可单用煎服，或配伍地榆、槐花等药同用。④遗精，带下。本品有涩精、止带作用，可用于遗精、带下等。

按： 石榴皮所含鞣质，具有收敛作用；对金黄色葡萄球菌、史氏菌、福氏志贺菌、白喉杆菌均有杀灭作用；对霍乱弧菌、伤寒杆菌、铜绿假单胞菌及结核杆菌等有明显的抑制作用；对病毒亦有抑制作用。

二十二、固精缩尿止带药

1. 山茱萸

性味归经： 酸、涩，微温。归肝、肾经。

功效： 补益肝肾，收敛固涩。

应用： ①腰膝酸软，头晕耳鸣，阳痿。本品酸微温质润，其性温而不燥，补而不峻，补益肝肾，既能益精，又可助阳，为平补阴阳之要药。②遗精滑精，遗尿尿频。本品既能补肾益精，又能固精缩尿，于补益之中又具封藏之功，为固精止遗之要药。③崩漏，月经过多。本品入于下焦，能补肝肾、固冲任以止血。④大汗不止，体虚欲脱。本品酸涩性温，能收敛止汗，固涩滑脱，为防止元气虚脱之要药。⑤消渴。

按： 本品有明显降血糖、抗凝、利尿作用。山茱萸对非特异性免疫功能有增强作用，体外实验能抑制腹水癌细胞；有抗实验性肝损害作用；对于因化学疗法及放射疗法引起的白细胞下降，有使其升高的作用；有抗氧化作用；有较弱的兴奋副交感神经作用；所含鞣质有收敛作用。

2. 覆盆子

性味归经： 甘、酸，微温入肝、肾经。

功效；固精缩尿，益肝肾明目。

应用： ①遗精滑精、遗尿尿频。本品甘酸微温，主入肝肾，既能收涩固精缩尿，又能补益肝肾。治肾虚遗精、滑精、阳痿、不孕者，常与枸杞子、菟丝子、五味子等同用。②肝肾不足，目暗不明。本品能益肝肾明目。治疗肝肾不足，目暗不明者，可单用服，或与枸杞、桑椹、菟丝子等药同用。

按： 覆盆子对葡萄球菌等炎症感染有抑制作用，有雌激素样作用。

3. 金樱子

性味归经： 酸、涩、平，归肾、膀胱、大肠经。

功效： 固精缩尿止带，涩肠止泻。

应用： ①遗精滑精，遗尿，尿频，带下。本品味酸而涩，功专固敛，入肾经，具有固精、缩尿止带作用。适用于肾虚精关不固之遗精滑精、膀胱失约之遗尿尿频、带脉不束之带下过多。②久泻久痢。本品入大肠，能涩肠止泻。治脾虚久泻、久痢，可单用，浓煎服，或配党参、白术、芡实、五味子等同用，如秘元煎（《景岳全书》），煎即膏方。③崩漏、脱肛、子宫脱垂等症。

本品有收涩固敛之功。

按： 金樱子所含鞣质具有收敛、止泻作用。金樱子对金黄色葡萄球菌、大肠埃希菌、铜绿假单胞菌、破伤风杆菌、钩端螺旋体及流感病毒均有抑制作用。金樱子煎剂具有抗动脉粥样硬化作用。

二十三、杀虫止痒药

1. 蛇床子

性味归经： 辛、苦，温。有小毒。归肾经。

功效： 杀虫止痒，燥湿祛风，温肾壮阳。

应用： ①阴部湿痒，湿疹，疥癣。本品辛苦温燥，有杀虫止痒、燥湿祛风等作用。为皮肤及妇科病常用药，常与苦参、黄柏、白矾等配伍。②寒湿带下，湿痹腰痛。本品性温热，可助阳散寒，辛苦又具燥湿祛风之功。治带下腰痛，尤宜于寒湿兼肾虚所致者。常与山药、杜仲、牛膝等同用。③肾虚阳痿，宫冷不孕。本品温肾壮阳之功亦佳。如《千金方》在30首治肾虚阳痿精冷的处方中，用蛇床子方达半数以上，且内服、外用均有。亦常配伍当归、枸杞、淫羊藿、肉苁蓉等同用，治疗阳痿无子，如赞育丹（《景岳全书》）。

按： 蛇床子能延长小鼠交尾期，增加子宫及卵巢重量，其提取物也有雄激素样作用，可增加小鼠前列腺、精囊、肛提肌重量。以上说明蛇床子有壮阳作用。蛇床子对耐药性金黄色葡萄球菌、铜绿假单胞菌及皮肤癣菌有抑制作用；可延长新城鸡瘟病毒鸡胚的生命；可杀灭阴道滴虫；有较强的抗炎和镇痛作用。另外，还有抗心律失常、降低血压、祛痰平喘、延缓衰老、促进记忆、局麻、抗诱变、抗骨质疏松、杀精子等作用。

2. 蜂房

性味归经： 甘、平，归胃经。

功效：攻毒杀虫，祛风止痛。

应用：①疮疡肿毒，乳痈，瘰疬，顽癣瘙痒，癌肿。本品能攻毒杀虫，攻坚破积，为外科常用之品。②风湿痹痛，牙痛，风疹瘙痒。本品质轻且性善走窜，能祛风止痛、止痒而奏效。③阳痿，喉痹，虫症。

按：蜂房对急性和慢性炎症均能抑制；镇痛作用则主要对慢性疼痛有效；有显著促凝血作用，增加血小板的黏附率。蜂房油可驱蛔虫、绦虫。蜂房提取物有降压、扩张血管及强心作用，并可抗癌、抗菌和降温。

第九章

精学成氏“三剑客”，用膏水平提高快

老子曰：“道生一,一生二,二生三,三生万物。”“三”这个数字非常神奇，生活中处处都有“三”的痕迹。中药方剂中，也经常产生三种药的组合搭配。一般的中药组合都是两味中药在一起用，两两成对，被称作“药对”或“对药”。成永明教授在临床开具岭南膏方之时，会用到许多三个中药的组合，形成“药队”或“队药”，称之为膏方“三剑客”。这种三味中药的组合可以显著增强岭南膏方的效力，使岭南膏方更好地发挥调理身体的作用。

下面介绍一些成永明教授在岭南膏方中常用的“三剑客”的临床经验。

一、降三高“三剑客”

降三高“三剑客”即三七、丹参、山楂。

这个组合活血化瘀效果较好，能很好地保护心脑血管，对防治中老年人高血压、高血脂、高血糖有很好的疗效。其中，三七药食兼用，具有活血、止血的功效，是著名的“血管清道夫”，用来保养心血管非常有效。常服三七能使气血通畅，帮助养颜、祛斑。丹参是历代医家公认的活血化瘀药，也是当今临床防治心脑血管病的常用药。丹参味苦，微寒，为养血活血药，具有抗血小板凝聚、改善心脑供血、降压、降脂、降尿酸作用。研究表明，丹参能改善周围循环和微循环，具有明显抗血栓形成和溶解血栓效果，对缺血的心肌有显著保护作用，且有降脂和抗动脉粥样硬化作用。常服丹参，能够活血化瘀，起到抗血栓、溶解血栓、降脂和防动脉粥样硬化的作用。山楂亦是很好的活血通络中药，其含有的果胶是一种多糖物质，有助于控制血糖和血脂。此外，山楂还含有大量黄酮类化合物和有机酸，具有降血压和降胆固醇的作用。

二、消积食“三剑客”

消积食“三剑客”即焦三仙（焦山楂、焦麦芽、焦神曲）。

这个组合有良好的消积化滞功能，可以治疗消化不良。焦麦芽有很好的消化淀粉类食物作用，焦山楂善于治疗肉类和油腻过多所致的食滞。焦神曲则利于消化米面食物。三药合用能明显增强消化功能，对食欲不振，呕吐泄泻，心悸胸痹，脘腹痞满闷胀，均有良效。

三、清三焦“三剑客”

清三焦“三剑客”即败酱草、虎杖（蛇总管）、龙胆草。

成永明教授把这三味中药组合称为清热解毒消炎“三剑客”。它们组合起来，善治各种急慢性炎症，尤其是一些对很多抗生素都耐药的慢性炎症，如反复发作的慢性盆腔炎、盆腔积液、反复阴道炎、慢性前列腺炎、附睾炎、尿道炎。龙胆草清肝泻火解毒，清泻湿热，杀蛊毒，对湿热黄疸、膀胱热结、咽喉肿痛、惊痫狂躁、头痛目赤、湿热痢疾、痈肿疮疡、阴囊肿痛湿疹、阴肿阴痒阴汗阴湿、小便淋浊、尿频尿急尿痛等均有疗效。凡厥阴、少阴、阳明三经病证均可治疗。杀蛊毒，可以理解为对多种病原体及耐药菌有杀灭作用。

成永明教授体会到龙胆草对幽门螺杆菌有一定的杀灭作用，总结出龙胆草对幽门螺杆菌阳性的慢性胃炎引起的食欲不振、胃痛胃胀、口苦口酸等有良效。《医学衷中参西录》云：“龙胆草味苦微酸，为胃家正药。其苦也，能降胃气，坚胃质。其酸也，能补益胃中酸汁，消化饮食。凡胃热气逆，胃汁短少，不能食者，服之可以开胃进食。”败酱草是最常用的清热解毒药，其性味辛苦，微寒，有清热解毒、消痈排脓、祛瘀止痛之功，常用于肠痈、肺痈、痈肿疮毒和产后瘀阻腹痛、男女盆腔炎症等。现代多用于治疗胃酸过多、神经衰弱、皮肤瘙痒症，以及多种慢性炎症。虎杖具有清热解毒、活血化瘀、化痰止咳、泻下通便之功，最宜治疗热毒兼瘀的男性慢性前列腺炎及女性反复慢性盆腔炎。

四、定咳喘“三剑客”

定咳喘“三剑客”即白芥子、紫苏子、莱菔子。

这个“三剑客”即三子养亲汤。其中白芥子温肺利气，快膈消痰；紫苏子降气行痰，使气降而痰不逆；莱菔子消食导滞，行气祛痰。三药根据以消为补的原则，合而为用，备逞其长，可使痰消气顺，喘嗽自平，主治咳嗽喘逆、痰多胸痞之症。这个“三剑客”出自明朝韩天爵的《韩氏医通》，该组成以“三子养亲”命名还有一段动人的故事。韩天爵的父亲年轻时征战南北，功绩显赫，年老之后，身体衰老，得了咳喘痰多、气不顺之病，这在老年群体中是一个非常常见的病症。韩天爵为了给父亲治好这种顽疾，仔细构思出了一个有广泛适应性的方子，这个方子就叫三子养亲汤。此方专治中老年人中气虚弱，运化不健，水谷精微化为痰，以致痰壅气逆，肺失肃降，食少痰多，咳嗽喘逆等症。

五、定心悸“三剑客”

定心悸“三剑客”即瓜蒌、薤白、延胡索。

瓜蒌开胸涤痰为主药，配合薤白行气通阳，延胡索活血行痹。三药合用，通阳散结、行气祛痰，以治胸痹心悸之病。

六、泻三焦“三剑客”

泻三焦“三剑客”即黄连、黄芩、黄柏。

三味药均为苦寒之品，均有清热燥湿、泻火解毒之功效，相须配伍，用于湿热、实热、热毒等证。这个“三剑客”无论是在黄连解毒汤中位列君臣，还是在当归六黄汤中职为佐使，都发挥着苦寒清热的作用。黄连解毒汤中黄连、黄芩、黄柏相配以苦寒清热，黄连泻心火及中焦之火，黄芩泻上焦之火，黄柏泄下焦之火。当归六黄汤中亦是黄连、黄芩、黄柏相须为用，以清热泻火除烦。此泻火“三剑客”可谓“经典组合”和“最佳搭档”。

七、治不寐“三剑客”

治不寐“三剑客”即半夏、薏苡仁、茯神。

该“三剑客”原于《黄帝内经》中的“天下失眠第一方”——半夏秫米汤。此方对后世治疗失眠产生了极其深远的影响。张景岳谓此方“治久病不寐者神效”。《吴鞠通医案》中也有多次应用，吴鞠通体会到该方治疗各型失眠均可收效，特别是治疗重症失眠疗效尤佳，或可“覆杯即寐”。该方有调和营卫、通利中焦枢机、交通阴阳、引阳入阴的作用，能够保持正常睡眠节律。吴鞠通在《温病条辨》中指出，治疗不寐，半夏要大剂量使用方有良效，方中半夏可用生品，一般用量在30～90克。秫米即高粱米，一般药房没有高粱米，可用大剂量的薏苡仁代替，一般用量在30～60克。为防半夏中毒，宜小火久煎。此“三剑客”在半夏秫米汤的基础上，又加了茯神。茯神具有宁心安神，利水消肿及补虚治劳的功效，能够有效缓解失眠、癫痫以及健忘等症状，具有明显的安神作用。三药相配，治疗不寐，常常可获得“覆杯即寐”的效果。

八、治虚劳“三剑客”

治虚劳“三剑客”即淫羊藿、仙茅、仙鹤草。

淫羊藿（仙灵脾），又称放杖草、弃杖草、千两金等，性温，味辛，入肝、肾经。《本草纲目》记载淫羊藿“益精气，坚筋骨，补腰膝，强心力”。现代人认为淫羊藿有益气安神之效。福建地区民间习俗是，遇劳累过度，体倦乏力，常自购淫羊藿100～200克，或加墨鱼，煎调红酒服，服后体力多能很快恢复。仙茅，始载于《海药本草》，久服益精补髓，增添精神，故有仙茅之称，别名山党参（福建）、仙茅参（云南）、海南参（海南）、黄茅参等。性温，味甘辛，入肾肝二经。有补肾阳、强筋骨、祛湿寒、明目、益精止血、解毒消肿之能。治神经衰弱、肾虚阳痿、遗精、脾虚食少、步行无力、大便稀溏、老人失溺、腰膝冷痛、妇女更年期高血压、慢性肾炎等。《海药本草》说它“治一切风气，补暖腰脚，清安五脏，强筋骨，消食。宣而复补，久服轻身益颜色，治丈夫五劳七伤，明耳目，填骨髓”。《日华子本草》谓其“能开胃消食，下气，益房事不倦”。《生草药性备要》记载仙茅能壮精神，乌须发。仙鹤草又名脱力草，性味苦涩，有强壮身体、扶正补虚的作用。在治疗脱力劳伤、神疲乏力、面色萎黄、气虚自汗、心悸怔忡等中，可获得良好的疗效。上述三味药合用，可共同发挥扶正补虚、益气安神的作用。老中医干祖望也喜欢用此“三剑客”治虚劳，认为将三药叠加复用，使其作用更加强大迅速，可直逼西医兴奋剂等激素，且无西医兴奋剂等激素之副作用。此“三剑客”在临床上常用于治疗心脏病、脾胃病、肺心病、慢性咳嗽、腹泻肠炎、体困疲乏、精神萎靡（西医称的亚健康状态）等一系列中医称为气虚之证。

九、增免疫“三剑客”

增免疫“三剑客”即灵芝、石斛、五指毛桃。

灵芝是一种很好的补药，含有丰富的营养物质，如麦角甾醇、水溶性蛋白等。食用灵芝能够抑制神经系统，改善睡眠；对循环系统有降压、加强心脏收缩力等作用；还可以帮助呼吸系统化痰止咳。如果长期服用，能够提高机体的免疫力，预防癌症的发生。石斛是常用药，具有滋阴降火、补益脾胃、养胃护肝等功效。石斛还具有降低血糖、提高免疫力、抑制肿瘤、滋养肌肤、强筋降脂以及延年益寿等作用。五指毛桃有强身健体、健脾补肺、止咳、通经活络的作用。五指毛桃所含补骨脂素，为五指毛桃的主要活性成分之一，具有抗菌、抗病毒、抗凝血、抑制肿瘤、增强免疫力等作用。三药合用，对提高人体免疫力，改善疲劳、失眠状态，保护内脏功能都有非常好的疗效。

十、抗过敏“三剑客”

抗过敏“三剑客”即徐长卿、蒺藜、路路通。

徐长卿具有祛风、化湿、止痛、止痒作用，用于风湿痹痛，胃痛胀满，牙痛，腰痛，跌扑损伤，风疹，湿疹。蒺藜具有平肝解郁、活血祛风、明目、止痒功效，用于头痛眩晕，胸胁胀痛，乳闭乳痈，目赤翳障，风疹瘙痒。路路通是较为常见的祛风湿药，有祛风通络、利水除湿作用，主治关节痹痛，麻木痉挛，胃痛，水肿，胀满，经闭，乳少，痈疽，痔漏，疥癣，湿疹等。三药合用，对各种皮肤瘙痒、荨麻疹、皮肤划痕症阳性很有疗效。岭南名医、第二届国医大师禤国维教授，享有“皮肤圣手”等美誉。禤老以猪皮、徐长卿煲汤为患者调理皮肤病，取得疗效。成永明教授利用岭南道地药材如徐长卿等，配合蒺藜、路路通等熬制膏方，名为岭南湿疹皮炎脱敏膏方，对以瘙痒为主的很多皮肤科疑难杂症都有奇效。

十一、排结石“三剑客”

排结石“三剑客”即金钱草、海金沙、冬葵子。

泌尿系统结石，特别是肾结石，在生活中比较常见，对患者的危害也比较大。如果肾结石不是特别大，可以通过服用一些中草药膏方，达到排出结石的效果。成永明教授常用的排石“三剑客”就有很好的利尿排石功效。海金沙味甘淡，性寒，能清利小肠与膀胱湿热，有明显的利尿排石作用，被成永明教授称为“排石之王”。金钱草味甘苦，性微寒，也有显著的利尿排石功能，并能够清利肝胆、膀胱、肾经的湿热，其利尿通淋和排除结石的功效亦非常显著。金钱草对胆结石、肾结石、输尿管结石、膀胱结石等诸多体内结石都有排除作用。冬葵子味甘，性寒滑利，能够利尿、滑肠、通乳，对各型泌尿系结石并伴有尿血、腹痛等，都有很好的疗效。临床上将排结石“三剑客”金钱草、海金沙、冬葵子同用于排石膏方中，有非常好的排石通淋作用。

十二、固肾精“三剑客”

固肾精“三剑客”即山茱萸、金樱子、覆盆子。

山茱萸性温而不燥，补而不峻，补益肝肾，既能益精，又可助阳，为平补阴阳之要药，对遗精、滑精、遗尿、尿频夜尿、崩漏、月经过多、大汗虚脱、腰膝酸软、阳痿、耳鸣均有效。金樱子味酸而涩，功专收敛，入肾经，具有固精、缩尿、止带作用，适用于肾虚精关不固之遗精滑精、膀胱失约之遗尿尿频、带脉不束之带下过多。覆盆子益肾脏而固精，补肝虚而明目，起阳痿，治不孕，缩小便。三药合用，治疗各种遗滑，疗效非常好。

十三、温肾阳“三剑客”

温肾阳“三剑客”即巴戟天、淫羊藿、仙茅。

巴戟天补肾助阳，专治阳痿不举，宫冷不孕，小便频数，腰膝酸软。淫羊藿性温燥烈，长于补肾壮阳，对遗精、阳痿、尿频疗效极佳。仙茅辛热燥烈，善补命门而兴阳道，可治命门火衰、阳痿早泄及精寒不育。三药合用，效力倍增，补肾壮阳，立竿见影。

十四、备孕“三剑客”

备孕“三剑客”即桑寄生、菟丝子、续断。

桑寄生补肝肾、养精血而固冲任安胎。菟丝子归肝、脾、肾经，养肝血，补肾精，对于阳痿遗精、宫冷不孕及肾虚胎动不安等有效。续断能治肾阳不足，下元虚冷之阳痿、遗精、早泄、遗尿等，还能补益肝肾，调理冲任，固本安胎。备孕“三剑客”能够增强下丘脑－垂体－卵巢促黄体功能，具有雌激素样活性，可使子宫重量增大，但并不使阴道上皮角化，这对促进卵泡发育、促进受孕、维持妊娠、促进子宫的生长发育，有着重要作用。

十五、止血“三剑客”

止血“三剑客”即仙鹤草、茜草、藕节。

仙鹤草味涩收敛，功能收敛止血，被广泛用于全身各部的出血之症。因其药性平和，大凡各种出血病症，无论寒热虚实，都有应用，堪称“止血妙药”。茜草味苦性寒，善走血分，既能凉血止血，又能活血行血，故可用于血热妄行或血瘀脉络之出血，对于血热夹瘀的各种出血尤为适宜。藕节味涩收敛，既能收敛止血，又能化瘀，有止血而不留瘀的特点，可用于各种出血，在吐血、咳血、咯血等上部出血尤为多用。三药合用，具有非常好的止血活血作用，能够治疗各种出血。

第十章 岭南膏方常用方剂

一、二陈汤

为祛痰剂，出自《和剂局方》，具有燥湿化痰、理气和中之功效。临床常用于治疗慢性支气管炎、慢性胃炎、梅尼埃病、神经性呕吐等属湿痰者。

功用：燥湿化痰，理气和中。

主治：湿痰证。症见咳嗽痰多，色白易咯，恶心呕吐，胸膈痞闷，肢体困重，或头眩心悸，舌苔白滑或腻，脉滑。

组成：半夏、橘红、白茯苓、甘草。

方义：本方证多由脾失健运，湿无以化，湿聚成痰，郁积而成。湿痰为病，犯肺致肺失宣降，则咳嗽痰多；停胃令胃失和降，则恶心呕吐；阻于胸膈，气机不畅，则感痞闷不舒；留注肌肉，则肢体困重；阻遏清阳，则头目眩晕；痰浊凌心，则为心悸。治宜燥湿化痰，理气和中。方中半夏辛温性燥，善能燥湿化痰，且又和胃降逆，为君药。橘红为臣，既可理气行滞，又能燥湿化痰。

君臣相配，寓意有二：一是等量合用，不仅相辅相成，增强燥湿化痰之力，而且体现治痰先理气、气顺则痰消之意；二是半夏、橘红皆以陈久者良，陈久则无过燥之弊，故方名“二陈”。此为本方燥湿化痰的基本结构。佐以茯苓健脾渗湿，渗湿以助化痰之力，健脾以杜生痰之源。橘红、茯苓是针对痰因气滞和脾为生痰之源而设，为祛痰剂中理气化痰、健脾渗湿的常用组合。煎加生姜，既能制半夏之毒，又能协助半夏化痰降逆、和胃止呕；复用少许乌梅，收敛肺气，与半夏、橘红相伍，散中兼收，防其有燥散伤正之虞，均为佐药。以甘草为佐使，健脾和中，调和诸药。

配伍特点：综观本方，结构严谨，散收相合，标本兼顾，燥湿理气，祛已生之痰，健脾渗湿，杜生痰之源，共奏燥湿化痰、理气和中之功。本方为燥湿化痰的基础方。临床应用以咳嗽、呕恶、痰多色白易咯、舌苔白腻、脉滑为辨证要点。

加减化裁：治湿痰，可加苍术、厚朴以增燥湿化痰之力；治热痰，可加胆南星、瓜蒌以清热化痰；治寒痰，可加干姜、细辛以温化寒痰；治风痰眩晕，可加天麻、僵蚕以化痰熄风；治食痰，可加莱菔子、麦芽以消食化痰；治郁痰，可加香附、青皮、郁金以解郁化痰；治痰流经络之瘰疬、痰核，可加海藻、昆布、牡蛎以软坚化痰。

二、二妙散

为祛湿剂，出自《丹溪心法》，具有清热燥湿之功效。临床常用于治疗风湿性关节炎、阴囊湿疹、阴道炎等属湿热下注者。

功用：清热燥湿。

主治：湿热下注证。症见筋骨疼痛，或两足痿软，或足膝红肿疼痛，或湿热带下，或下部湿疮、湿疹，小便短赤，舌苔黄腻。

组成：黄柏、苍术。

方义：本方为治疗湿热下注之基础方。湿热下注，流于下肢，使筋脉弛缓，则两足痿软无力，而成痿证。湿热痹阻筋脉，以致筋骨疼痛、足膝红肿，或为脚气；湿热下注于带脉与前阴，则为带下臭秽或下部湿疮；小便短赤、舌苔黄腻是为湿热之征。治宜清热燥湿。方中黄柏为君，取其苦以燥湿，寒以清热，其性沉降，长于清下焦湿热。苍术为臣，辛散苦燥，长于健脾燥湿。

配伍特点：二药相伍，清热燥湿，标本兼顾。入姜汁调服，取其辛散以助药力、增强通络止痛之功。本方为治疗湿热下注所致痿、痹、脚气、带下、湿疮等病证的基础方，其清热燥湿之力较强，宜于湿热俱重之证。临床应用以足膝肿痛、小便短赤、舌苔黄腻为辨证要点。

加减化裁：湿热痿证，可加豨莶草、木瓜、萆薢等祛湿热、强筋骨；湿热脚气，宜加薏苡仁、木瓜、槟榔等渗湿降浊；下部湿疮、湿疹，可加赤小豆、土茯苓等清湿热、解疮毒。

二妙散与三妙丸、四妙丸之间的鉴别：三妙丸即二妙散加牛膝。牛膝能补肝肾，强筋骨，引药下行，故三妙丸专治下焦湿热之两脚麻木、痿软无力。三妙丸再加薏苡仁，即为四妙丸。薏苡仁能渗湿，且能舒筋缓急，故四妙丸主治湿热下注之痿证。

三、五味消毒饮

为清热剂，具有清热解毒、消散疔疮之功效。临床常用于治疗急性乳腺炎、蜂窝织炎等外科急性感染，急性尿路感染，胆囊炎，肺炎、流行性乙型脑炎等传染病中具有热毒证候者。

功用：清热解毒，消散疔疮。

主治：疔疮初起。发热恶寒，疮形如粟，坚硬根深，状如铁钉，以及痈疡疖肿，红肿热痛，舌红苔黄，脉数。

组成：金银花、野菊花、蒲公英、紫花地丁、紫背天葵子。

方义：本证多由热毒壅滞于肌肤所致，治疗以清热解毒、消散疔疮为主。

方中金银花、野菊花，清热解毒散结，金银花入肺胃，可解中上焦之热毒，野菊花入肝经，专清肝胆之火，二药相配，善清气分热结；蒲公英、紫花地丁均具清热解毒之功，为痈疮疔毒之要药；蒲公英兼能利水通淋，泻下焦之湿热，与紫花地丁相配，善清血分之热结；紫背天葵子能入三焦，善除三焦之火。

配伍特点：气血同清，三焦同治，兼能开三焦热结，利湿消肿。

加减化裁：热重，可加黄连、连翘之类清泄热毒；血热毒盛，加赤芍、丹皮、生地黄等，以凉血解毒；积液多、炎症包块大者，加败酱草、红藤、金银花；腹痛甚者，加赤芍、牡丹皮、红花、乳香、没药；体质弱或内分泌失调者，加茯苓、生地黄；有尿频、尿痛、尿急症状者，加滑石。慢性前列腺炎、慢性盆腔炎反复发作时，加皂角刺、败酱草、虎杖、龙胆草。反复发作的复发性口腔溃疡，加胡黄连、栀子。

四、玉屏风散

为补益剂，出自《世医得效方》。具有益气固表止汗之功效。临床常用于治疗过敏性鼻炎、上呼吸道感染属表虚不固而外感风邪者，也可用于肾小球肾炎易于伤风感冒而致病情反复者。

功用：益气固表止汗。

主治：表虚自汗。症见汗出恶风，面色㿠白，舌淡苔薄白，脉浮虚。亦治虚人腠理不固，易感风邪。

组成：防风、黄芪、白术。

方义：本证多由卫虚腠理不密，感受风邪所致。表虚失固，营阴不能内守，津液外泄，则常自汗；面色㿠白，舌淡、苔薄白，脉浮虚皆为气虚之象。方中黄芪甘温，内补脾肺之气，外可固表止汗，为君药；白术健脾益气，助黄芪以加强益气固表之功，为臣药；佐以防风走表而散风邪，合黄芪、白术以益气祛邪。且黄芪得防风，固表而不致留邪，防风得黄芪，祛邪而不伤正，有补中寓疏、散中寓补之意。

配伍特点： 黄芪配白术，汗不外泄，外邪亦难内侵。本方以补气固表药为主，配合小量祛风解表之品，使补中寓散。

加减化裁： 自汗较重者，加浮小麦、煅牡蛎、麻黄根以固表止汗。由于岭南地处湿热之地，所以有一部分人只要用一点儿黄芪，就会出现咽喉痛痒等上火症状，此时，可酌情加北沙参、玉竹清热养阴生津，或将黄芪换成黄精，就会达到“温补气而不燥热”的效果，这就是岭南著名中医大家葛洪、支法存、仰道人等所倡导的“温而不损人”。

五、黄芪桂枝五物汤

为温里剂，出自《金匮要略》。具有益气温经、和血通痹之功效。临床常用于治疗皮肤炎、末梢神经炎、中风后遗症等见有肢体麻木疼痛，属气虚血滞、微感风邪者。

功用： 益气温经，和血通痹。

主治： 血痹。症见肌肤麻木不仁，脉微涩而紧。本方为治疗素体营卫不足，外受风邪所致血痹的常用方。临床以肌肤麻木不仁，肢节疼痛，或汗出恶风，脉微为辨证要点。

组成： 黄芪、桂枝、芍药、生姜、大枣。

方义： 方中黄芪为君，甘温益气，补在表之卫气。桂枝散风寒而温经通痹，与黄芪配伍，益气温阳，和血通经。桂枝得黄芪益气而振奋卫阳；黄芪得桂枝，固表而不致留邪。芍药养血和营而通血痹，与桂枝合用，调营卫而和表里，两药为臣。生姜辛温，疏散风邪，以助桂枝之力；大枣甘温，养血益气，以资黄芪、芍药之功；大枣与生姜为伍，又能和营卫，调诸药，以为佐使。

配伍特点： 固表而不留邪，散邪而不伤正，邪正兼顾。

加减化裁： 凡证属气虚血滞，营卫不和者，皆可选用。血痹病舌质紫暗，脉沉细涩者，可加当归、川芎、红花、鸡血藤。治疗产后身痛可重用黄芪、桂枝，下肢痛加独活、牛膝、木瓜，上肢痛加防风、秦艽、羌活，腰疼重加杜仲、川续断、狗脊、肉桂等。

六、四君子汤

为补益剂，出自《和剂局方》。有补气、益气健脾之功效。临床常用于治疗慢性胃炎、消化性溃疡等属脾胃气虚者。

功用： 益气健脾。

主治： 脾胃气虚证。面色萎黄，语声低微，气短乏力，食少便溏，舌淡苔白，脉虚弱。

组成： 人参、白术、茯苓、甘草。

方义： 本证多由脾胃气虚，运化乏力所致，治疗以益气健脾为主。脾胃为后天之本、气血生化之源，脾胃气虚，受纳与健运乏力，则饮食减少；湿浊内生，脾胃运化不利，故大便溏薄；脾主肌肉，脾胃气虚，四肢肌肉无所禀受，故四肢乏力；气血生化不足，不能荣于面，故见面色萎白；脾为肺之母，脾胃一虚，肺气先绝，故见气短、语声低微；舌淡苔白、脉虚弱均为气虚之象。正如《医方考》所说："夫面色萎白，则望之而知其气虚矣；言语轻微，则闻之而知其气虚矣；四肢无力，则问之而知其气虚矣；脉来虚弱，则切之而知其气虚矣。"方中人参为君，甘温益气，健脾养胃。苦温之白术为臣，健脾燥湿，加强益气助运之力。佐以甘淡茯苓，健脾渗湿，苓术相配，则健脾祛湿之功益著。使以炙甘草，益气和中，调和诸药。四药配伍，共奏益气健脾之功。

配伍特点： 温而不燥，补而不峻。

加减化裁： 若呕吐，加半夏以降逆止呕；胸膈痞满者，加枳壳、陈皮以行气宽胸；心悸失眠者，加酸枣仁以宁心安神；畏寒肢冷、脘腹疼痛者，加干姜、附子以温中祛寒；烦渴，加黄芪；胃冷，呕吐涎味，加丁香；呕逆，加藿香；脾胃不和，倍加白术、姜、枣；脾困，加人参、木香、缩砂仁；脾弱腹胀，不思饮食，加白扁豆、粟米；伤食，加炒神曲；胸满喘急，加豆蔻。

七、六味地黄丸

为补益剂，出自《小儿药证直诀》。具有滋阴补肾之功效。

功用： 滋阴补肾。

主治： 肾阴亏损。用于头晕耳鸣，腰膝酸软，骨蒸潮热，盗汗遗精，消渴。

组成： 熟地黄、酒萸肉、牡丹皮、山药、茯苓、泽泻。

方义： 方中重用熟地黄，滋阴补肾，填精益髓，为君药。山萸肉补养肝肾，并能涩精；山药补益脾阴，亦能固精，共为臣药。三药相配，滋养肝脾肾，称为“三补”。但熟地黄的用量是山萸肉与山药两味之和，故以补肾阴为主，补其不足以治本。配伍泽泻利湿泄浊，并防熟地黄之滋腻恋邪；牡丹皮清泄相火，并制山萸肉之温涩；茯苓淡渗脾湿，并助山药之健运。三药为“三泻”，渗湿浊，清虚热，平其偏胜以治标，均为佐药。六味合用，三补三泻，其中补药用量重于“泻药”，是以补为主；肝脾肾三阴并补，以补肾阴为主，这是本方的配伍特点。

八、四物汤

为补血活血剂，出自《和剂局方》，是中医补血、养血、调经的经典的方剂，被后世医家称为妇科第一方。

功用：补血活血。

主治：血虚瘀血。用于冲任虚损，月经不调，脐腹虚痛，崩中漏下，癥瘕血块，胎动不安，腹痛下血，及产后恶露等。

组成：熟地黄、当归、白芍、川芎。

方义：四物汤的作用有以下几个方面。①可以调经止痛，养血舒筋。四物汤可以帮助活血化瘀，排出血块，减轻妇女经期的腹胀、腹痛，使经血顺利排出，帮助子宫功能恢复。②可以养血、补血，治疗血虚导致的心悸、头晕、目眩、失眠、健忘等，临床用于治疗各种类型的贫血及吐血、便血、咳血、崩漏等出血性疾病。③可以滋润肌肤，防老抗衰。四物汤中的药物多为温补行血的药物，有助于气血的通畅，可以使脸色红润，肌肤光滑，延缓皮肤衰老。

配伍特点：本方以甘温味厚的熟地黄为主，滋阴养血；配伍当归补血养肝，和血调经；白芍养血和营以增强补血之力；川芎活血行气，调畅气血。全方补血而不滞血，和血而不伤血，因此，血虚者可用之以补血，血瘀者可用之以活血，是既能补血养血，又能活血调经的常用方剂。

注意事项：①四物汤作为一种补剂来说，具有温燥性质。所以，对一些热性体质或内热比较明显的人来说，服用四物汤容易上火、长痘。②熟地黄、当归对一些胃肠功能不好的人来说，容易引起腹泻。③服用四物汤经常会感觉口干舌燥。遇到以上这些情况，一定要对原方进行相应调整，以避免上述副作用的发生。④血热体质要减少川芎的用量。⑤虚寒体质要用熟地黄，热性体质用生地黄。⑥既需要补又需要清热时生地黄、熟地黄各半。⑦口干舌燥者要加入玄参。⑧有易上火，又易长痘的，需要服用有上凉下补作用的芩连四物汤。

第十一章 岭南膏方的现代应用

岭南膏方的临床应用是全方位、多角度的，不论从中医的角度，还是从西医的角度，都能够完美地解释。具有传统医学知识的中医医师或者接受东方文化的患者，以及具有现代医学知识的西医医师或者接受西方文化的患者，都可以在岭南膏方中选择出适合自己及家人的个性化膏方来调理身体。

本书从中医中药的辨证思维来讲述如何调理身体，本章主要从现代医学的角度来讲述岭南膏方的作用机理。

一、增强免疫力

人体免疫功能低下，容易导致病原微生物的侵袭与肿瘤的发生，若免疫反应过分激烈，就可成为变态反应，从而导致各种过敏性疾病、风湿病、肾炎与慢性肝病等。以补益药为主的岭南膏方，可以双向调节免疫功能。一些常用药物，如党参、黄芪、白术、茯苓、黄精等，能增强机体单核吞噬细胞系统的吞噬功能，提高机体细胞免疫功能和体液免疫功能，并抑制变态反应；

肉桂、仙茅、菟丝子、五味子等，有促进抗体提前形成的作用；五指毛桃、鳖甲、玄参、天冬、麦冬、北沙参等，有延长抗体存在时间的作用。也就是说，在经常服用膏方的情况下，可以使机体产生更为持久的免疫力，从而为身体的健康保驾护航。

二、清除自由基

岭南膏方中的五指毛桃、人参、刺五加、五味子、何首乌、灵芝等，具有很强的抗氧化作用。表现在其可以提高 SOD 水平，降低血清中过氧化物脂质水平和脂褐质在细胞内的堆积，减少自由基对机体的损害。女贞子、大枣、菟丝子、枸杞子等补肾类中药，具有清除有害自由基的作用，能减少癌变的诱发因素。

三、增强神经内分泌调节

在调节体内激素代谢中，下丘脑－垂体系统起主导作用。下丘脑本身具有神经内分泌作用，具体通过调节下丘脑－垂体－肾上腺素、下丘脑－垂体－甲状腺轴、下丘脑－垂体－性腺轴这三个方面发挥作用。实验表明，补肾药是由性腺轴、肾上腺等多水平、多靶器官的调节而产生效应。现代实验研究发现，含有肉桂、巴戟天、仙茅、水蛭、淫羊藿等中药，具有温肾功能的岭南膏方，能够促进肾上腺皮质的激素分泌。含有巴戟天、肉苁蓉、锁阳、杜仲、蛇床子等中药的岭南膏方，可以促进性腺的功能，具有类似于性激素样的作用。含鹿茸、淫羊藿等药物的岭南膏方，能促进精液的生成和分泌。含有生地黄、女贞子、菟丝子、补骨脂等滋肾阴药物的岭南膏方，能够纠正神经内分泌代谢失调，从而产生减肥及促排卵的作用。

四、加强机体新陈代谢

许多补虚的中药均有促进机体代谢的作用，如人参、淫羊藿、肉苁蓉、枸杞子、灵芝、菟丝子、黄芪、生地黄、五指毛桃等能不同程度提高蛋白质、核糖代谢的作用。生地黄、黄精、山药、天花粉、人参、知母、苍术、茯苓等有调节糖代谢的功能。绞股蓝、人参、女贞子、蒲黄、决明子、郁金、柴胡等可用来防治脂肪代谢紊乱，预防肥胖和动脉硬化。补气药如党参、山药、黄芪可通过调节自主神经系统，拮抗乙酰胆碱和组胺等作用，促使处于紊乱状态的胃肠分泌、消化、运动及营养功能恢复正常，并减少胃液分泌，降低胃腔内 pH 值，有利于胃肠溃疡的愈合。

五、调整中枢神经及周围神经末梢反应器功能

益智仁、酸枣仁、合欢花、生地黄、熟地黄等中药，对大脑中枢神经的兴奋与抑制有良好的双向调节作用，能够提高智力，增强思维的能力，延缓听力下降，延缓阿尔茨海默病的发生，提高皮肤感受的识别力。

青蒿素一般以清热解毒，消除骨蒸潮热、阴虚发热而著称。但目前新的研究显示，除了治疗疟疾，青蒿素可能还有助于治疗特定基因突变导致的先天性耳聋。

耳蜗中的毛细胞是很多动物平衡系统和听觉系统的关键细胞，它可以把声波振动转化为能被神经传输的信号，大脑收到这些信号后再“翻译”成有用信息。然而，一种特定的基因突变会使毛细胞失去功能，从而导致失聪、平衡障碍等。

美国的研究人员在美国《国家科学院学报》上报告说，他们以存在先天性耳聋的基因突变的斑马鱼为实验对象，发现青蒿素有助于重建内耳的听觉细胞功能，它可以使斑马鱼内耳中产生更多的有用蛋白质，帮助毛细胞重新

建立起听觉连接。

据介绍，能否在游动时保持平衡和准确感知水流，是斑马鱼存活的关键，而这些能力都需要毛细胞发挥作用。在这项研究中，经过青蒿素治疗后，发生基因突变的斑马鱼存活率从5%升高到45%，说明青蒿素对于神经末梢细胞的功能恢复及缺陷修复有很大的帮助。

成永明教授在岭南膏方中使用青蒿治疗小儿顽固性遗尿，效果也非常好。如果常规治疗遗尿的中药、膏方效果不好的时候，成永明教授喜欢加上青蒿，效果会立刻显现。另外，再配合岭南无痛蜂疗治疗小儿顽固性遗尿疗效会更好。

六、改善全身血液循环

高黏血症可导致微循环障碍，促使人体患病和衰老。丹参、红花、川芎、赤芍、蒲黄、地龙、水蛭等活血药可以降低血液黏稠度，减少血小板凝聚，改善微循环，改变高黏度状态，改善人体的高黏血症状。人参、五味子、红景天、麦冬等补益药可增强心肌收缩力，扩张血管和降低血压，能提高心肌对缺氧的耐受性，延长心肌的存活时间，改善微循环，阻断弥散性血管内凝血的发生。何首乌可以抑制血清胆固醇的增高，减少肠道对胆固醇的吸收，缓解动脉粥样硬化的形成，阻止类脂质在血管壁滞留或渗透到动脉内膜。淫羊藿、黄芪、天麻、钩藤的降压原理可能是扩张周围血管。

七、防治肿瘤性疾病

现代人的工作压力比较大，容易精神紧张，再加上环境因素影响，肿瘤的发病率越来越高。中老年人是肿瘤的高发人群，他们适应环境的能力和免疫力下降，应激反应降低，容易引起基因突变，导致肿瘤的发生。人参、刺五加、白术、党参、玉竹、北沙参、灵芝、石斛、五指毛桃等中药均有抗基因突变的作用，从而可以防止肿瘤的发生，延年益寿。

八、调节机体抗应激能力

温补肾阳药对下丘脑－垂体及其靶腺轴的功能有调节作用，尤其对肾上腺轴的影响较大，而肾上腺素及肾上腺皮质激素具有强大的抗应激能力，人体在恶劣的自然环境或超负荷工作的情况下，必须依靠机体的应激能力，但应激过分又会引起疾病。温肾药如制附子、肉桂、地黄、红景天、五指毛桃、山萸肉、菟丝子、鹿角胶、淫羊藿等，一方面可以激发低下的应急反应，以帮助机体度过自然或社会环境恶劣的难关；另一方面又能够抑制过度的应激反应，避免疾病的发生。

此外，人参还能够提高机体的脑力劳动能力，有减轻疲劳的作用，提高思维活动和体力劳动的效率。鹿茸能提高机体的工作能力，改善睡眠和食欲，减轻肌肉劳损。大枣、白术、肉苁蓉、黄精等都能增加实验动物的体重，并增强肌力。六味地黄丸也能增加正常动物的体重，增强正常动物的体力。

总的来讲，膏方对人体的作用是多方面的，在防治疾病和延缓机体衰老方面有着重大的潜力和优势，非常值得临床推广应用。

第十二章 临床常用岭南膏方

一、岭南扶正祛炎膏方

反复炎症需要调理。现实生活中，有很多的“炎弟”。这些中青年男性，由于生活不规律，熬夜、嗜酒、工作压力大、精神紧张、缺乏锻炼、过度手淫、不洁性生活等耗伤精气，导致机体免疫力低下，表现为所有有黏膜的地方都会发炎。从上到下，依次会有反复发作的结膜炎、鼻炎、中耳炎、咽喉炎、口腔溃疡、气管炎、胃炎、肠炎、前列腺炎、龟头炎、包皮炎、睾丸炎、附睾炎，甚至还有心包膜炎等。同样的，也存在很多中青年的“炎姐”。上述炎症中除了前列腺炎等男性特有器官炎症外，还包括反复的盆腔炎、子宫内膜炎、糜烂息肉囊肿、阴道炎、附件炎、反复的乳腺增生等。除了这些炎症外，这些“炎弟”“炎姐”还表现为易疲劳、易失眠、易烦躁、易怒、易焦虑、怕冷又怕热。全身的炎症反复发作，会影响人体的免疫力，进而影响人的寿命和生活品质。

如何调整这些免疫力低下、反复多处发炎的情况呢？

首先，如果条件允许，要进行中医的红外热成像检查，以明确体质，看看哪些地方有炎症（如附图 1 所示），然后再分析一下免疫力的强弱。再根据以上具体情况得出结果。当然，也可通过临床医生的望闻问切，分析出患者的体质情况，继而可以选择岭南膏方中心首席膏方专家成永明教授独创的个性化膏方——扶正祛炎膏方为基础方进行加减化裁。

扶正祛炎膏方既含有灵芝、石斛等增强免疫力之品，也含有虎杖、败酱草、龙胆、地胆、秘制风栗壳、秘制蜂房等祛炎消肿之品，攻补兼施，扶正祛邪，迅速达到增强免疫力、消除炎症的效果。此膏方一般需要服用 2 ～ 3 个疗程，每个疗程 1 个月。

岭南扶正祛炎膏方

组成：灵芝，石斛，五指毛桃，虎杖，败酱草，龙胆，地胆头，蒲公英，北沙参，枸杞子，白花蛇舌草，煅龙骨，煅牡蛎，菟丝子，桑寄生，煅瓦楞子，白及，三七，佛手，生地黄，熟地黄，防风，白术，黄芪，辛夷，桔梗，陈皮，大蓟，龟甲胶，鹿血晶，蜂蜜。

功用：扶正祛邪。增强免疫力，消除各种慢性炎症。

适应证：慢性眼结膜炎，慢性鼻炎咽炎，干眼症，慢性中耳炎，慢性气管炎，慢性胃炎，慢性结肠炎，慢性盆腔炎，慢性前列腺炎等。此类病症患者免疫力低下，多种慢性炎症同时存在，且反复发作，迁延不愈。

方解：膏方中用灵芝、石斛、五指毛桃扶正补虚，增加免疫力。黄芪、白术、防风，为玉屏风之黄金组合，取玉屏风散之意，能增强免疫力，补益肺脾之气，善治虚人感冒鼻炎。虎杖、败酱草、龙胆草，成永明教授把这三味中药组合称为清热解毒消炎“三剑客”，它们组合起来，善治各种急慢性炎症，尤其是对很多抗生素都耐药的慢性炎症，如反复发作的慢性盆腔炎、慢性前列腺炎等疗效极佳。辛夷、桔梗、龙胆草，清热解毒，消除眼耳鼻咽喉等五官慢性炎症效果较好。大蓟消除男女下焦湿热邪毒甚妙。煅牡蛎、煅龙骨镇静安神，改善睡眠，进而促进免疫力提高。北沙参、枸杞子、桑寄生、菟丝子，滋补肝肾，增强免疫。白花蛇舌草、地胆头，既增强免疫力，有助于消除炎症。陈皮、煅瓦楞子、白及、佛手、三七，保护身体各处黏膜，特别是胃肠黏膜，能减轻黏膜的炎症水肿反应，增强各处黏膜的抗炎屏障作用。龟甲胶、鹿血晶、蜂蜜，滋阴固本，增强免疫。诸药共助扶正祛邪的主旨。

二、岭南湿疹皮炎脱敏膏方

成永明教授独创的湿疹皮炎脱敏膏方，配合蜂毒外涂，湿祛疹消，一料即见效。

孩子的皮肤不好，反反复复出现湿疹皮炎，瘙痒糜烂，久治不愈，这是家长很烦恼的事情。一般来说，如果是小婴儿，服药不太方便的时候，可以单纯使用蜂毒外涂。大孩子或成人患有湿疹皮炎糜烂渗液抓痕、皮肤划痕症阳性、风团、手足股癣等，就可以使用湿疹皮炎脱敏膏方来调治。对一些顽固性的湿疹疮癣，更需要以此方为基础进行治疗。很多使用了激素药物外擦或者是口服的湿疹皮炎患者，效果不理想的时候，也可以考虑成永明教授的湿疹皮炎脱敏膏方。

湿疹皮炎脱敏膏方，包括徐长卿、浮萍、蒺藜、生地黄、蜂房、蜂毒等药物，对成人及儿童免疫力低下，体虚反复湿疹瘙痒和皮损糜烂，烂耳疮，四弯风（肘膝湿疹渗水），脚气（脚趾糜烂水疱疹），股癣，女性阴部刺痛红肿发炎，男性龟头红疹脱屑、疱疹疼痛瘙痒等，均有非常好的疗效。

根据成永明教授的经验，浮萍入膏方，比水煎剂治疗湿疹皮炎的效果强很多。

湿疹皮炎脱敏膏方临床真实病例疗效，参见附图 2 所示。

岭南湿疹皮炎脱敏膏方

组成： 徐长卿，蒺藜，白鲜皮，生地黄，北沙参，乌梅，薏苡仁，茯苓，荆芥，防风，苦参，甘草，地肤子，紫苏叶，五味子，柴胡，辛夷，蜂毒，浮萍，煅牡蛎，煅龙骨，菟丝子，黄柏，白及，灵芝，石斛，牛蒡子，蝉蜕，木通，石膏，知母，路路通。

功用： 祛风除湿，增强免疫力，抗过敏，恢复皮损。

适应证： 成人及儿童的各型皮炎湿疹，皮肤瘙痒，皮损糜烂渗水，皮肤划痕症阳性，风团、瘾疹、手足股癣；牛奶、虾蟹、尘螨过敏；男女生殖器刺痛、痒、脱屑、红疹等。

方解： 此膏方是从国医大师禤国维传授的特效皮肤病药方改进而来。当年成永明教授跟师"皮肤圣手"、广东省中医院副院长、国医大师禤国维教授时，得到真传，年近七旬的禤老将一首治疗各型皮炎湿疹的特效秘方传授给了成永明教授。多年来，经成永明教授对该秘方不断研究、验证，加减化裁，演化为此处介绍的岭南湿疹皮炎脱敏膏方。使用起来不但方便快捷，而且疗效倍增，屡试屡效。皮炎湿疹，多因风热或风湿之邪侵袭人体，浸淫血脉，内不得疏泄，外不得透达，郁于肌肤腠理之间所致，故见皮疹瘙痒，或滋水泛滥。治疗宜疏风止痒为主，清热除湿为辅。由于痒自风来，止痒必先疏风，用徐长卿、蒺藜、浮萍、荆芥、防风、牛蒡子、紫苏叶、蝉蜕以祛除在表之风湿之邪。配伍苍术、地肤子祛风燥湿，苦参、黄柏、柴胡、蜂毒清热解毒杀菌，木通渗利湿热，茯苓、薏苡仁健脾利湿，乌梅、五味子、白及、辛夷消风止痒、消肿敛疮、修复皮损，俱为臣药。更佐以知母、石膏、北沙参清热泻火养阴；当归、生地黄、胡麻仁、菟丝子养血活血；煅牡蛎、煅龙骨镇静安神，改善睡眠，补充钙元素代谢，有助止痒及消除皮疹；灵芝、石斛增强免疫力。甘草清热解毒，调和诸药，是为使药。另外要注意的是，浮萍在此膏方中相当重要，古诗有"天涯游子君莫问，浮萍漂泊本无根"，说的是浮萍漂泊于水的表面的特性。中医认为浮萍主表，对皮肤、黏膜等体表疾病有良效，临床反复应用之后证实确实如此。《滇南本草》云："浮萍走表发汗，解毒。并治疥癞，疥癣，祛皮肤瘙痒之风。"《本草纲目》云："浮萍主风湿麻痹，脚气，目赤翳膜，口舌生疮，吐血，衄血，癫风，丹毒。"《玉楸药解》云："浮萍……治斑疹……医痈疽热肿，瘾疹瘙痒，杨梅粉刺，汗斑。"《岭南采药录》云："凡患风瘫，凡中水毒，手足至肘膝俱冷，用浮萍煎水浸洗。"综上所述，浮萍在皮肤疾病的治疗中不可或缺。

三、岭南安神助眠膏方

头痛令人失眠，失眠令人头痛。有人失眠，有人头痛，有人头痛加失眠。有的人难以入睡，有的人容易入睡；有的人睡眠浅且容易醒，醒后难以再入睡；有的人睡眠时间比较短，或者整晚都无法入眠。靠西医的安眠药、止痛药来改善睡眠、消除头痛不是长久之计。2016 年，岭南膏方中心治疗了一个专门从内蒙古前来广东求诊的失眠伴头痛，偶有头晕的患者。该患者连续半年使用成永明教授独创的岭南安神助眠膏方调理，至今已获得质量非常好的睡眠，头痛头晕也没有发作了，而且也不需要使用地西泮、阿普唑仑等安眠药了。现在患者已满意地回到内蒙古，随访 2 年，未再复发。成永明教授研制的岭南安神助眠膏，含有琥珀、龙眼肉、熟地黄、酸枣仁等养心安神补脑的中药，能迅速改善睡眠，消除头痛头晕、思虑过度等不适症状，还能增强患者的记忆力，对防治记忆力减退、阿尔茨海默病等有非常好的效果。

失眠患者的中医红外热成像表现为头额部团状或条索状瘀热区（如附图 3 所示）。

岭南安神助眠膏方

组成：茯神，柏子仁，琥珀，龙眼肉，生地黄，熟地黄，酸枣仁，天冬，麦冬，北沙参，知母，当归，五味子，菟丝子，益智仁，远志，朱砂，琥珀，龙骨，牡蛎，川芎，延胡索，龟甲胶，蜂蜜。

功用：镇静安神，养心补脑。改善睡眠，消除头痛头晕、思虑过度等不适症状，增强记忆力。

适应证：头晕，头痛，偏头痛，失眠多梦，心悸心慌，焦虑，思虑过度，记忆力减退，阿尔茨海默病。

方解：方中茯神为君药，味甘淡，性平微温，入心经，养心安神。《药品化义》曰："心气虚怯，神不守舍，惊悸怔忡，魂魄恍惚，劳怯健忘，俱宜温养心神，非此（茯神）不能也。"临床经验显示，治疗失眠多梦、惊痫、健忘、头痛、头晕、疲劳、思虑过度、心悸怔忡等证，只要使用本品，不论阴虚火旺，还是心脾阳虚，均能达到事半功倍的效果。再配以生地黄、熟地黄滋阴养血助眠；酸枣仁、柏子仁、龙眼肉养心安神；天冬、麦冬、北沙参、知母滋阴清虚热；当归补血润燥；五味子、菟丝子补气生阴，益气敛阴；益智仁、远志安神补脑益智，助眠，增强记忆力；川芎、延胡索调畅气机，疏达肝气，养血调肝，止痛，止晕，定志安神；朱砂、琥珀、龙骨、牡蛎镇心安神，对多梦及神不入舍难以入眠、眠浅、醒后难再入睡等情况疗效颇佳；龟甲胶滋阴潜阳安神；蜂蜜安神补虚助眠。需要注意的是，助眠药多以养阴为主，很多时候，患者服用膏方以后，会出现大便稀溏甚至腹泻的情况，所以必要的时候要配一些健脾利湿止泻的中药，如泽泻、苍术、陈皮、石榴皮等，这样膏方就会更完美。

四、岭南健脾养胃膏方

有些家长会问，现在的孩子天天大鱼大肉，营养够丰富了，但还是不吸收，长不高长不结实，这是为什么呢？成永明教授说，如果孩子的脾胃虚弱，吸收不好，即使吃得再多，孩子也照样不吸收。所以调理孩子，健脾是关键。

岭南膏方中心的岭南健脾养胃膏，含有太子参、神曲、独脚金、炒稻芽等健脾开胃、增强肠胃吸收功能的中草药，再加上龙骨、龟胶等高钙、高胶原蛋白的助力，能达到吃膏助长，快速长高长结实的效果。成永明教授建议，孩子在服用岭南健脾养胃膏的过程中，也要注意合理饮食，鸡蛋可以每天吃，但不能吃油腻、煎炸的食物，特别是不建议食用一些快餐。另外，还要多运动、多晒太阳。

脾胃虚弱的红外热成像热图及岭南健脾养胃膏可视化的适应证如附图 4 所示。

该图中，患儿中医红外热成像检查结果显示为：肺脾两虚；鼻咽炎，鼻腔变窄，大脑缺氧；肺热有痰，胃肠积热，口气大，大便结；慢性胃炎，手脚凉。患儿消瘦个矮，好动，注意力不集中，胃口不开，好动，易怒，多汗，腹痛，手足凉，营养吸收不良，用岭南健脾养胃膏调理后疗效非常好。

岭南健脾养胃膏方

组成：莲子肉，薏苡仁，砂仁，白扁豆，茯苓，太子参，甘草，白术，山药，神曲，独脚金，炒稻芽，五谷虫，龙骨，牡蛎，龟甲胶。

功用：健脾养胃，增强肠胃吸收功能，达到长高长壮目的。

适应证：脾胃虚弱，营养吸收不佳。孩子个头矮小，长不高，胃口不好，偏食、挑食、厌食、异食，消瘦或虚胖，脾气大，烦躁易怒，叛逆，多汗，多动、好动、抽动，注意力欠集中，经常口臭，反复腹痛，大便干硬结或便秘，腿痛腹胀，头发发黄、稀少、脱发，舌有齿印，手脚凉，或有尿床，“X”型或“O”形腿，方颅，肋外翻及赫氏沟，鸡胸，容易感冒。

方解：脾胃乃后天之本。脾胃虚弱，运化失职，气机不畅，所以饮食不化，腹痛腹胀，大便干结或便秘，湿重者则会腹泻。脾失健运，则气血生化不足，肢体失于濡养，故四肢无力，形体消瘦，个矮，面色萎黄。方中以太子参、白术、茯苓益气健脾渗湿为君。山药、莲子肉助太子参以健脾益气，白扁豆、薏苡仁助白术、茯苓以健脾渗湿，均为臣药。佐以砂仁醒脾和胃，行气化滞。炙甘草健脾和中，调和诸药，为使药。本方含有太子参、神曲、独脚金、炒稻芽、五谷虫等健脾开胃、增强肠胃吸收功能的中草药，再加上龙骨、牡蛎、龟胶等高钙高胶原蛋白的助力，能达到吃膏助长、快速长高长结实的效果。值得一提的是，岭南健脾养胃膏方中使用的五谷虫，是治疗肠胃消化吸收功能不好、小儿瘦弱、个矮、疳积、腹痛等最常用的中药。此外，便溏时加陈皮、苍术，便秘时加火麻仁。

五、岭南扶正固本膏方

岭南扶正固本膏是北京中医药大学"一带一路"倡议全球首批特聘的48名中医临床专家暨岭南膏方中心首席专家、博士生导师成永明教授独创的岭南膏方之一，对儿童以及成人免疫力低下导致的反复感冒、反复咽喉炎、反复咳嗽、腹痛消瘦、营养不良、便秘、多汗多动、生长痛、腿痛、膝痛、多动抽动、遗尿尿床等效果非常好。中医辨证为脾气虚、肺气虚，或兼见肾虚的成人以及儿童，均可以使用岭南扶正固本膏进行调理。

岭南扶正固本膏是岭南膏方一绝，很多患者专程前来广东省中医院治未病科传统疗法中心及广州中医药大学附属祈福医院传统疗法中心成永明教授门诊开膏调理。岭南扶正固本膏是岭南膏方中心特色系列膏方之一，由灵芝、石斛、牡蛎、神曲、山楂、独脚金、蜂蜜等组成。药微而力宏，口感颇佳，可达到健脾养胃、调补肺气、滋肾补虚、增强免疫、预防疾病的目的。

岭南扶正固本膏方临床应用实例如附图5、6所示。

岭南扶正固本膏方

组成：灵芝，石斛，五指毛桃，牡蛎，神曲，山楂，蜂蜜，龙骨，金樱子，山萸肉，黄芪，白术，防风，太子参，北沙参，桑椹，鸡内金，陈皮，枸杞子，五味子，龟甲胶。

功用：健脾补肺益肾，增强免疫力。

适应证：儿童以及成人免疫力低下导致的反复感冒，反复咽喉炎、反复咳嗽，腹痛消瘦，营养不良，便秘，多汗多动，生长痛，腿痛，膝痛，遗尿尿床等。

方解：灵芝、石斛、五指毛桃扶正补虚，增强免疫力。神曲、山楂、鸡内金、太子参健运脾胃，促进消化吸收。龙骨、牡蛎固本强基，益肾补虚。金樱子、桑椹、山萸肉调肾气、补气血。黄芪、防风、白术为玉屏风散组合，健脾补肺固表，特别适用于虚人感冒、反复感冒、久感不愈者。北沙参、五味子、枸杞子滋养阴气。龟甲胶滋补肾阴。蜂蜜调和诸药。鸡内金、金樱子、山萸肉尚可固肾止遗。

六、岭南疲劳综合征专属膏方

慢性疲劳综合征是指尚无器质性病变，但有功能性改变的症状，是一种以慢性持久或反复发作的脑力和体力疲劳为主要特征的症候群，以疲劳、低热（或自觉发热）或低温（手脚凉，或自觉手足怕冷）、注意力不集中、记忆力差、睡眠障碍和抑郁、咽喉痛、肌肉痛、关节痛、头痛、头闷、头晕等非特异性表现为主的综合征。

慢性疲劳综合征往往是由长期工作紧张、饮食不节、身体素弱、免疫力低下、精神刺激以及感染某种病毒等引起。中医辨证为肝郁及脾肾虚，严重时也有心气虚和肺气虚。膏方疗法对慢性疲劳综合征效果不错。成永明教授借鉴古代金元四大医家之一的李东垣所著《脾胃论》的观点，“补后天，促先天，调气机，祛湿气”，使用石斛、人参、黄芪、当归、五味子、升麻、柴胡、灵芝、五指毛桃等调制出疲劳综合征专属膏方。根据现代中药药理分析，这些药物能提高机体免疫功能，改善血液循环，调节心血管系统，使心肌收缩有力，舒张完全而显著，且有较强的抗菌抗病毒作用。

该方临床应用近20余年，证明了成永明教授的疲劳综合征专属膏方着力于肝郁及脾肾虚，对调补脾肾，疏肝解郁，治愈疲劳综合征有很好的疗效。

目前，慢性疲劳综合征最好的检测手段就是中医红外热成像技术。红外热成像检测显示患者头额部有成片的白色瘀热区域，提示大脑处于疲劳状态，或伴有健忘、易怒、多梦、头晕、失眠、乏力、抑郁、焦虑、情绪低落等。见附图7。

岭南疲劳综合征专属膏方

组成： 人参，黄芪，当归，五味子，升麻，柴胡，灵芝，石斛，五指毛桃，益智仁，合欢花，地骨皮，仙茅，金樱子，延胡索，煅牡蛎，川芎，北沙参，生地黄，熟地黄。

功用： 疏肝健脾，补肺益肾，醒神健脑，增强免疫，调补精气神。

适应证： 疲劳，低热（或自觉发热）或低温（手脚凉，或自觉手足怕冷），注意力不集中，记忆力差，睡眠障碍和抑郁，咽喉痛，肌肉痛，关节痛，头痛，头闷，头晕。

方解： 灵芝、石斛、五指毛桃增强免疫力。人参、黄芪补气。当归、仙茅、延胡索、川芎、生地黄活血通络，改善血液循环，调节心血管系统。柴胡、升麻解肝郁。北沙参养肝阴。五味子、益智仁、合欢花益智安神定志，改善脑功能。地骨皮清虚热。金樱子、熟地黄、煅牡蛎补先天之肾。诸药合用，共奏调补精气神之功。

七、岭南温经养血膏方

随着现代女性对自身健康的重视，“宫寒”保健已经成为一种潮流。平素贪凉（吹过冷空调），涉水淋雨，贪食寒凉食物（吃苦瓜、西瓜、冰镇水果、汽水），产后气血亏虚，未及时调理，或产后风等，均可致“宫寒”。“宫寒”

表现为痛经，月经色暗、有血块，腰腹怕冷，情绪低落，性冷淡，经期头痛呕吐等。

临床中最常见的是“宫寒”并伴有反复盆腔炎、反复阴道炎、反复宫颈糜烂的患者。病情反复持续发作，会形成下焦湿热，同时伴有宫寒的状态。患者表现为下腹痛，腰骶部酸胀，会阴部坠胀感，外阴痒，白带增多、黄臭、豆腐渣样，同时又有怕冷，经量少、有血块。这种情况调理起来更加棘手，必须一边治疗宫寒一边提高免疫力，才能把宫寒与反复下焦湿热同时治好。

成永明教授独创的温经养血膏，以桂枝、淡附片、川芎、熟地黄、当归等暖宫，以风栗壳、败酱草等清除下焦湿热，对单纯“宫寒”及宫寒合并下焦湿热有神效。常服此膏方，对女士身体大有裨益，养血补血气色好，宫暖合谐生活好。

红外热成像仪检测是简便的诊断妇科盆腔炎及评估盆腔炎阴道炎严重程度的好方法，对男性前列腺炎的严重程度的评估也较为客观。

岭南温经养血膏方

组成：桂枝，淡附片，川芎，地黄，当归，风栗壳，败酱草，白芍，灵芝，石斛，五指毛桃，艾叶，金樱子，煅牡蛎，山萸肉，虎杖。

功用：温经养血，暖宫祛邪。

适应证：宫寒，宫寒导致的痛经、月经色暗有血块、腰腹怕冷、情绪低落、性冷淡、经期头痛呕吐。

方解：宫寒病机是外寒与内寒停滞于胞宫，致气血虚弱，经络阳气不足，下焦虚寒。治疗宫寒，必须温经养血。岭南温经养血膏以四物汤为基础方加味。四物汤在此膏方中的运用要点，参照《蒲辅周医疗经验》中所讲，“四物汤为一切血病通用之方。凡血瘀者，俱改白药为赤芍。血热者，改熟地为生地。川芎量宜小，大约为当归之半，地黄为当归的 2 倍”。方中以桂枝、淡附片、川芎、地黄、当归、艾叶等暖宫，再以金樱子、煅牡蛎、山萸肉调补肾阳，以风栗壳、败酱草、虎杖等清除下焦湿热，以灵芝、石斛、五指毛桃增强免疫力。温经养血膏方对单纯“宫寒”及宫寒合并下焦湿热有神效。常服此膏方，对女士身体大有裨益，养血补血气色好，宫暖合谐生活好。

附注： 女士有妇科炎症时最好伴侣同治（男士用另外的膏方），以切断交叉感染。

八、岭南肺虚鼻炎膏方

反复上呼吸道感染、鼻炎鼻窦炎反复发作，会引起腺样体肥大，有的还伴有扁桃体肿大。临床一般表现为鼻塞、张口呼吸、流清鼻涕或黄鼻涕、眼鼻痒、打喷嚏、打鼾、鼻涕倒流致咳嗽及清嗓音或鼻衄、晨起痰中有血、目胞发青发黑。鼻炎可致鼻腔堵塞变窄，会引起大脑缺氧，继而出现头晕头痛易怒、注意力不集中、记忆力不佳、大脑发育迟滞、学习成绩下降等。如果腺样体堵得特别厉害，可以考虑手术治疗。但是手术摘除腺样体以后，由于局部的反复炎症刺激没有解除，腺样体还会重新长出来。成永明教授在门诊见过不少连续做过三四次腺样体手术的患者来向中医求治。患者和家属都饱受痛苦和煎熬。其实，治疗这一顽疾的根本在于提高患者的免疫力。对于此类患者，成永明教授建议使用肺虚鼻炎膏口服，配合蜂毒蜜膏方点涂疗法外用，效果会更加明显。症状特别严重的鼻炎患者，建议尝试成永明教授针刺蝶腭神经节治疗鼻炎鼻窦炎的方法，并配合膏方调养，效果也是非常好的。

肺虚鼻炎膏含有黄精、北沙参、灵芝等补肺扶正、增强免疫之药，又含有蜂房、蒺藜、皂角刺等治愈鼻炎顽疾之药，对各型鼻炎、鼻窦炎、腺样体肥大都有很好的疗效。

鼻炎、鼻窦炎的严重程度以及导致大脑缺氧的严重程度均可以使用红外热成像来检测评估。

岭南肺虚鼻炎膏方

组成：灵芝，石斛，五指毛桃，徐长卿，蒺藜，白鲜皮，浮萍，黄芪，白术，防风，辛夷，苍耳子，炙麻黄，桔梗，蜂房，皂角刺，川芎，细辛，延胡索，熟地黄，金樱子，益智仁，白花蛇舌草，猫爪草。

功用：补肺肾，抗过敏，增免疫，扶正气。

适应证：鼻炎，鼻窦炎，腺样体肥大，慢性鼻咽炎。

方解：灵芝、石斛、五指毛桃增强免疫力；徐长卿、蒺藜、白鲜皮、浮萍祛湿散邪，抗过敏。黄芪、白术、防风为专治免疫力低下的虚人感冒的经典方剂——玉屏风散，有补肺扶正、增强抗邪能力之功效。辛夷、苍耳子、炙麻黄宣肺通鼻、收涕止嚏。桔梗、蜂房、皂角刺、猫爪草、白花蛇舌草消解鼻甲肥大及息肉，宣通鼻窍。川芎、细辛、延胡索活血通络，改善鼻部循环，也改善鼻咽炎导致的颈椎病及头痛、头晕、鼻痛等症状。熟地黄、金樱子补肾。益智仁改善鼻腔堵塞所引起的脑缺氧，健脑醒神。

九、岭南慢性前列腺炎专用膏方

慢性前列腺炎或者伴有慢性附睾炎囊肿等，经常会有小腹部、会阴部或阴囊精索睾丸的疼痛、坠胀感，尿急、尿痛、尿不尽、尿频、便意频繁、尿淋漓不尽等症状。前列腺炎持续较久时，会引起“前列腺焦虑症”等心理疾病，故必须引起高度重视。

岭南膏方中心首席专家成永明教授的慢性前列腺炎专用膏方，对慢性前列腺炎、附睾炎、睾丸囊肿等有比较好的效果。成永明教授认为，慢性前列腺炎的治疗要包括破、补、养三个方面。

1. 破

“破”就是要活血化瘀，破血，解毒，杀菌消炎。前列腺炎很多时候是有耐药菌的，这时候中医的膏方就有独特疗效。成永明教授独创的前列腺炎专用膏方制剂中，有虎杖、夏枯草、盐霜柏、乳香、没药、延胡索、川芎、败酱草、蒲公英、紫花地丁、地黄、白花蛇舌草等，能起到非常好的杀菌消炎、清热解毒作用，能很好地消除前列腺周围、盆腔周围的一些病原体感染，并达到改善局部血液循环、促进局部新陈代谢、促进局部康复的效果。

2. 补

慢性前列腺炎、睾丸炎病程较长，患者一般都会表现出一些肾虚的症状。甚至还有一些精神症状，如精神抑郁，这就是所谓的前列腺综合征。这时候成永明教授的膏方中就加入一些调补的药物，如五指毛桃、灵芝、石斛，主要是调补肝肾、补肾阳、补肾气虚，增强免疫力。

3. 养

“养”是指所有疾病的治疗，都是三分治疗，七分调养，所以调养极为关键，如果调养做得不好，前列腺炎就会反复发作。所以成永明教授就在膏方中加入了巴戟天、淫羊藿、黄精、五指毛桃等，以养护肾气，防止复发，增强并维持免疫力。

慢性前列腺炎不及时治疗，可引起性功能障碍以及生育障碍。所以有了慢性前列腺炎不但要自己及时治疗，性伴侣最好也能一起治疗，最佳的选择就是一起服用膏方进行调治。

成永明教授使用慢性前列腺炎专用膏方治愈慢性前列腺炎病例如下。某患者，广东省湛江市人，患有前列腺炎 5 年。经膏方治疗，疗效显著。治疗前，2016 年 6 月 28 日，患者的尿液白细胞 196.20/μL，尿蛋白（++），均超出正常值很多。经过 3 个疗程膏方治疗，2016 年 9 月 22 日，患者的尿液白细胞 2.70/μL，尿蛋白转阴性，完全恢复正常。随访 2 年未再复发。

岭南慢性前列腺炎专用膏方

组成：虎杖，夏枯草，盐霜柏，乳香，没药，延胡索，川芎，败酱草，蒲公英，紫花地丁，地黄，五指毛桃，灵芝，石斛，黄精，北沙参，巴戟天，淫羊藿，金樱子，白花蛇舌草。

功用：活血化瘀，解毒攻邪，调补肾阳，增强免疫。

适应证：慢性前列腺炎，或者伴有慢性附睾炎、附睾囊肿、前列腺炎钙化灶、前列腺结石等，经常会有小腹部、会阴部或阴囊、精索、睾丸的疼痛、坠胀感，有尿急、尿痛、尿不尽、尿频、便意频繁、尿淋漓不尽等症状。

方解：慢性前列腺炎专用膏方的组方原则包括破、补、养三个方面。用虎杖、夏枯草、盐霜柏、乳香、没药、延胡索、川芎、败酱草、蒲公英、地丁、地黄、白花蛇舌草等药，可活血、化瘀、破血、解毒、杀菌、消炎。其中败酱草、虎杖、龙胆被称为“治愈前列腺炎的三剑客”，有着非常好的杀菌消炎、清热解毒作用，可以彻底消除前列腺周围及盆腔周围的一些病原体感染，其效果比阿奇霉素、罗红霉素等抗生素好很多，而且没有副作用。五指毛桃、灵芝、石斛、黄精、北沙参调补肝肾，增强免疫力。巴戟天、淫羊藿、金樱子养护肾气，增强并维持免疫力。

附注：男士有男科炎症时最好伴侣同治（女士用另外的膏方），以切断交叉感染。

十、岭南滋肾备孕膏方

孕前调理很重要。为了能够顺利怀孕、顺利生产，女士们很有必要做好孕前调理身体的工作。首先要纠正气虚血虚、宫寒怕冷的体质，调理好卵巢功能及月经，尽量使月经规律化，月经量、色、持续时间正常，无血块，无痛经。同时也要治好反复发作的盆腔炎、宫腔炎、宫颈炎、阴道炎等，为受精卵及胎儿提供一个干净卫生、功能良好的子宫内环境。还有，男女双方为了生殖细胞的质量，必须戒除熬夜、饮酒等不良习惯。岭南滋肾备孕膏主要是由熟地黄、黄精、当归、何首乌、枸杞子、龟甲胶、鹿血晶、红芪等名贵中药组成，适用于备孕女性人群，补益气血、滋补肝肾。该膏方特别适用于气血亏虚，肝肾不足，卵巢功能低下的女性患者。

滋肾备孕膏能提高怀孕的质量，也能大大增加怀孕的概率，所以在服膏期间意外怀孕也是正常情况，如果在服膏方的过程中怀孕，这个膏方不会对胎儿造成不良影响。只是如果确认了已经怀孕，就可以停止服用滋肾备孕膏。初次怀孕前，或曾经有过流产、引产、多产、多囊卵巢、卵巢囊肿、卵巢功能低下、卵巢功能早衰、子宫内膜薄、子宫肌瘤、子宫内膜息肉的女士，在再次怀孕前，应服用岭南膏方中心的滋肾备孕膏方。建议计划怀孕前1年～前3个月服用滋肾备孕膏。

2016年8月，全国首位女国医大师、成都中医药大学中医妇科学学科带头人刘敏如教授参观岭南膏方中心时，盛赞岭南膏方中心女性关爱系列膏方调配精巧、疗效显著。下图为成永明教授与中国妇科泰斗、国医大师刘敏如教授合影。

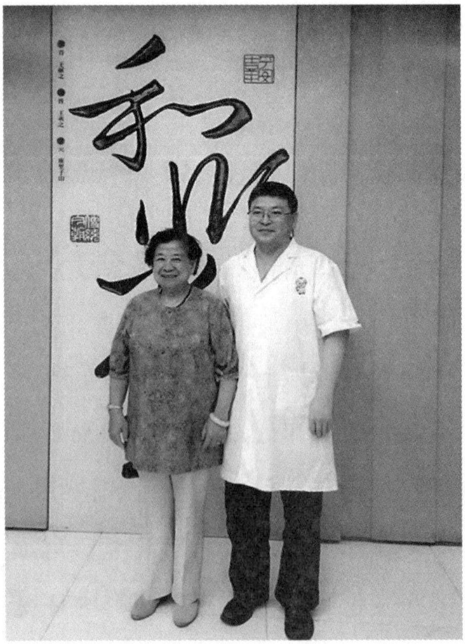

岭南滋肾备孕膏方

组成：香附，艾叶，肉桂，吴茱萸，当归，川芎，白芍，生地黄，仙茅，淫羊藿，杜仲，续断，桑寄生，菟丝子，覆盆子，怀牛膝，枸杞子，桑椹，栀子，郁金，牡丹皮，黄芪，山楂，陈皮，败酱草，龙胆，虎杖，鹿角胶，龟甲胶，阿胶。

功用：祛寒暖宫，补益气血，滋补肝肾，使女性更易受孕，并提高怀孕质量。

适应证：备孕期或结婚多年不孕。

方解：孕前调理很重要。首先就是治宫寒。《傅青主女科》云："寒冰之地，不生草木；重阴之渊，不长鱼龙；胞宫寒凉，又何能孕哉？"滋肾备孕膏方以宋朝杨士瀛《仁斋直指方》中的艾附暖宫丸为基础方加减而成，主治"妇人子宫虚冷，久无子息"。香附、艾叶、肉桂、吴茱萸温经祛寒暖宫。当归、川芎、白芍、生地黄为四物汤方组成，入肝经，能活血祛瘀，养血调经。仙茅、淫羊藿、杜仲、续断、桑寄生、菟丝子、覆盆子、怀牛膝、枸杞子、桑椹可肝肾同补，益肝滋肾，养阴生血。栀子、郁金、牡丹皮舒肝。黄芪、山楂、陈皮开胃健脾。败酱草、龙胆、虎杖清除宫内外炎症邪毒。更配以鹿角胶甘温，温补肝肾，补血益精；龟甲胶甘咸平，滋阴补血止血；阿胶甘平，补血止血，滋阴润燥。诸药合用，祛除宫寒，补益气血，滋补肝肾。经过多年的临床观察和B超检查跟踪，我们发现，滋肾备孕膏能够显著增加子宫内膜的厚度，从而使服用此膏方者更容易受孕。

十一、岭南产后调养膏方

女性产后调养的问题很重要，女性产后非常虚弱，民间"坐月子"的传统就是为了更好地调理身体，如果女性产后调理不佳，可能会留下一生的隐患，形成所谓的"月子病"，即人们常说的"一孕傻三年，一孕气血虚，一孕起风湿”。那么产后怎么调养呢？膏方是一个不错的选择。中医认为，女性产后有独特的生理病理表现，主要有以下几个方面。

1. 产后气不足而血亦虚。

2. 产后易伤损奇经八脉。

3. 产后多瘀血为患。

4. 孕产劳伤心智。

总之，元气大损、阴血骤亏、百脉空虚、又多瘀血，乃产后之病理生理特点，故有“产后多虚多瘀”之说。

针对女士产后易出现的产后多汗盗汗、疲劳乏力、产后风怕冷、肢体关节痛、失眠多梦、头晕健忘、产后抑郁焦虑、产后腰痛腹痛、产后恶露不绝、产后便秘、产后免疫力低下反复感冒、产后颈肩手腕麻痛等情况，成永明教授研制了女士产后调养膏方，有效帮助产后女士们愉快地摆脱产后出现的诸多不适。产后膏方调理的好处是，能及时补虚扶正，使气血复元、经络畅通、瘀血排尽，使心智走出抑郁、焦虑、偏执、逻辑紊乱状态，重回正常状态，恢复青春靓丽聪慧的同时，又可为孕育下一胎提早做足准备。产后调养膏方在女士产后 1 个月期满后即可开始服用，不影响正常哺乳。

岭南产后调养膏方

组成：桂枝，防风，黄芪，黄精，麦冬，天冬，红参，北沙参，枸杞子，墨旱莲，大枣，桑椹，煅龙骨，煅牡蛎，菟丝子，金樱子，山萸肉，当归，赤芍，乳香，没药，延胡索，川芎，益母草，牛膝，鸡血藤，丹参，太子参，陈皮，白术，山药，佛手，茯苓，香附，川楝子，白芍，熟地黄。

功用：调补气血，活血化瘀，健脾疏肝。

适应证：产后体虚，气血不足，疲劳，多汗，怕冷，抑郁。

方解：该膏方针对女士产后损血伤津、元气受损、瘀血内阻而形成的“多虚多瘀”的病机特点而组方。成永明教授认为产后膏方调理要掌握四个关键要点：①调补气血。②活血化瘀。③健脾养胃。④疏肝解郁。方中用桂枝、防风、黄芪、黄精、麦冬、天冬、红参、北沙参、枸杞子、墨旱莲、大枣、桑椹、煅龙骨、煅牡蛎、金樱子、菟丝子、山萸肉调补气血；当归、赤芍、乳香、没药、延胡索、川芎、益母草、牛膝、鸡血藤、丹参活血化瘀，行气通络；太子参、陈皮、白术、山药、佛手、茯苓健脾养胃；香附、川楝子、白芍、熟地黄养肝疏肝解郁。

十二、岭南强筋通痹膏方

颈肩腰腿痛是临床最常见的一种慢性筋骨疼痛病，具体包括颈椎病、肩周炎、网球肘、腰痛、背痛、胸痛、胁腹痛、腰椎间盘突出、骨质增生、骨质疏松、骶髂关节痛、膝关节痛、踝腕痛、指趾关节痛等，表现为患部的疼痛、麻木、肿胀、萎缩、抽筋等。主要是由筋骨关节的慢性无菌性炎症导致。多与职业病、身体虚弱、肝肾虚损、机体关节功能减退有关。成永明教授以《黄帝内经》“肝主筋，肾主骨”为抓手，参考南京市中医院的慢性腰腿痛膏方配方，研制出岭南强筋通痹膏。该膏方的组成有山茱萸、菟丝子、狗脊、乌梢蛇、羌活、独活、龟甲胶、蜂房、两头尖等名贵中药。重点在于补肝肾、强筋骨，适用于肝肾不足、气滞血瘀的人群，尤其是颈椎病、腰椎间盘突出、腰肌劳损、坐骨神经痛、骨质增生、风湿、类风湿等见颈腰腿痛、足跟痛、手麻脚麻的患者。临床使用十余年，患者普遍反映效果非常好。

中医红外热成像可以直观了解到人体肢体关节经络气血运行情况，形象展示“不荣则痛”“不通则痛”的病理机制。颈肩腰腿痛患者非常适合进行中医红外热成像检测。红外热成像检测能够确定病变的部位、性质，对寻找阿是穴等疼痛点有很好的帮助。同时，红外热成像还能确定风湿、类风湿的病情轻重以及预后情况。

岭南强筋通痹膏临床疗效参见附图 8、9 所示。

岭南强筋通痹膏方

组成：熟地黄，山茱萸，黄精，杜仲，枸杞子，淫羊藿，菟丝子，补骨脂，丹参，川芎，当归，蒲黄，桃仁，红花，牛膝，两头尖，三七，乳香，没药，千斤拔，五灵脂，黑老虎，延胡索，独活，蜂房，走马胎。

功用：调补肝肾，强健筋骨，通络止痛。

适应证：颈肩腰腿痛，各种关节炎，风湿病。

方解：慢性筋骨疼痛性疾病目前比较多发。其病机主要是肝肾不足，筋软骨弱。方中以熟地黄、山茱萸、黄精、杜仲、枸杞子、淫羊藿、菟丝子、补骨脂等滋补肝肾；丹参、川芎、当归、蒲黄、桃仁、红花、牛膝、两头尖等活血化瘀；三七、乳香、没药、五灵脂、延胡索、千斤拔、黑老虎、独活、蜂房通络止痛除痹。岭南强筋通痹膏方的重点在于补肝肾、强筋骨，适用于肝肾不足、气滞血瘀的人群，尤其是颈椎病、腰椎间盘突出、腰肌劳损、坐骨神经痛、骨质增生、风湿、类风湿等见颈腰腿痛、足跟痛、手麻脚麻的患者。要强调的是，千斤拔是岭南地区最常用的跌打风湿骨痛要药。《岭南采药录》说千斤拔能“祛风去湿，治手足痹痛、腰部风湿作痛，理跌打伤，能舒筋活络”。走马胎为中国岭南民间常用的跌打风湿药，具有很好的通经活络除痹作用。广东地区有“两脚行不开，不离走马胎”之说，可见走马胎在恢复关节功能、解除肌肉劳损、活血、行血等方面功效卓著。

十三、岭南镜人益寿膏方

据 2021 年最新的统计表明，2020 年我国 50 岁及以上中老年人口已经达到 3.6 亿人，占总人口比例的 25.5%。人到中老年后，脏腑功能渐渐衰退，抗病能力逐渐下降，血管硬化斑块变窄，血脂血糖等代谢性障碍开始出现。所以中老年人最应该长期使用膏方调理身体。成永明教授总结出老年人使用膏方的三大要点：①血管要通畅；②免疫要增强；③代谢性疾病时时防。

成永明教授吸取中医膏方泰斗、88岁高龄的国医大师张镜人教授和98岁高龄的国医大师颜德馨教授的膏方养生经验，研制出了岭南镜人益寿膏，主要由党参、白术、杜仲、灵芝、白芍、当归、熟地黄、龟甲胶、丹参等组成，适用于中老年人养生保健。该方五脏并举、通补相宜，重在平衡人体阴阳，用于调治人体精、气、神，有非常好的疗效，主要表现在以下四个方面：①防治血脂、血糖、尿酸、胆固醇等人体过剩之水谷精微致病；②疏通血管，改善微循环，增强心脑等脏腑功能；③防治脑卒中（出血或梗死）及中风后遗症、阿尔茨海默病、老年失眠头晕健忘；④增强免疫力。

在镜人益寿膏方临床应用过程中，成永明教授为98岁的老红军王功昌同志长期做膏方、蜂疗、灸疗保健工作，已经持续10余年。成永明教授也为86岁高龄的中国著名主流媒体《南方周末》主编赖海晏教授提供膏方、蜂疗、灸疗保健10余年。

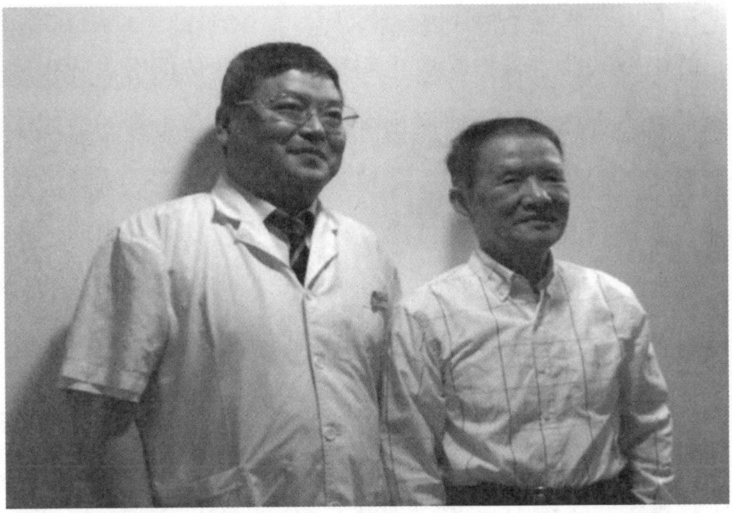

成永明教授与原《南方周末》主编赖海晏教授在一起

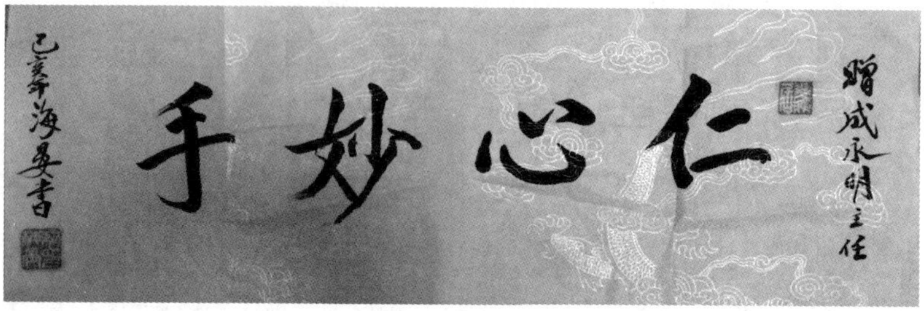

原《南方周末》主编赖海晏教授为成永明教授的题字

岭南镜人益寿膏方

组成：山茱萸，杜仲，熟地黄，茯苓，桑椹，菟丝子，天冬，麦冬，五味子，北沙参，枸杞子，白芍，天花粉，郁金，柴胡，瓜蒌子，薤白，绞股蓝，法半夏，决明子，火麻仁，丹参，红花，山楂，川芎，生地黄，赤芍，水蛭，益智仁，龟甲胶，鹿角胶。

功用：五脏并举，通补相宜，重在平衡人体阴阳（重点在于通血管、增免疫、防三高）。

适应证：中老年人血管硬化，免疫力低下，代谢性疾病，阿尔茨海默病，中风后遗症，老年失眠头晕健忘。

方解：岭南镜人益寿膏方是成永明教授吸取两位国医大师张镜人教授和颜德馨教授的膏方养生经验，研制出来的岭南镜人益寿膏，适用于中老年人养生保健。其中，山茱萸、杜仲、熟地黄、茯苓、桑椹、菟丝子长补先天之本肾。天冬、麦冬、五味子、北沙参、枸杞子、白芍养肝柔肝。天花粉、郁金、柴胡、瓜蒌子、薤白、绞股蓝、法半夏、决明子、火麻仁、丹参、红花、山楂，祛除痰浊，降脂，降糖，降压。川芎、生地黄、赤芍、水蛭，活血化瘀，通血管。益智仁健脑醒神。龟甲胶滋肾阴。鹿角胶补肾阳。这个膏方最关键的是五味子。《慈禧光绪医方选议》中记载到慈禧养生喜用五味子膏（就只有五味子、蜂蜜两味药）。五味子有延年益寿、益智安神作用，对老年人肝肾亏虚，心虚气弱，容易疲劳，健忘，反应迟钝，心悸不宁，失眠多梦，焦虑头晕等，有非常好的疗效。

十四、岭南抗肿瘤膏方

抗击肿瘤，膏方调养很有必要。肿瘤病的发生与发展，与正虚邪实有关。在正常人体内，基因突变产生癌细胞的现象每天有200次以上，但人体有很强的免疫修复能力，可以修复癌变基因并吞噬癌变细胞，使癌细胞不至于泛滥生长，这就是“正邪斗争”。

中医中药的参与主要是在肿瘤病情的缓解期，或者是正在进行手术、放化疗时，或者针对已经完成手术、放化疗的患者。中医中药的主要任务是减毒增效、增强免疫力、改善临床症状、提高生活质量。龙葵、半边莲、半枝莲、白花蛇舌草、蜂房、蛇莓、苦参、白茯苓、香菇多糖等均是成永明教授防治肿瘤的膏方中常用的抗肿瘤、攻邪的中药。除此之外，成永明教授的抗肿瘤膏方中还用到灵芝、石斛、人参、五指毛桃、薏仁、女贞子、黄精、红芪、淫羊藿、红豆杉等扶正中药。总之，攻补兼施是中医抗肿瘤常用的治则治法。不少西医医生质疑中医药，认为中医药是肿瘤患者最后关头的安慰剂，这是不对的。我国三位最著名的西医肿瘤专家汤钊猷院士、张学敏院士和孙燕院士，多次在学术论坛上肯定中医药辅助治疗肿瘤的作用。其中，汤钊猷是肿瘤外科专家，他还经常亲自用中药膏方给肿瘤患者调治身体。

前不久英国《自然·通讯》杂志刊登了一项重磅研究，一名罹患晚期转移性乳腺癌的患者，在经过增强自身T细胞免疫功能的治疗后，全身的肿瘤竟消失得无影无踪。很多扶正攻邪的中药如苦参、黄精、灵芝、石斛等已经被证实具有显著的增强T细胞免疫功能的作用。著名肿瘤分子生物学家张学敏院士“反复发作的炎症及慢性炎症会诱发肿瘤”的实验成果已被世界公认，原诺贝尔生理或医学奖评委会主席古斯塔夫曾撰文称，提前介入增强免疫力的做法，为肿瘤的预防和治疗带来了新希望。因此，成永明教授认为治疗肿瘤的关口应该前移，需提前着手防治。所以，有反复的、慢性炎症的人群建议常服扶正固本膏方。有家族性肿瘤史的人群及经基因检测有发生肿瘤倾向的人群，长期使用成永明教授研制的增强免疫力的扶正固本膏方，可有效防止肿瘤的发生。

实践证明，肿瘤患者服用岭南膏方中心的抗肿瘤膏方，或者肿瘤患者在放、化疗期间配合服用抗肿瘤膏方，对延长寿命、提高生存质量有很大帮助。肿瘤易发人群服用抗肿瘤膏方，可以稳定细胞基因，预防基因突变，从而切实避免肿瘤的发生。

岭南抗肿瘤膏方

组成：龙葵，半边莲，半枝莲，白花蛇舌草，蜂房，蛇莓，苦参，红豆杉，香菇多糖，灵芝，石斛，人参，五指毛桃，薏仁，女贞子，黄精，红芪，淫羊藿。

功用：扶正祛邪，增强免疫，提高生活质量。

适应证：各种肿瘤患者，或者肿瘤患者术后调理。各种癌前病变患者。

方解：在肿瘤防治方面，中医中药的主要任务是减毒增效、增强免疫力、改善临床症状、提高生活质量。龙葵、半边莲、半枝莲、白花蛇舌草、蜂房、蛇莓、苦参、白土苓、香菇多糖等均是成永明教授防治肿瘤的膏方中常用的抗肿瘤的攻邪中药。除此之外，还用到灵芝、石斛、人参、五指毛桃、薏苡仁、女贞子、黄精、红芪、淫羊藿等中药，以扶正固本，增强免疫力。总之，攻补兼施是中医抗肿瘤的常用治则治法。

十五、岭南益肾固精膏方

随着人们生活节奏的加快，各种压力（职场竞争、房贷催交、炒股盈亏、子女就学等）增大，再加上长期抽烟、喝酒、应酬、熬夜等不良生活习惯，男性肾虚变得越来越常见，表现为腰酸腿软、疲劳乏力、怕冷、性冷淡、下腹部空虚感、阳痿、早泄、尿不尽、尿无力、精子活力降低、畸形精子增多、不育等。

针对男性肾虚的困境，成永明教授研制了岭南益肾固精膏。该膏方主要由菟丝子、淫羊藿、杜仲、龙骨、牡蛎、山茱萸、龟甲胶、水蛭等中药组成。主要适用于阳虚质人群，尤其适用于男性肾精不足而见腰酸、膝软或阳痿早泄等症者。

肾为先天之本，肾阳是人体阳气的根本，也称元阳。肾虚以后，人体其他脏腑也会随之出现功能减退，进而引起免疫力下降，变生他症，即所谓“肾虚则五脏虚，肾强则五脏强”。所以一旦发现男士有肾虚阳痿早泄、腰膝酸软、举而不坚等情况出现，就应使用膏方等传统疗法进行调理。

用膏方调养肾虚，男性以益精为主。开具膏方时，要以成永明教授的岭南益肾固精膏基本方为基础，再根据个人症状、体质、年龄、既往病史等因素的不同，判断阴虚、阳虚、气虚、血虚的偏向，辨证制定膏方，这样做的话，必然能收到很好的效果。

岭南益肾固精膏方的临床应用实例参见附图 10、11、12 所示。

岭南益肾固精膏方

组成：制附子，肉桂，仙茅，狗脊，菟丝子，锁阳，肉苁蓉，鹿茸，桑螵蛸，淫羊藿，巴戟天，补骨脂，水蛭，阳起石，熟地黄，山茱萸，黄精，杜仲，枸杞子，女贞子，制何首乌，桑椹，泽泻，茯苓，牡丹皮。

功用：益肾固精。

适应证：腰酸腿软、疲劳乏力、怕冷、性冷淡、下腹部空虚感、阳痿、早泄、尿不尽、尿无力、精子活力降低、畸形精子增多、不育症等。

方解：以制附子、肉桂、仙茅、狗脊、菟丝子、锁阳、肉苁蓉、鹿茸、桑螵蛸温阳补肾，再加淫羊藿、巴戟天、补骨脂、水蛭、阳起石，可以大大增强温补肾阳、壮阳起痿之力。以上为单纯补阳的治疗方案。成永明教授认为“单纯补阳易上火，善补阳者，必于阴中求阳，阳从阴生，则徐徐生化，必能阳得补，而不上火”，故方中又以熟地黄、山茱萸、黄精、杜仲、枸杞子、女贞子、制何首乌、桑椹滋补肾阴。方中还配有泽泻、茯苓利水渗湿泄浊，牡丹皮清泄肝火，三药于补中寓泻，使邪去则补乃得力，并防滋阴药之腻滞。诸药合用，温而不燥，滋而不腻，助阳之弱以化水，滋阴之虚以生气，使肾阴充实，肾阳振奋，气化复常，则诸恙自除。

十六、岭南蜂毒蜜膏方

蜂毒蜜膏方是素有“岭南蜂疗第一人”之称的广州中医药大学附属祈福医院传统疗法中心主任暨广东省中医院著名专家、岭南膏方中心首席专家成永明教授发明的一种外治膏方疗法。

蜂毒蜜膏方点涂疗法是成永明教授独创的岭南中医无痛蜂疗法的升级版“岭南中医无痛蜂疗法”的核心内容之一，是一种适宜推广的中医技术，它将蜂毒与纯正的鸭脚木蜜混合，根据不同的适应证在咽喉鼻腔或患处进行点涂。其作用机理是，蜂毒被稀释一百倍后，仍具有显著的增强免疫及抗细菌抗病毒的作用。鸭脚木蜜本身也具有增强免疫、消除疲劳、补脾益肠润肺、抗各种细菌、抗各种病毒的功能，可以起到润喉利咽、通鼻、化痰止咳、缓急止痛、止呕止泻的作用。蜂毒与蜂蜜混合，作用相互协同，效果相得益彰。其特点是局部使用，味道甘甜，效果显著，无不良反应，能明显减少抗生素的使用，成人及儿童均乐于接受，孕妇也可以使用。

鼻炎、鼻窦炎、腺样体肥大，症见流鼻涕、打喷嚏、鼻塞者，用棉签蘸取蜂毒蜜（最好是熊胆型蜂毒蜜）膏方少许，点涂鼻腔内部（深入鼻腔内部不超过 1 厘米），每天 4 ～ 5 次，流鼻涕、打喷嚏、鼻塞等症状会很快好转。

急慢性咽喉炎、疱疹性咽峡炎、化脓性扁桃体炎、急慢性声带炎等引起的咽痛咽痒、声音嘶哑、咳嗽、咽喉有痰、清嗓音、口腔溃疡等，用棉签蘸取蜂毒蜜少许（约1毫升）放入口中含服，每天4～5次。每次含服完蜂毒蜜膏方之后30分钟之内不要吃东西、喝水。坚持使用，能很快缓解上述症状。平时经常使用，可以预防鼻炎及咽喉声带炎症的发作。《人民日报》《羊城晚报》《南方日报》《广州日报》等报刊均报道过成永明教授使用蜂毒蜜膏方的经验，见下图。

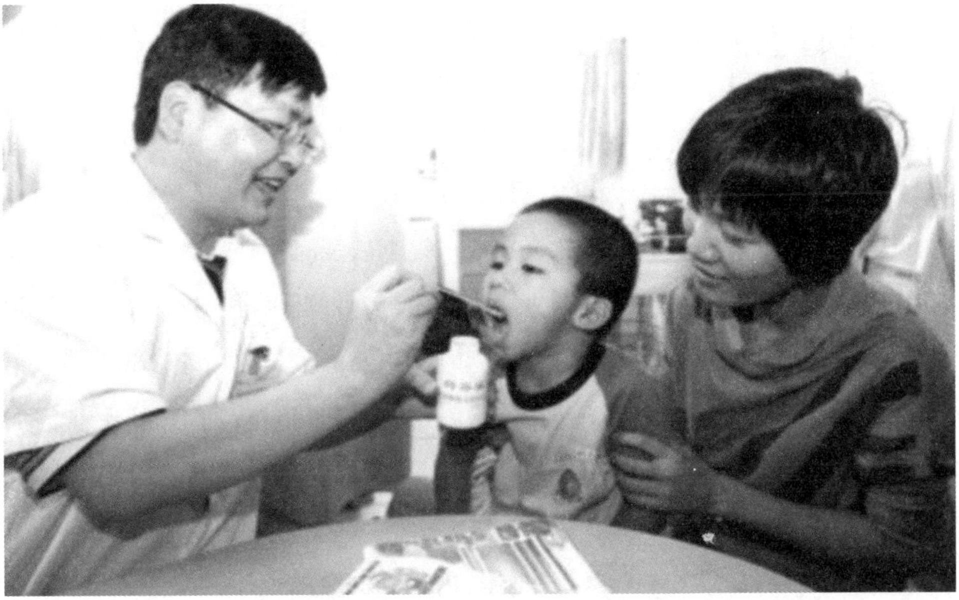

成永明教授蜂毒蜜膏方临床应用实例

岭南蜂毒蜜膏方

组成：鸭脚木蜂蜜，蜂毒。

功用：增强免疫力，润喉利咽，通鼻止涕，化痰止咳，缓急止痛，止呕止泻。

适用证： 鼻炎，鼻窦炎，腺样肥大，流鼻涕、打喷嚏、鼻塞，急慢性咽喉炎，疱疹性咽峡炎，化脓性扁桃体炎，急慢性声带炎，咽痛咽痒，声音嘶哑，咳嗽，咽喉有痰，清嗓音，腹痛、呕吐、腹泻。

方解： 蜂毒蜜膏方是一种闻名全国的岭南民间特色疗法，它将蜂毒与纯正的鸭脚木蜜混合，根据不同的适应证在咽喉鼻腔或患处进行点涂。其作用机理是，蜂毒被稀释一百倍后，仍具有显著的增强免疫及抗细菌抗病毒的作用。鸭脚木蜜本身也具有增强免疫、消除疲劳、补脾益肠润肺、抗各种细菌、抗各种病毒的功能，可以起到润喉利咽、通鼻、化痰止咳、缓急止痛、止呕止泻的作用。蜂毒与蜂蜜混合，作用相互协同、效果相得益彰，其特点是局部使用，味道甘甜，效果显著，无不良反应，能明显减少消炎药的使用机会，成人及儿童均乐于接受，孕妇也可以使用。平时经常使用，可以预防鼻炎及咽喉声带炎症的发作。多年来，很多领导及知名歌星都把蜂毒蜜膏方作为自己以及孩子的嗓子的保护神。儿童患疱疹性咽峡炎时，咽喉满布疱疹，迅速含服几次蜂毒蜜，能很快缓解咽痛拒食、流涎、吞咽困难、发热等症状。孕妇感冒咳嗽流涕时，不便使用药物，这时使用蜂毒蜜点涂治疗，起效快，不伤害腹中胎儿。儿童吐泻时，含服有蜂毒的蜜，可以达到快速止呕止泻的效果。

十七、岭南净血化瘀膏方

“体检时血尿酸的数值很高，但是身体并没有关节痛、脚趾痛等表现。请问医生要不要处理呢？”“医生，我血脂高、胆固醇高、血糖高，有何办法调理呢？”像上面这样的一系列问题，在成永明教授的门诊，几乎每天都要被问到很多遍。血尿酸长期处于较高水平，会对肝肾以及心脏、关节等脏器、组织造成损伤，所以对类似的代谢综合征，如高尿酸血症、高胆固醇血症、高脂血症、高血糖症等，在做好饮食控制、体育锻炼、药物调理的同时，最好使用中医膏方、针灸、推拿、蜂疗等方法及时介入，特别是中医的膏方调理，对防治各种代谢综合征来说值得推荐。

成永明教授针对各种代谢综合征研制的岭南净血化瘀膏，非常受患者喜欢。坚持服用岭南净血化瘀膏一段时间后，很多人的血尿酸、血脂、胆固醇、血糖都有了一定程度的下降。

岭南净血化瘀膏，主要由绞股蓝、苍术、白术、决明子、土茯苓、山楂、鸡内金、天花粉等中药组成。适用于痰湿体质人群，尤其适用于形体偏胖、大便黏腻、头晕头胀、食滞痰多，且西医体检有血糖高、血脂高、胆固醇高、尿酸高的患者。

岭南净血化瘀膏方

组成：绞股蓝，苍术，薏苡仁，半夏，萆薢，延胡索，制天南星，丹参，路路通，蜂房，徐长卿，川芎，牛膝，白术，决明子，土茯苓，山楂，鸡内金，制何首乌，虎杖，柴胡，泽泻，大黄，姜黄，灵芝，石斛，天花粉，生地黄，葛根，麦冬，知母，北沙参，黄精，黄芪，西洋参，生晒参，益智仁。

功用：祛除痰湿，通经活络，渗利降浊，净化血液。

适应证：痰湿体质人群，且西医体检有血糖高、血脂高、胆固醇高、尿酸高的患者。

方解：山楂、绞股蓝、柴胡、虎杖、泽泻、大黄、姜黄、灵芝、何首乌、决明子等中药材，能明显降低血脂、胆固醇。绞股蓝、苍术、白术、土茯苓、薏苡仁、鸡内金、海金沙、金钱草、萆薢、益智仁等中药利水祛湿降尿酸。延胡索、制天南星、丹参、路路通、蜂房、徐长卿、川芎、牛膝活血化瘀通络。石斛、天花粉、生地黄、葛根、麦冬、知母、北沙参、黄精、黄芪、西洋参、生晒参补气生津，养阴补虚。

膏方中虎杖，性微寒，具有活血通经和利湿功能，传统用于治疗风湿、痹痛、黄疸、闭经、痛经等。现代药理研究证明，虎杖含蒽醌类化合物和多种黄酮类成分，有降低胆固醇和三酰甘油的作用。灵芝含甾醇、生物碱、蛋白质、多糖类等，具有益精气、强筋骨之功效，主治精神疲乏、心悸失眠、高血压、高胆固醇血症、脑血管硬化等。山楂含山楂酸、苹果酸、枸橼酸、咖啡酸、内脂、脂肪、金丝桃苷、解脂酶、鞣质、蛋白质、槲皮素、核黄素、胡萝卜素、糖类及维生素类等多种成分，药理研究发现，家兔连服山楂制剂 3 周后，血清胆固醇显著下降。山楂、丹参、延胡索等配伍，可用于治疗高脂血症、高血压、冠心病所致的胸闷隐痛。何首乌含丰富的卵磷脂（4% ～ 4.2%）、淀粉等，有助于脂肪运转。何首乌所含蒽酯衍生物主要为大黄酚及大黄泻素，其次为大黄酸、大黄素甲醚等，能使肠蠕动增强，并抑制胆固醇吸收。何首乌还能阻止胆固醇在肝内沉积、在血清中滞留或渗透到动脉内膜中，以减缓动脉粥样硬化形成。

十八、岭南肺虚久咳膏方

岭南肺虚久咳方是岭南膏方中心成永明教授研制的实用膏方之一。成永明教授在长期的临床实践中总结出：长期反复的咳嗽，久治不愈，一般经中医经络脏腑气血虚实检测以及 TTM 红外热成像检测，会发现肺气虚、肺肾虚、脾肺气虚、肺脾肾虚、肾不纳气、肺气上逆、痰湿蕴肺、痰浊阻肺、木火乘金、金水不相生等证型。成永明教授认为久咳以虚证为主，很多时候要用到补肺敛肺、提高肺部免疫力的入肺经的要药——蛤蚧。蛤蚧正是成永明教授岭南肺虚久咳方的君药。

蛤蚧是一种中医传统而经典的补益药。蛤蚧味咸，性平，归肺、肾经。《圣惠方》的蛤蚧丸中以蛤蚧为君药，配伍贝母、紫菀、苦杏仁等药治疗长期反复咳嗽，效果非常显著。

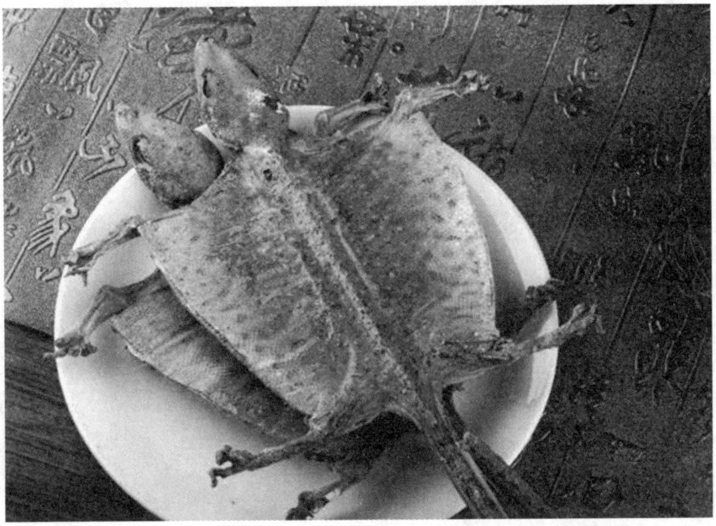

蛤蚧

临床中常见一些中老年人反复出现口渴、咽干、久咳、清嗓音等症状，且饮水不能缓解。实验室检查血糖或高或不高。此时用蛤蚧配伍石斛、沙参、玉竹、麦冬、天冬等配成膏方，有非常好的解除口干口渴的效果。《本草纲目》作者李时珍盛赞蛤蚧，认为“补肺定喘止咳，肺痿咳血，气虚津伤久咳者适宜之”。

成永明教授研制的岭南肺虚久咳膏方所用蛤蚧、灵芝、石斛、熟地黄、山茱萸、菟丝子、白芥子、炙麻黄等主药，有很强的益肾敛肺、止咳平喘功效，适用于肺虚而见久咳不愈或咳嗽反复发作的患者。常见的慢性咽喉炎、支气管炎、哮喘、肺炎、肺气肿、慢阻肺、过敏性咳嗽、鼻后滴漏综合征（鼻炎引起的咳嗽）等患者，很适合使用岭南肺虚久咳膏方。

岭南肺虚久咳膏方

组成：黄芪，白术，防风，党参，茯苓，甘草，山药，白扁豆，灵芝，石斛，五指毛桃，菟丝子，沙苑子，金樱子，补骨脂，沙参，枸杞子，山萸肉，百合，熟地黄，麦冬，女贞子，旱莲草，五味子，桑白皮，紫菀，北杏仁，陈皮，半夏，枇杷叶，前胡，白前，紫苏子，白芥子，旋覆花，厚朴，蛤蚧。

功用：补气敛肺，健脾益肾，止咳平喘。

适应证：久咳不愈，或咳嗽反复发作。

方解：方中以黄芪、白术、防风（即玉屏风散）补肺固表。党参、茯苓、甘草、山药、白扁豆健脾益气。灵芝、石斛、五指毛桃增加免疫力。菟丝子、沙苑子、金樱子、补骨脂补肾阳。沙参、枸杞子、山萸肉、百合、熟地黄、麦门冬、女贞子、旱莲草补肾阴。五味子、桑白皮、紫菀、北杏仁、陈皮、半夏、枇杷叶化痰止咳。前胡、白前、紫苏子、白芥子、旋覆花、厚朴降气化痰。蛤蚧补肺益肾，定喘止咳。诸药合用，能让反复咳嗽及久咳不愈者迅速恢复健康。

十九、岭南龙虱补肾膏方

反复遗尿、尿床是儿童神经系统发育迟缓，神经中枢整合功能差，导致膀胱憋尿时不能及时唤醒自己的表现。家长必须重视儿童遗尿。作为国家卫生健康委员会全国小儿遗尿中医诊疗方案制定小组成员之一的成永明教授提醒家长，长期遗尿会给儿童带来心理问题，产生自卑感，从而影响孩子的性格和情感认知。儿童时期遗尿不及时治疗，拖到成年以后，会形成成人遗尿症。有些儿童有先天脊柱裂、脊膜膨出，有些成人产后盆底松弛或尿道括约肌松弛，或尿路感染，这些情况容易产生漏尿、多尿、尿频、尿不尽等。以上这几种遗尿、漏尿的病症都属于中医“肾虚”的范畴。岭南膏方中心成永明教授的岭南龙虱补肾膏对成人及儿童的遗尿、漏尿均有很好的疗效。

龙虱是成永明教授岭南龙虱补肾膏方中必须重用的一味药材。龙虱搭配调补肺脾肾的药材如人参、五指毛桃、金樱子等，熬成膏以后，其补肾健脾益肺、提高免疫、抗疲劳的作用，比普通的煲汤疗法以及煎煮中药疗法的效果能够增加很多。很多遗尿、漏尿的患者，或者曾使用过中药调理效果不佳，或者也使用过龙虱煲汤、煲中药，效果也不好，但他们使用成永明教授秘法熬制的含有龙虱的膏方进行调理之后，依然能够收到较明显的效果，这也是成永明教授岭南系列膏方的神奇之处。

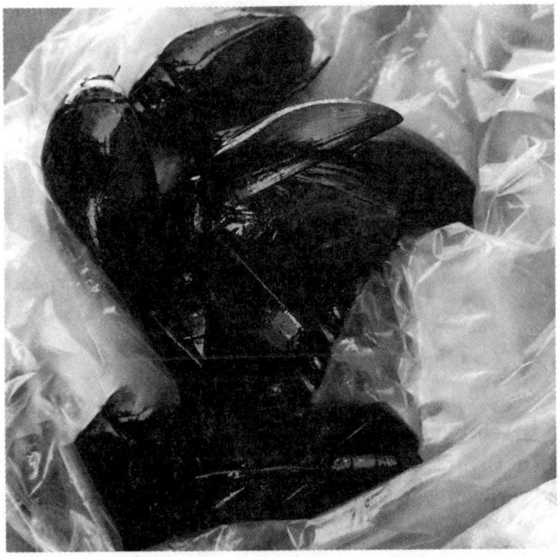

龙虱

成永明教授的临床经验是，龙虱有很好的补肾止遗（止遗尿、止遗精）、健脑益智、养血除乏、健脾补气、扶正固本作用。

成永明教授认为，从西医的角度讲，龙虱具有显著的抗疲劳、提高免疫力作用，能起到促进神经系统发育及脑部脊髓中枢功能协调的作用。

总之，成人肾虚漏尿、夜尿多、尿失禁，儿童肾虚遗尿、尿床，首选成永明教授的龙虱补肾膏。

儿童肾虚遗尿、尿床的红外检测成像如附图 13 所示。

岭南龙虱补肾膏方

组成：金樱子，芡实，龙虱，山药，益智仁，补骨脂，山药，桑螵蛸，煅牡蛎，熟地黄，乌药，覆盆子，菟丝子。

功用：补足肾气，缩尿止遗。

适应证：成人肾虚漏尿、夜尿多、尿失禁，儿童肾虚遗尿、尿床。

方解：方中芡实、金樱子、龙虱三药为治疗遗尿的黄金搭档，是成永明教授治疗成人以及小儿遗尿的常用组合，因为芡实生于水，金樱子生于陆地，龙虱在空中飞，成永明教授特称这三者为水陆空“遗三仙”或“止遗尿三剑客”。金樱子中含有大量的酸性物质和皂苷，具有制约膀胱括约肌、延长排尿时间间隔、增加每次排出尿量的作用，对于尿频、遗尿效果均好。芡实被誉为“水中人参”，有健脾益肾、固精止遗的强大作用。龙虱更是被岭南地区广泛用来治疗遗尿。这三者治疗遗尿，药食同源，安全有效，是为君药。益智仁辛温，温补脾肾，固精气，缩小便，止遗尿，同时又可以促进脑细胞发育，改善脑神经的整合功能，使患者大脑更容易接受到膀胱尿液充满时膀胱括约肌张力增高时所发出的排尿信号，从而及时唤醒患者起床排尿。补骨脂、山药、桑螵蛸、煅牡蛎、熟地黄、乌药、菟丝子、覆盆子健脾补肾，固涩止遗。临床使用中，建议在服用岭南龙虱补肾膏方的同时，坚持配合做一段时间的无痛蜂疗以及蜡疗，收效会更快。

二十、岭南养颜祛痘膏方

我们常说的青春痘（即痤疮）是皮肤科最常见的慢性炎症性毛囊皮脂腺疾病，各年龄段均可患病，但以青少年发病比例较高。皮损好发于面颊、额部、鼻唇沟、下颌、口周，其次是胸部、背部、肩部。其发病主要与性激素水平、皮脂大量分泌、痤疮丙酸杆菌增殖、毛囊皮脂腺导管的角化异常及炎症等因素相关，部分患者疾病的发生还与遗传、免疫、内分泌障碍、情绪及饮食等因素相关。

岭南养颜祛痘膏方

组成：生地黄，玄参，山栀子，茵陈蒿，黄芩，黄柏，苍术，黄连，野菊花，苦参，牡丹皮，金银花，蒲公英，桔梗，蜂房，土茯苓，川牛膝，丹参，制大黄，甘草，皂角刺，天花粉，白芷，桃仁，红花，地榆，赤芍，紫花地丁，紫背天葵，灵芝，石斛，虎杖，龙胆草，败酱草。

功用：祛痘养颜，防治痤疮。

适应证：青春痘。

方解：方中以金银花、野菊花、蒲公英、紫花地丁、紫背天葵组成五味消毒饮。该方出自中医古典名著《医宗金鉴》，具有清热解毒泻火的功效，是治疗痤疮的最常用处方。黄连、黄柏、黄芩、大黄、苦参、土茯苓、苍术清热燥湿杀虫解毒。皂角刺、天花粉、桔梗、蜂房托脓毒外出，促使痤疮疮面愈合。灵芝、石斛增强免疫力。虎杖、龙胆草、败酱草、茵陈清热解毒，清肝胆火。桃仁、红花、赤芍、丹参、生地黄、牛膝活血化瘀，改善循环。山栀子、玄参清心火。生榆、白芷生肌敛疮。甘草调和诸药。

二十一、岭南预防瘟疫膏方

在世界历史长河中，很多民族因战争、瘟疫等而未能延续下来。唯有中华民族的历史从来没有间断过，其中强大的中医药呵护是不可或缺的因素，这使得每次瘟疫来袭，中华民族都能顽强地度过。

岭南之地湿气较重，从古至今都是疫病流行的高发地区。魔高一尺，道高一丈，勤劳勇敢的岭南民众积累了抗击疫病、预防瘟疫的丰富经验。在与疾病斗争的过程中，岭南地区特有的一些中草药的应用经验，逐渐被总结提炼，并上升为岭南道地药材，成为岭南中医文化的一张张响亮的名片。许多传染病比如登革热、猩红热、恙虫病、水痘、麻疹等，国家相关机构发布的传染病诊疗方案中，均重点推荐了中医药的预防和治疗方案。在给出的中药处方中，包括新会陈皮、广藿香、广槟榔、五指毛桃、化州橘红、虎杖、青蒿等多种岭南道地药材，这说明岭南道地药材在预防和治疗传染病方面的疗效已被认可。

成永明教授先后经历了多次重大传染病，并始终战斗在临床第一线。在长期的临床中，他结合古代及现代人抗击疫病经验，发挥“无疫防疫、有疫治疫”的中医药全程参与原则，总结出岭南预防瘟疫膏方，以增强人体免疫力，对抗疫疠之气。传染病来袭之时，除了给自己及家人、亲戚朋友做好严格的消毒和隔离措施之外，也要注意增强免疫力，以达到《黄帝内经》所说的“正气存内，邪不可干”的境界。增强免疫力，除了按时作息、不熬夜、多锻炼等基本要求外，服用岭南预防瘟疫膏方，也是一种非常好的防疫方法。岭南预防瘟疫膏方含有灵芝、石斛、五指毛桃等增强免疫力的中药，也含有新会陈皮、广藿香、广槟榔、化州橘红、虎杖、青蒿等多种具有祛湿健脾补肺功效的岭南道地药材，还含有蒲公英、金银花、黄芩等具有强力抗菌灭毒作用的中药。诸药相互协同配合，扶正与祛邪兼顾，达到增强免疫、抗击疫病的目的。

岭南预防瘟疫膏方

组成：灵芝，石斛，藿香，厚朴，法半夏，茯苓，柴胡，黄芩，党参，杏仁，薏苡仁，防风，白术，豆蔻，淡豆豉，通草，桔梗，滑石，五指毛桃，虎杖，鱼腥草。

功用：祛湿健脾补肺，增强免疫力，预防瘟疫。

适应证：传染病流行期间服用此膏方，可以增强免疫力，预防感染。适用于各种温病疫疠的易感人群、隔离观察者、可疑患者、轻症患者以及康复期患者。

方解：成永明教授的岭南预防瘟疫膏方同时参考了古代医家及现代防治疫病专家的经验，重点使用岭南道地药材防疫抗疫，把具有丰富防击疫病历史的岭南医学发挥得淋漓尽致。经过多年的临床使用，因疗效显著，深得岭南及各地民众的欢迎。

方中以灵芝、石斛、五指毛桃、防风、白术、党参为君药，这些药材都是岭南地区常用的煲汤食材，药食同源，久服能强身心、增免疫，而不伤人。苍术是温中健脾燥湿的良药，芳香去浊利湿，并能够杀伤人体内的病毒细菌。柴胡、黄芩清温透表解毒。虎杖、鱼腥草、桔梗清热解毒。滑石、通草利水渗湿，常被古人用于治疗瘟疫。方中含有的藿朴夏苓汤出自《医原》，该方能宣通气机、燥湿利水，主治湿热病邪在气分而湿偏重者。方中淡豆豉、藿香芳化宣透以疏表湿，使阳不内郁；藿香、豆蔻、厚朴芳香化湿；厚朴、半夏燥湿运脾，使脾能运化水湿，不为湿邪所困；再用杏仁开泄肺气于上，使肺气宣降，则水道自调；茯苓、薏苡仁淡渗利湿于下，使水道畅通，则湿有去路。现代药理研究表明，藿朴夏苓汤中，藿香具有抗菌、抗病毒、助消化、解痉、镇痛、镇吐、抑制胃肠推进运动、促进胃肠功能正常化、恢复肠道黏膜损伤性炎症等作用。杏仁、半夏、豆蔻等具有平喘、镇咳、化痰等功能，厚朴、半夏、豆蔻等有助于消化，茯苓、薏苡仁等具有较强的利尿作用，淡豆豉还具有降温作用。在传染病的防治方面，中医无论是预防，还是治疗，都是以提高人体的正气（免疫力）为关键，特别是大范围传播的烈性传染病，尤其要增强全民的正气。只有让全民拥有抗击疫疠之气的能力，才能有效防控瘟疫的流行。

二十二、岭南利尿排石膏方

据相关调查显示，泌尿系结石的发病率较高，平均每 20 个人中，就会有 1 个人患泌尿系结石。目前，我国成人泌尿系结石患者约有 6120 万，而且青壮年占比多，地处岭南的粤港澳大湾区的发病率显著高于其他地方，特别是显著高于北方地区。

在某些因素的影响下，尿中晶体物质，如磷酸钙、草酸钙等浓度过高或溶解度降低，呈过饱和状态，则会析出结晶，并在局部生长、聚积，最终形成结石。肾结石长期刺激肾盂黏膜，可导致肾盂黏膜充血、渗血、糜烂、破溃，甚至会引发肿瘤。

泌尿系结石的形成与个人饮食习惯有非常大的关系，以下五类食物与泌尿系统结石密切相关。

①高草酸食物：泌尿结石有 32 种成分，最常见的成分为草酸钙。

日常生活中，如果长期食用菠菜、甜菜、土豆、竹笋、马齿苋等食物，可造成体内草酸盐累积，导致草酸钙结石的发生。

②高糖食物：虽然糖是机体的重要养分，但高糖饮食会通过提高尿钙排泄的方式增加尿路结石的风险。尤其是乳糖，易导致草酸钙在体内积存形成肾结石。

③高脂肪食物：体内脂肪含量过高，会减少肠道中可结合的钙，增加草酸盐的吸收，特别是在出汗多、喝水少、尿量少时，会加速肾结石的形成。

④高嘌呤食物：嘌呤食物进入人体，新陈代谢后会产生尿酸，尿酸水平较高时，可促使尿液中草酸盐沉积，形成结石。

⑤蛋白质摄入过量：长期大量食用蛋白质，尿液中的尿酸、钙及磷含量增加，若不能及时有效地将这些多余的钙、尿酸等排出体外，就易导致结石的形成。

肾结石患者要严格控制以上食物的摄入量，另外可以适当食用富含维生素 A 或 β－胡萝卜素的食物，如胡萝卜、花椰菜等，以维持尿道内膜健康，降低结石发生概率。

泌尿系结石的临床症状如下。

①肾绞痛：泌尿系结石的疼痛主要是肾绞痛，疼痛十分剧烈，仅次于分娩时的疼痛。这主要是由于较小的肾结石掉落到输尿管里，随着输尿管的蠕动和收缩，结石由上往下移动，从而导致肾绞痛，还可能伴随恶心、呕吐等症状。

②肾区叩击痛：一些较大的结石由于不能掉落到输尿管中，可能没有明显症状，也可能表现为腰部肾区不舒服、胀痛、隐痛等。如果叩击肾区出现疼痛感，可能预示肾结石。

③血尿：正常的尿液是淡黄色的，假如活动后出现腰痛伴肉眼血尿，可能预示肾结石。60岁以上的老人，如果出现无痛血尿，甚至伴有血块，可能预示肾结石长期刺激诱发了肾癌。

泌尿系结石中常见的有肾结石、输尿管结石、膀胱结石等。泌尿系结石用中医的排石方法疗效比较好，不是什么结石都要首先去做手术，很多肾结石患者即使是做了手术，调理不好，没多久仍然会复发。

所以，成永明教授建议大家，有泌尿系结石时，先考虑一下中医中药膏方调理排石。绝大部分患者经过一段时间中药膏方的调理排石之后，就可以彻底把结石溶解、缩小、排出，并且不易复发。即便是做过泌尿系结石手术的人，手术完之后，也应该服用岭南利尿排石膏方，以改善体质，防止泌尿系结石复发。

成永明教授研制的岭南排石利尿膏方含有排结石“三剑客”，即金钱草、海金沙、冬葵子，有很好的利尿排石功效。海金沙味甘淡，性寒，能清利小肠与膀胱湿热，有明显的利尿排石作用，被成永明教授称为“排石之王”。金钱草味甘苦，性微寒，也有显著的利尿排石功能，并能够清利肝胆、膀胱、肾经的湿热，利尿通淋和排除结石的功效也非常显著。金钱草对胆结石、肾结石、输尿管结石、膀胱结石等诸多体内结石都有排除作用。冬葵子味甘，性寒滑利，能够利尿、滑肠、通乳，对各型泌尿系结石并伴有尿血、腹痛等，都有很好的疗效。临床上将排结石“三剑客”金钱草、海金沙、冬葵子同用于排石膏方中，有非常好的排石通淋的作用。泌尿系结石患者常常可以在尿常规中发现过量的红细胞和白细胞，这提示结石导致了肾内膜或输尿管、膀胱内黏膜有损伤及感染，所以成永明教授又在岭南利尿排石膏方使用紫菀、大蓟、小蓟、白茅根、车前草等，利尿止血通淋。紫菀通常被认为是止咳化痰的重要中药之一，但在成永明教授看来，紫菀的利水、止血、治血淋之功也不可忽视，因《千金方》《本草通玄》记载有紫菀治“小便不通及溺血，服一两立效”。现代药理研究发现，紫菀所含的槲皮素皂苷有很强的利尿作用。此外，紫菀本身还有抗菌作用。因此，成永明教授用独创的紫菀通淋汤（紫菀 10 克，茯苓 10 克，泽泻 10 克，金钱草 10 克，通草 5 克，玉米须 10 克）治疗成人及儿童各种尿路感染或结石，取得了良好疗效。成人和儿童急性尿道炎、急性膀胱炎、慢性肾盂肾炎的急性发作期、过敏性紫癜恢复期、泌尿系结石、慢性反复性前列腺炎发作期，甚至慢性反复性盆腔炎发作期等，症见尿急尿频尿痛、血尿或尿潜血、蛋白尿、腹痛、腰痛等，疗效非常好。

岭南利尿排石膏方

组成：金钱草，海金沙，冬葵子，紫菀，茯苓，泽泻，郁金，通草，玉米须，石韦，石见穿，鸡内金，车前草，白茅根，延胡索，茵陈，土茯苓，益智仁，路路通，风栗壳，皂角刺，决明子，石斛，桂枝，生地黄，熟地黄，大蓟，小蓟，栀子，薏苡仁，赤芍，徐长卿，威灵仙，草血竭，金樱子，山萸肉，琥珀，甘草。

功效：行气活血，利尿排石。

方解：泌尿系结石多属中医“石淋”“尿血”的范畴。历代中医都有丰富的排石经验，而且取得了非常好的临床疗效。《诸病源候论》记载：“石淋者，淋而出石也，肾主水，水结则化为石，故肾客砂石。肾虚为热所乘，热则为淋。”在治疗石淋方面，最早在《神农本草经》中就有药物记载，至魏晋南北朝，石淋治疗多以单味药或单方为主。唐代开始逐步出现治疗石淋的复方，孙思邈的《千金要方》中记载有石韦汤（石韦、黄芩、通草、甘草、榆皮、大枣、冬葵子、白术、生姜）。宋代治疗石淋的复方除利湿通淋外，常加用活血化瘀、理气通经之品。至明清医家提出碎石、化石、消石的治疗方法，以通利下滑的药物使结石溶解碎开，继而排出。成永明教授的岭南利尿排石膏方借鉴前人经验，在孙思邈的《备急千金要方》石韦汤的基础上加减而成。方中以石韦、冬葵子、金钱草、海金沙、郁金、石见穿、鸡内金等利尿排石，是为君药。茯苓、泽泻、玉米须、薏苡仁、茵陈、土茯苓、车前草等利尿祛湿。徐长卿、路路通、桂枝、延胡索、草血竭、赤芍等活血化瘀止痛。威灵仙、风栗壳、通草扩张尿管，促进排石。益智仁、决明子、皂角刺等溶石碎石。熟地黄、金樱子、山萸肉、石斛等调补肾阴肾阳。白茅根、紫菀、生地黄、栀子、大蓟、小蓟等清下焦湿热，利尿止血。甘草缓急，琥珀活血散瘀、止血开窍，为利水祛浊之要药，配合牛膝引石下行。诸药合用，能增加排尿量，加快输尿管的蠕动频率，使结石排出。服用排石膏方期间，要经常做些幅度大的运动，并且一定要多喝水。

二十三、岭南降尿酸治痛风膏方

21 世纪以来，人们的生活日益富足，饮食更加丰富繁杂，作为富贵病之一的高尿酸血症及痛风越来越多发，而且患者的年龄越来越低龄化。为此，世界卫生组织把每年的 4 月 20 日定为世界痛风日，以唤醒人们“关注痛风，关注尿酸”，关注这个高发的现代幸福生活病。高尿酸血症指正常嘌呤饮食状态下，非同日两次空腹血尿酸水平：男性血尿酸＞ 420 μ mol/L，女性血尿酸＞ 360 μ mol/L。许多患者体检时查出高尿酸血症，便认为自己得了痛风，其实不然。只有 5% ～ 18.8% 的高尿酸血症可能发展为痛风，还有 1% 的痛风患者血尿酸始终不高。如果尿酸持续升高，并长期维持在较高水平的话，对人体非常有害，就要给予降尿酸治疗。岭南降尿酸治痛风膏方治疗高尿酸血症及痛风病疗效很好。

患者服用岭南降尿酸治痛风膏方时，也要做好高尿酸血症、痛风的日常健康管理，重点是管住嘴、迈开腿。

1. 管住嘴

①低嘌呤饮食，少食海鲜、动物内脏等高嘌呤食物，增加新鲜蔬菜的摄入。②不喝含果糖成分的饮料，每天饮用 2000 ～ 3000 毫升水，可增加尿酸的排泄。③避免饮用任何种类的酒，尤其是啤酒。

2. 迈开腿

规律作息，避免疲劳，保持体重，适当运动，坚持每日有氧运动30分钟，每周不少于 5 天。最好每日快走至少 7000 步。

2021 年春节，马某某小朋友的家长发来拜年信息，感谢成永明教授治愈了他儿子的顽固性高尿酸血症，赞扬成永明教授的无痛蜂疗法，以及岭南降尿酸治痛风膏方在治疗痛风及顽固性高尿酸血症方面的神奇疗效。马某某，男，14 岁。长期高尿酸血症，足踝关节疼痛，测血尿酸发现尿酸一直较高，长期服用非布司他，疗效不佳。2020 年 12 月 5 日测血尿酸 746 μ mol/L。家长甚是着急，经人介绍转来广东省中医院成永明教授门诊，按成教授要求停掉所有西药，完全纯中医治疗 2 个月。成教授予岭南膏方中心的网红膏方，即岭南降尿酸治痛风膏方口服，并坚持无痛蜂疗法治疗。经过 2 个疗程后，2021 年 2 月 8 日测血尿酸为 457 μ mol/L。之后继续经过系统调理，孩子血尿酸已经完全正常，无反弹。家长和孩子都非常开心。

岭南降尿酸治痛风膏方

组成：益智仁，鱼腥草，荷叶，绞股蓝，苍术，薏苡仁，广金钱草，瞿麦，海金沙，车前草，萆薢，延胡索，千金拔，秦艽，路路通，蜂房，徐长卿，茵陈，白扁豆，牛膝，白术，决明子，土茯苓，佩兰，木棉花，虎杖，北沙参，枸杞，泽泻，灵芝，石斛，生地黄，佩兰，黄柏，知母，陈皮，桂枝，黄精，王不留行。

功用：祛湿除尿酸，活血通络，渗利降浊，净化血液。

适应证：痰湿体质人群，且西医体检有尿酸偏高的患者，或伴有痛风。

方解：岭南降尿酸治痛风膏方，主要是祛湿除尿酸毒，通经活络，渗利降浊，净化血液。益智仁、绞股蓝、鱼腥草、土茯苓等几味中药能明显降低血尿酸。益智仁、鱼腥草、绞股蓝、苍术、白术、土茯苓、薏苡仁、海金沙、广金钱草、车前草、瞿麦、萆薢等中药利水祛湿降尿酸。延胡索、王不留行、路路通、蜂房、川芎、桂枝活血化瘀通络。佩兰、荷叶、木棉花、陈皮、白扁豆芳香祛湿化浊。秦艽、千斤拔祛风除湿。牛膝、虎杖、徐长卿、银花藤、黄柏清热除湿。灵芝、石斛、生地黄、知母、北沙参、黄精补气生津、养阴补虚。

膏方中鱼腥草的作用非常重要，这里谈谈成永明教授的经验。在大家的印象里，鱼腥草一般都是用来治疗咽喉肿痛、感冒发热、呼吸道炎症。其实鱼腥草的作用非常广泛，在利尿消肿、降尿酸方面鱼腥草也有着非常好的作用。鱼腥草有利尿消肿的作用，是因为鱼腥草含有大量的槲皮苷等有效成分，能够帮助肾脏更好地代谢，维持肾脏强大的排泄能力，代谢血液中废物。所以鱼腥草不仅具有很好的利水消肿作用，也可以把大量尿酸排出体外，从而显著降低血液中尿酸浓度。

成永明教授建议尿酸高的人士可以经常用鱼腥草煲水喝。不仅可发挥鱼腥草药效，而且喝鱼腥草水的过程会摄入大量的水分，对降尿酸也有好处，因为水分能稀释尿酸浓度，避免尿酸结晶现象出现。

鱼腥草还具有增强机体免疫功能、增加白细胞吞噬能力、促进组织再生、扩张毛细血管、增加血流量等作用，也能促进炎症的吸收，避免关节疼痛、痛风石结节等痛风症状出现，也可以帮助消除已经出现的痛风性关节炎、痛风石结节。

比如近期成永明教授曾经治疗一位痛风患者，他长期在三鸟批发市场从事“三鸟”（鸡、鸭、鹅）的批发生意，多年来痛风反复发作，每次发作的时候，踝关节、膝关节、手腕关节都会疼痛、肿胀、活动不利，膝关节肿痛厉害的时候，行走都很不便，甚至要坐轮椅，尿酸经常维持在 550 μ mol/L 以上。求诊时，成永明教授嘱其使用单味鱼腥草 30 克，水煎服，每日 1 次。1 周后症状缓解。之后继续服用成永明教授的岭南降尿酸治痛风膏方进行调理，痛风没有再发作过，体检尿酸值也恢复正常。

另外，益智仁也是目前最好的降低血尿酸的中药之一。

二十四、岭南消肺结节膏方

肺小结节现在较为常见。成永明教授提醒大家，切勿轻视体检时发现的肺内小结节，应及时到胸外科或呼吸内科专科咨询就诊，康复后也要定期进行复查，以防复发。同时，患者积极使用中医蜂疗、岭南膏方调理身体也很重要。

随着影像技术手段的进步，肺结节的发病率越来越高，有数据显示达到 35.5%，但大众不必过于恐慌，因为其中诊断为肺癌的肺结节比例仅占 0.54%，孤立性肺结节在 30 岁以下人群中的恶性率仅为 1% ～ 5%，70 岁以上人群肺结节恶性率达 80% 以上。就是说，肺结节应早诊断、早发现、早治疗。胸部 CT 薄层扫描是肺结节患者的首选检查方法，不推荐 X 线胸片用于常规肺结节的评估。

有肺结节的患者应重视定期体检及坚持用岭南蜂疗、岭南膏方调理。肺结节高危人群定义为，年龄≥40岁且具有以下任一危险因素者：①吸烟≥20包/年，戒烟≤15年；②有环境或高危职业暴露史（接触石棉、铍、铀、氡等）；③合并慢性肺气肿或纤维化，既往有肺结核者；④既往罹患恶性肿瘤或有肺癌家族史者。

连续CT扫描、密切随访观察、非手术活检和外科手术是西医对肺结节的基本处理策略，并视肺结节实际情况决定是否有必要手术。直径≤8mm的肺结节筛查肺癌高危因素，以随访为主；8～30mm的肺结节评估恶性肿瘤概率，因病制宜。磨玻璃肺结节的恶性概率高，应密切随访，早期处理。成永明教授认为肺结节≤10mm时，可以一边动态观察，一边长期服用岭南消肺结节膏方。成永明教授通过观察发现，大部分病例服用岭南消肺结节膏方后，可以让肺结节完全消除。

成永明教授以岭南膏方调理成功消散肺结节的病例如下。

患者男性，62岁，因双肺小结节在某市中心医院治疗一年多，疗效不佳，转求中医治疗。成永明教授团队给予无痛蜂疗加蝶腭神经节、星状结节刺激术（即蜂蝶星三针疗法），同时配合岭南消肺结节膏方调补肺肾，增强免疫力。坚持治疗10个月，复查CT显示双肺多发小结节全部消失。患者拿着报告来到成永明教授诊室复诊时，连声道谢，感谢成永明教授救了他，给了他第二次人生。患者初来就诊的时候，肺部多发小结节病使得患者心情非常抑郁，精神压力很大，情绪低落，以为人生会因肺小结节很快就画上句号。没想到经过成永明教授团队10个月的蜂蝶双针加岭南消肺结节膏方治疗，患者的双肺多发小结节被完全治愈。

岭南消肺结节膏方

组成：灵芝，石斛，五指毛桃，浙贝母，猫爪草，皂角刺，半边莲，三棱，莪术，芦根，浮海石，桔梗，陈皮，蒲公英，紫花地丁，瓜蒌子，薤白，牛蒡子，法半夏，白芥子，蛤蚧，蜂房，莲蓬，徐长卿，路路通，北沙参，枸杞子，白花蛇舌草，牡蛎，防风，白术，黄芪，辛夷，北杏仁，炙枇杷叶，紫菀，百部，桑白皮，金樱子，山萸肉，紫苏叶，玄参，化橘红、夏枯草。

功用：扶正祛邪。补肺益肾，增强免疫力，化痰散结，消除肺结节。

适应证：各种肺结节病。另对免疫力低下引起的多种慢性肺部炎症疾患及肺癌术后调理均有效。

方解：膏方中用灵芝、石斛、五指毛桃扶正补虚，增加免疫力。黄芪、白术、防风，为玉屏风之黄金组合，取玉屏风散“为人体挡风寒”之意，能增强免疫力，补益肺脾之气，善治虚人感冒反复咳嗽。百部、芦根、紫花地丁、蒲公英、辛夷、桔梗、玄参、夏枯草，清热解毒，消除肺部慢性炎症效果较好。浙贝母、化橘红、瓜蒌子、猫爪草、白花蛇舌草、皂角刺、莲蓬、蜂房、三棱、莪术消除肺部结节。白芥子、牛蒡子、薤白、牡蛎、陈皮消痰祛浊。北杏仁、炙枇杷叶、紫菀、桑白皮、紫苏叶止咳平喘化痰。金樱子、山萸肉补肾益肺。诸药共助扶正祛邪、消除肺结节的主旨。

岭南消肺结节膏方中，猫爪草及白花蛇舌草的使用最为重要。猫爪草为毛茛科植物小毛茛的块根，味甘辛，性微温，归肝、肺二经，有清热解毒、化痰止咳、散结止痛兼抗痨之力。白花蛇舌草既能增强免疫力，又可消结散毒。据成永明教授经验，两者搭配可广泛运用于颈部淋巴结核、肺结核、偏头痛、急慢性支气管炎、结节病、软组织肉瘤、腹部肠系膜淋巴结肿大、鼻炎、鼻窦炎、腺样体肥大、扁桃体肥大等疾病。成永明教授认为“结由郁起，结由虚致”，这也是岭南消结节膏方立方的宗旨，即补虚扶正，解郁散结。朱丹溪非常重视解郁散结，为此创立了气、血、湿、痰、食、火六郁之说，六郁皆可致结，其中以气血之郁尤为重要，他认为“气血冲和，万病不生，一有怫郁，诸病生焉”。成永明教授认为猫爪草和白花蛇舌草搭配，能很好地应对已成之结节和未成之结郁。

《丹溪心法》有“百病多有挟痰者，世所不知。人身中有结核，不痛不红，不作脓，痰注也”的记载，这提示我们治疗肺结节病时，应注意重用化痰软坚、消肿散结药物，并较长时间服用，则常可收痊愈之效。猫爪草、白花蛇舌草以化痰软坚、消肿散结之功见长，以此治疗肺结节病正合丹溪之意。猫爪草及白花蛇舌草一般用量各为 20 ～ 30 克，量小则力微。

二十五、岭南润肠通便膏方

便秘是指每周排大便少于 3 次，粪便干硬，排便困难。偶尔发生便秘是常见现象，当便秘持续 12 周以上则为慢性便秘。便秘的治疗应以改变生活方式为主，也可临时使用泻药等缓解症状。便秘在所有人群中都很常见，发病率为 2% ～ 28%，随年龄增长，患病率明显增加，老年人群中 15% ～ 20% 为有便秘症状者。该病的患者中，女性多于男性。顽固性、反复发作的便秘，可以使用岭南润肠通便膏方调理。

人体排便过程主要依赖肠道动力、消化腺分泌、内脏感觉、盆底肌群和肠神经系统等协调完成，任何一个环节出现问题，都容易引起便秘，中医认为便秘病因可归为年老体虚、感受外邪、饮食不节、情志失调，或年幼脾胃虚弱、食积、肠胃积热等。病机主要可归纳为热结、气滞、痰凝、气血阴阳亏虚四类。便秘的病位在大肠，与肺、肝、脾、胃、肾等脏腑密切相关，当脏腑功能失调时，会导致大肠传导功能失常。青少年或婴幼儿便秘多属热秘、气秘、食积证型。老年人和慢性病患者多属虚秘、冷秘证型。西医治疗便秘方法单一，远期效果差，而中医药的膏方针对不同的便秘证型进行治疗，疗效显著。

岭南润肠通便膏方

组成：肉苁蓉，白术，决明子，瓜蒌子，柏子仁，益智仁，火麻仁，莱菔子，北沙参，熟地黄，麦冬，竹茹，党参，玄参，黄精，制何首乌，女贞子，墨旱莲，当归，牛膝，泽泻，枳壳，升麻，地榆，佛手，枸杞子，山萸肉。

功用：健脾益肾，润肠通便。

适应证：成人或儿童便秘。

方解：中医古代名方济川煎有很好的通便作用。成永明教授以该方为基础，再结合虚实病机，临证加减，制成岭南润肠通便膏方，成人及儿童便秘咸宜。该膏方主要由肉苁蓉、白术、火麻仁、制何首乌、当归、决明子、升麻等多味中药构成，以健脾滋肾填精、增水行舟为主要功效，主治中老年患者及儿童正气不足、脾肾亏虚所致的大便秘结，症见排便无力、排便时间延长、排便次数减少，面色少华、口干口苦、耳鸣目眩、汗出潮热、手足不温、腹胀纳呆等。膏方中，肉苁蓉甘咸温润，走肾、大肠经，故能补肾阳，益精血，润燥滑肠，为治肾虚便秘要药。白术味苦甘，性质温和，归属脾胃经，有补益脾胃、促进脾胃运化的作用，是治疗脾虚便秘要药。白术一方面可以健脾渗湿止泻，另一方面又有很好的健脾润肠通便作用。同一个药物的两种功效看似矛盾，其实一点也不矛盾，白术用于健脾渗湿止泻时一般都是炒白术，而且多与茯苓、薏苡仁等配伍使用。白术用于健脾润肠通便时一般是生白术，用量要大，且常与火麻仁、莱菔子、竹茹等配伍使用。当归辛甘温润，入心、肝、脾经，故能养血润肠，与肉苁蓉相伍，补肾阳而益精血，于血中生气，于阴中求阳，精血足而阳气生。牛膝苦酸平，能补益肝肾精血、强腰膝，合肉苁蓉以增益肾填精之力。以上四药合用，能补肾脾之虚，益精血之亏，且能润肠通便。枳壳宽肠下气以助通便，使肠胃气机通畅，以利传导糟粕下行。女贞子、墨旱莲、瓜蒌子、益智仁、柏子仁养阴润肠通便。升麻甘辛苦凉，善入脾胃经，升麻升清，欲降先升，清升浊自降，因此可治大便不能通降下行之证。泽泻甘寒，入肾、膀胱，善利湿降浊，湿浊得去，则阴精易生，与肉苁蓉相配，则有利于去旧水、生新水。泽泻之降合升麻之升，可达升清降浊之用。膏方中党参、玄参、黄精补气、生津。黄精与当归配伍能益气补血。当归、熟地黄、制何首乌补血通便。山萸肉、枸杞子、决明子养阴生津、润肠通便。佛手、枳壳理气和胃，下气宽肠。地榆有专治痔疮出血，肛裂出血等肠道出血的效果，长久反复便秘时，容易引起肛裂、痔疮出血等情况。总之，本膏方重在温肾益精，健脾运肠，润肠通便，伍以升清降浊，寓通于补，寄降于升，使肾中元阳振奋，精血充裕，气化复常，开合有序，清升浊降，则大便自通。

为什么补肾就可以治疗便秘呢？因为肾阳虚衰，精血不足，会引起肠道失于润滑，而致便秘。又因肾主五液，开窍于二阴而司二便，肾阳虚损，气化功能虚弱，二阴开合功能失职，或膀胱开多合少，不能约束津液，以致小便频数清长，而小便过多，布散于大肠的水津必会大大减少，则出现大肠津燥。或肾阳虚损，后阴开启无力；或肝肾精血不足，大肠失于润降，大便就会秘结难下。经过成永明教授治疗之后，肾气充足，二阴开合正常，脾气健运，肠管滋润正常，清升浊降正常，则大便自然顺畅通达。

在服用岭南润肠通便膏方的同时，也经常配用岭南无痛蜂疗法及成永明教授补肾针疗法一起使用，对各年龄段人群的便秘都有很好的治疗效果。

服用岭南润肠通便膏方调理便秘时，便秘患者的日常生活注意事项如下。

①养成良好的饮食习惯，饮食量足，粗细搭配，多吃新鲜水果，勿偏食辛辣厚味。②水要多喝，白开水最好，如果对白开水有抵触，可以泡一些清热去火的绿茶、排毒排油凉茶或养胃的花茶。③养成良好的排便习惯，定时排大便，改掉边上厕所边看报纸、玩手机，及有便意时还憋便的坏习惯。④积极锻炼身体，配合腹部按摩，或拍捏双侧肾俞穴、双侧承山穴，以促进排便。⑤保持心情舒畅，生活要有规律。⑥及时治疗有关疾病。

二十六、岭南生血补血膏方

血虚体弱之人，常常有神疲乏力、腰膝疲软、头晕耳鸣、心悸、气短、失眠、咽干、纳差食少等症状，也可表现为肝肾性贫血、缺铁性贫血、失血性贫血等疾病，验血可以发现血红细胞、血红蛋白、白细胞、血小板等减少。一些做过放、化疗的患者若出现血红细胞、白细胞、血小板减少情况，也属于血虚。出现血虚情况，说明身体虚弱、气血不荣、正气亏虚，身体在走下坡路，必须及时治疗。

岭南生血补血膏方具有很好的滋养肝肾、补益气血的功效，对肝肾、气血亏虚导致的神疲乏力、怕冷、腰膝疲软、头晕耳鸣、心悸、气短、失眠、健忘、咽干、纳差食少等症状，以及肝肾性贫血、缺铁性贫血、失血性贫血、血小板减少症、白细胞减少症等，均有良好的疗效。

岭南生血补血膏方

组成：红参，五指毛桃，黄精，墨旱莲，白芍，地榆，当归，熟地黄，生地黄，龙眼肉，川芎，山药，鸡内金，山茱萸，炙甘草，枸杞子，阿胶，党参，山楂，黄芪，芡实，制何首乌，白术，陈皮，桑椹，北沙参，神曲，桃仁，红花，赤芍，茯神，远志，酸枣仁。

功用：生血补血，增强体质。

适应证：各种贫血，以及血小板减少症、白细胞减少症等。

方解：膏方中红参大补元气、养血生血，五指毛桃补气补血，与黄精、墨旱莲、地榆共为君药。以上各君药均有健脾补肾生血作用，能显著改善骨髓造血功能。红参、五指毛桃均有促进红细胞、血小板、白细胞生成的作用，特别是能提高血红蛋白含量。黄精侧重于提高红细胞及血红蛋白含量，墨旱莲能快速提高血小板含量。地榆是公认的升白细胞的特效中药。生地黄、熟地黄味厚滋腻，为滋阴补血之要药。当归甘温质润，补血养肝，和血调经，既可助生地黄、熟地黄补血之力，又可行经隧脉道之滞，正所谓活血补血。白芍酸甘质柔，养血敛阴，与生地黄、熟地黄、当归相协则滋阴养血之功益著。川芎辛散温通，上行头目，下行血海，中开郁结，旁通络脉，与当归相伍则畅达血脉之力益彰。若兼气虚者，用黄芪补气生血。瘀滞重者，用桃仁、红花、赤芍，以加强活血祛瘀之力。血虚有寒者，加肉桂、炮姜、吴茱萸等以温通血脉。血虚有热者，加黄芩、牡丹皮以清热凉血。妊娠胎漏者，加阿胶、艾叶等以止血安胎。心血不足，心悸失眠者，以龙眼肉、大枣补益心脾、养血安神。当归助龙眼肉养血补心，茯神、远志、酸枣仁宁心安神。木香理气醒脾，与补气养血药配伍，使之补不碍胃，补而不滞。山楂、鸡内金、陈皮，开胃健脾。炙甘草益气补中，调和诸药。以上各药共奏补血调血之功。

成永明教授对提高红细胞、血小板、白细胞含量的中药进行了经验总结。

升红细胞的中药有桑椹、枸杞、红参、磁石、五指毛桃、黑芝麻、阿胶、菟丝子、肉苁蓉、当归、制何首乌、黄精、龙葵、龙眼肉、丹参、熟地黄、甘松、皂矾、白芍等。升血小板的中药有当归、白芍、花生衣、熟地黄、鸡血藤、阿胶、仙鹤草、虎杖、旱莲草、黄精等。其中，当归可补血活血是众所周知的，尤其适合血虚萎黄等症状。白芍，具有养血、抗血小板聚集的作用。熟地黄是滋阴补血常用药物。花生衣养血止血，预防血小板降低。龙眼肉可养血安神。鸡血藤是攻补血行血的药物，可养血通络。阿胶是名贵的补血药。仙鹤草，能使血小板数量快速增加。虎杖有活血化瘀、清热解毒的功效。旱莲草，能增加血小板的数目，促使机体自主生成血小板。

升白细胞的中药有黄芪、党参、人参、西洋参、地榆、白术、当归、鸡血藤、黄精、枸杞、菟丝子、生地黄、熟地黄、山药、山茱萸、女贞子等。这些中药可以提升外周血常规中白细胞数量，能刺激骨髓造血，促进造血干祖细胞增殖分化，增加血细胞的生成数量，有效提高白细胞减少症患者的白细胞水平。地榆能防止放、化疗对骨髓造血细胞 DNA 的损伤，并且具有保护造血微环境的作用。临床观察中发现，在放、化疗开始时即配合岭南生血补血膏方使用，可以一定程度上防止因放、化疗引起的白细胞减少症。即使出现了白细胞减少症，如果及时加量使用岭南生血补血膏方，也能使白细胞数量快速恢复正常。

岭南生血补血膏方中，表现最突出的是两味岭南道地中药，即何首乌和五指毛桃。成永明教授认为五指毛桃具有健脾补肺、舒筋活络、行气补血的功效，常用于治疗脾虚浮肿、夜间盗汗、风湿麻痹、月经不调、气血两虚等病症，药用价值很高。五指毛桃补气血效果不输红参（北方人参的炮制品），因此五指毛桃也被称为“南方人参”。此膏方中南北人参并用，琴瑟和鸣，药到效至，共奏生血补血之功。何首乌是岭南特色药材，补肝肾，益精血，促进骨髓造血，有很强大的补血生血作用。但生何首乌有毒，须制过之后，以制首乌加入膏方中使用。

二十七、岭南慢性胃炎调理膏方

日常生活中，很多人会反复出现腹部不适，或为上腹痛，或为中腹痛，或为全腹痛。电子胃镜检查一般会发现患有慢性胃炎，胃黏膜表现为充血、水肿、糜烂、溃疡、萎缩、胃黏膜肠化、胃黏膜不典型增生或有局部隆起、息肉等，还有相当一部分人伴有幽门螺杆菌（Hp）阳性。遇到这种情况该如何处理?

中医对于慢性胃炎的治疗有很丰富的经验，首先要辨明虚实寒热，做到辨证论治，同时，添加一些已经被临床证明是治疗胃炎有效的经验用药，如白及、苍术、地榆、煅瓦楞子、紫苏梗等。

如果合并幽门螺杆菌感染，建议尽早做根除幽门螺杆菌的治疗，因为幽门螺杆菌的存在可能是导致慢性胃炎反复发作、久治难愈最主要的原因。长期反复 Hp 阳性，可能导致胃溃疡、胃息肉，甚至胃癌。目前针对杀灭幽门螺杆菌，西医具体的根除方案为质子泵抑制剂联合两种抗生素或铋剂联合两种抗生素，但有一部分人疗效不佳，治疗后 Hp 仍呈阳性，或转阴又转阳。如果用慢性胃炎调理膏方再加上岭南蜂疗治疗，治愈率会大大增加。

慢性胃炎患者的饮食调理也需要注意。平时要注意饮食清淡，低盐低脂，避免暴饮暴食，戒烟戒酒，不要吃辛辣刺激、腌制、过烫、过于坚硬粗糙、油炸类、过于油腻不容易消化吸收的食物。要吃一些富含营养物质并且容易消化吸收的食物。平时适当运动锻炼可以促进胃肠蠕动，促进消化，还可以增强抵抗力。平时要保持心情愉悦，避免焦虑、紧张、抑郁。

岭南慢性胃炎调理膏方

组成：灵芝，石斛，五指毛桃，白及，砂仁，党参，苍术，白术，陈皮，茯苓，延胡索，厚朴，煅瓦楞子，海螵蛸，木香，三七，旋覆花，佛手，黄连，吴茱萸，法半夏，豆蔻，瓜蒌子。

功用：健脾养胃，调肝降逆，调和胃肠，扶正祛邪，兼顾杀灭幽门螺杆菌。

适应证：慢性浅表性胃炎，慢性非萎缩性胃炎，糜烂性胃炎，胃溃疡，十二指肠溃疡，胃息肉（术后），消化道隆起，胃黏膜肠化，反流性食管炎，或伴胃幽门螺杆菌反复阳性，慢性结肠炎。

方解：灵芝、石斛、五指毛桃扶助正气，增强免疫力。白及、三七生肌敛疮，修复胃肠黏膜。法半夏、苍术、白术、陈皮燥湿健脾养胃。旋覆花、瓜蒌子降逆止呕。紫苏梗、砂仁、豆蔻、厚朴醒脾和胃祛湿。海螵蛸、煅瓦楞子制酸止痛。木香、佛手、延胡索行气活血止痛。茯苓渗湿利水健脾，党参、山药祛湿健脾养胃。甘草调和诸药，并健脾胃。胃偏寒时加炒薏苡仁、干姜、制附子、白胡椒以温脾暖胃。胃偏热时加薏苡仁、黄连、吴茱萸、竹茹以清解胃热。若明确有胃幽门螺杆菌阳性，可加用蒲公英、虎杖、龙胆、败酱草等，以杀灭幽门螺杆菌。必要时可规范使用西药三联或四联疗法配合杀灭幽门螺杆菌。

成永明教授曾治疗了广东新会的一位中年妇女，该患者胃脘痛反复发作10余年，有慢性浅表性胃炎病史，伴有幽门螺杆菌持续阳性，多次使用杀幽门螺杆菌的西药方案，疗效不佳，幽门螺杆菌指标一直不能转阴，胃脘痛仍反复发作。以慢性胃炎调理膏方、蜂疗等综合治疗一段时间而愈，且未见复发。这位患者Hp值治疗前为3360dpm/mmol，用过多次西医标准杀Hp方案，Hp一直为阳性，从未转阴。而给予口服岭南慢性胃炎调理膏方及蜂疗治疗后，Hp 值很快降低为 5dpm/mmol，已经低于 100dpm/mmol 的临界值。治疗前后对比如下图所示。

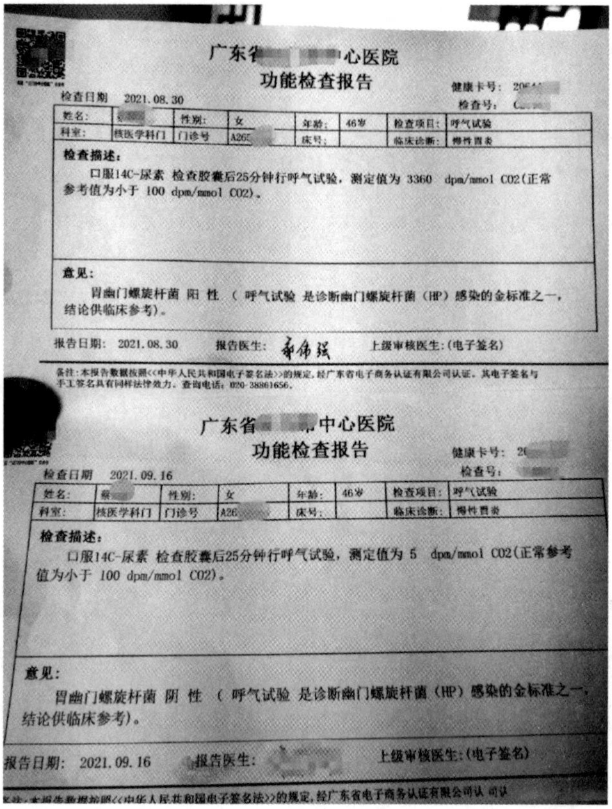

广东省[illegible]心医院

功能检查报告

健康卡号：20[illegible]

检查日期 2021.08.30

检查号：[illegible]

姓名：	[illegible]	性别：	女	年龄：	46岁	检查项目：	呼气试验
科室：	核医学科门	门诊号	A265[illegible]	床号：		临床诊断：	慢性胃炎

检查描述：

口服14C-尿素 检查胶囊后25分钟行呼气试验，测定值为 3360 dpm/mmol CO2(正常参考值为小于 100 dpm/mmol CO2)。

意见：

胃幽门螺旋杆菌 阳 性 （ 呼气试验 是诊断幽门螺旋杆菌（HP）感染的金标准之一，结论供临床参考）。

报告日期：2021.08.30 报告医生：[illegible] 上级审核医生：(电子签名)

备注：本报告数据按照<<中华人民共和国电子签名法>>的规定，经广东省电子商务认证有限公司认证。其电子签名与手工签名具有同样法律效力。查询电话：020-38861656。

广东省[illegible]中心医院

功能检查报告

健康卡号：2[illegible]

检查日期 2021.09.16

检查号：[illegible]

姓名：	蔡[illegible]	性别：	女	年龄：	46岁	检查项目：	呼气试验
科室：	核医学科门	门诊号	A26[illegible]	床号：		临床诊断：	慢性胃炎

检查描述：

口服14C-尿素 检查胶囊后25分钟行呼气试验，测定值为 5 dpm/mmol CO2(正常参考值为小于 100 dpm/mmol CO2)。

意见：

胃幽门螺旋杆菌 阴 性 （ 呼气试验 是诊断幽门螺旋杆菌（HP）感染的金标准之一，结论供临床参考）。

报告日期：2021.09.16 报告医生：[illegible] 上级审核医生：(电子签名)

备注：本报告数据按照<<中华人民共和国电子签名法>>的规定，经广东省电子商务认证有限公司认证

慢性胃炎患者治疗前后幽门螺杆菌 ^{14}C 呼气实验结果对比

二十八、岭南多动抽动调理膏方

近年来，多动症、抽动症的患病儿童越来越多。有这种情况的儿童要及时治疗，否则，多动、抽动、注意力不集中、易发脾气、情绪激惹、焦虑等情况有可能持续到成年时期，并长期存在。儿童的生理特点是脾常不足，肝常有余。多动症、抽动症与脾、肝关系最为密切，脾虚血亏、肝风内动为多

动症、抽动症的基本病理特点。脾胃为气血生化之源，脾虚则木乘，造成肝血不足，因阴不制阳、血不养筋，以致肝风内动，出现筋脉拘急、震颤、多动、抽动等症，故血虚生风为本病的主要病机。临床上多发性抽动症患儿的症状大多从头部开始，且其症状特点为多个部位均可发生抽动，多呈交替发生，症状发生的频率或强度也起伏波动，且症状表现及病变部位多变，有些患儿有不自主地甩头点头、扭脖子、口角抽动、频繁眨眼、清嗓音、喉鸣、鼻子抽动、耳抽动、腹部抽动等表现。多动症的儿童则表现为四肢的动作比较多，注意力不集中，易怒，焦虑。部分多动症、抽动症儿童或伴有遗尿、尿失禁、语迟、瘦弱、惊恐、胆小、睡眠不安稳、做恶梦、夜游、头痛、头晕、鼻炎、鼻窦炎、腺样体肥大、佝偻病、厌食、腹痛、腹部肠系膜淋巴结肿大等情况。

岭南多动抽动调理膏方

组成：钩藤，芦根，天竺黄，葛根，北沙参，橘红，茯神，龙骨，牡蛎，防风，白芷，党参，徐长卿，路路通，灵芝，石斛，五指毛桃，益智仁，金樱子，山萸肉，枸杞子，朱砂，白花蛇舌草，鸡内金，莱菔子，陈皮，紫苏叶，白鲜皮，蒺藜、生地黄。

功用：健脾养肝，祛风息风，益智健脑。

适应证：各种多动症、抽动症。

方解：此方以钩藤、路路通、芦根、防风等祛风息风药治疗儿童多动症、抽动症，有较好效果。成永明教授认为本病归属中医的慢惊风、抽搐等范畴，多与先天禀赋不足、产伤、窒息、感受外邪、情志失调等因素有关，由五志过极、脾虚肝旺而引发。《黄帝内经》云："诸风掉眩，皆属于肝。"不管任何部位的抽动，中医皆称为"风"。钩藤、芦根、路路通、防风治疗风证效果很好。钩藤养肝息风，止动止抽。芦根、天竺黄清肺胃之积热，消除肺胃之积痰积食，而发挥安神除烦镇静作用。成永明教授认为"肺胃不和、抽动不止”，也就是说，肺胃积热，痰食作怪，清窍易扰，就会出现烦躁不安、多动抽动、易怒等症状。天竺黄具有清热豁痰、凉心定惊的作用，可用于治疗小儿痰热壅盛，情志不安，多动抽动等症。据成永明教授经验，以天竺黄、钩藤、芦根等组成复方，治疗小儿抽动症、多动症、注意力不集中、夜啼、反复腹痛、腿不宁综合征、阴部摩擦综合征等奇难杂症，有良效。另外，成永明教授也注意到，很多多动症、抽动症的儿童，经常会伴有鼻炎、鼻窦炎、腺样体肥大、咽喉炎、扁桃体肥大等情况，经常会有张口呼吸、免疫低下、经常感冒、鼻塞、打喷嚏、揉眼睛、揉鼻子、久咳、久痰、清嗓音等肺气虚弱、邪滞鼻咽窍的症状出现。这也是儿童多动症、抽动症的一个重要病因病机，不可忽视。故用路路通、防风固扶正气，通利窍道，开心脑之窍，通鼻咽之窍，脑及肢体缺氧状态得到改善，多动、抽动等风症就会消失。徐长卿、蒺藜、白花蛇舌草、白鲜皮、紫苏叶、白芷、生地黄，祛风通络，息风止痒，可减轻多动、抽动时的搔抓动作，减少身痒、目痒、鼻痒、耳痒、心痒、舌痒等感觉。成永明教授认为多动抽动与诸痒有关，因此将多动抽动症也称作“九痒症”，即身痒、阴痒、头痒、耳痒、目痒、鼻痒、口痒、心痒、舌痒等九种痒症。身痒则多动，阴痒则抓阴部，头痒则抓头，耳痒则挠耳，目痒则眨眼，鼻痒则揉鼻，口痒则抽嘴角，心痒则心神不定，舌痒则多语爱讲话。因此，止痒药能很显著地缓解多动抽动症状，故成永明教授治疗多动症、抽动症患者时，一定会大量使用祛风止痒的中药。身痒者用徐长卿，阴痒者用土茯苓，头痒者用路路通，耳痒者用紫苏梗，目痒者用菊花，鼻痒者用辛夷，口痒用者桔梗，心痒者用黄连，舌痒者用栀子。灵芝、石斛、五指毛桃增强免疫力。金樱子、益智仁、山萸肉、枸杞子、茯神补肾益脑髓，静心安神。龙骨、牡蛎镇惊息风。党参、鸡内金、陈皮、莱菔子健脾开胃，除积化痰。朱砂安神静心息风，清心火，解邪毒，《黄帝内经》说“诸痛痒疮，皆属于心”，朱砂善清心火而能治疗各种瘙痒症，不论从治标的角度还是治本的角度，都说明朱砂是一味治疗多动症、抽动症的良药。但是，由于朱砂有毒，今人会用朱砂者，只有寥寥数人。成永明教授早年跟诊多位国医大师而得真传，有非常丰富的使用包括朱砂在内的多种有毒中药的临床经验。成永明教授认为治疗普通型多动症、抽动症的患者时，没有必要用朱砂。对常规方法疗效不佳时，才要用朱砂，方能收到奇效。

成永明教授治疗多动症抽动症病例如下。

李某某，女，12 岁。颈项抽动，脖子抽动，眨眼，鼻子抽动，嘴角抽动，频繁发作。易怒，易讲恶语。多动，注意力不集中。自诉颈部抽动牵扯到脖子，酸痛难忍。服过镇静防抽动的西药，症状仍然反复，而且因服用西药导致反应迟钝。

主诉：颈抽动、眨眼、嘴抽动、喉鸣，反复发作。

现病史：多动，抽动反复发作，一段时间会减轻，近期开学时因紧张而复发。颏点头明显。喉咙鸣哮。清嗓音、眨眼、嘴抽动频发。大便 1 ～ 2 天 1 次。有鼻炎、鼻窦炎、腺样体肥大病史。

中医诊断：慢惊风之肝脾不调证。

西医诊断：抽动障碍，多动症。

处理过程：口服个性化岭南多动抽动调理膏方，配合岭南无痛蜂疗法、蝶腭神经节刺激术、头扰针、星状结节刺激术、督脉雷火灸综合治疗，以达到固护正气、息风止抽、扶助督脉阳气、通达脑髓、启智开慧的目的。后经过半年治疗而愈。

二十九、岭南中风后遗症调理膏方

中风是以来势凶猛，猝然昏仆，不省人事，半身不遂，口眼㖞斜，语言不利为主的病证。或仅有口歪，半身不遂，行走困难，语言不利。多起病较急，好发于 40 岁以上人群。中风按病情轻重，有中经络、中脏腑的区别。因发病急骤，症状多端，病情变化迅速，与风之善行数变特点相似，故名中风、卒中。中风之后常留有后遗症，中风后遗症严重时会影响患者的生活质量。

中风对健康和生命造成极大的威胁，给患者造成极大的痛苦，给家庭及社会带来沉重负担。中风发病率高、复发率高、并发症多，常见肢体麻木、嘴歪眼斜、感觉异常、频频呵欠、口吃流涎、舌根发硬、行走困难、翻身困难，甚则生活不能自理，致残率、死亡率高。

引起中风的原因很多，主要与饮食习惯、作息、工作有关。“八高”（高血压、高血脂、高胆固醇、高血糖、高血尿酸、高血黏、高血凝、高体脂）人群是中风的高发人群，所以平时生活中要注意养成良好的作息习惯，不要经常熬夜，不要过度劳累。中风后遗症患者应当积极做好康复治疗，康复治疗包括康复锻炼及口服药物治疗。中医康复治疗很有特色，如果能够使用个性化岭南中风后遗症调理膏方对中风后遗症进行调理，将会有很好的效果。岭南中风后遗症调理膏方治疗中风后遗症，是根据前人的经验，重在补气，同时又兼顾滋阴潜阳、养血息风、活血通络、化痰镇肝等治则治法，其组方是在古代医家王清任《医林改错》补阳还五汤的基础上加减而成。

岭南中风后遗症调理膏方

组成：黄芪，当归，川芎，赤芍，白芍，桃仁，红花，地龙，水蛭，半夏，鳖甲，瓜蒌子，胆南星，丹参，鸡血藤，天麻，钩藤，菊花，走马胎，秦艽，千斤拔，徐长卿，路路通，延胡索，红景天，益智仁，党参，白术。

功用：补气活血，化痰通络。改善脑循环，改善肢体功能，促进中风后遗症康复。

方解：岭南中风后遗症调理膏方以补阳还五汤为基础方，在此基础上加减而成。中风之后，患者常出现正气亏虚、气虚血滞、脉络瘀阻的病理变化。正气亏虚则不能行血，以致脉络瘀阻，筋脉肌肉失去濡养，故见半身不遂、口眼㖞斜；气虚血瘀，舌本失养，故语言謇涩；气虚失于固摄，故口角流涎、小便频数、遗尿失禁。气虚血瘀的舌脉象常见舌暗淡，苔白，脉缓无力。从标本角度讲，中风后遗症以气虚为本，血瘀为标，即王清任所谓“因虚致瘀”，故治疗当以补气为主，活血通络为辅。岭南中风后遗症膏方中重用生黄芪，补益元气，为君药，意在气旺则血行，瘀去络通。当归、白芍活血通络，养血而不伤血，用为臣药。赤芍、川芎、桃仁、红花、水蛭协同当归以活血祛瘀。地龙、丹参、鸡血藤、徐长卿、路路通，通经活络，力专善走，周行全身，以行药力。千斤拔、秦艽、走马胎、延胡索舒筋活血除痹。红景天、益智仁改善机体耐缺氧状况，特别对大脑功能如身体平衡能力、智力、思维敏捷度的恢复有很大帮助。天麻、钩藤、菊花、鳖甲滋阴潜阳息风。半夏、瓜蒌子、胆南星化痰开窍。党参、白术健脾补气。

岭南中风后遗症调理膏方中，最为特色的是使用了走马胎这味岭南中草药。走马胎为岭南民间常用的跌打风湿药，具有很好的通经活络除痹作用。中国广东地区有“两脚行不开，不离走马胎”之说，可见其在消除疲劳、活血、行血等方面有较好的疗效。成永明教授也发现，岭南中风后遗症调理膏方中使用走马胎之后，患者中风之后的步态不稳、行走困难、翻身困难等情况会很快得到改善。

第十三章 岭南膏方使用中的常见问题答疑

一、什么叫岭南膏方？

岭南膏方是指岭南地区（即珠江三角洲的粤港澳大湾区范围内）经常制作、使用的膏方。岭南膏方结合了岭南地区的人文、气候、地理、经济、中草药资源的特点，形成了独具特色的中国南派膏方。岭南地区气候湿热，湿热体质、气虚体质、阴虚体质以及气阴虚体质的人比较多，“易上火”的人也比较多，所以每一料岭南膏方都必须能够兼顾两个方面，在膏方调理的时候，一定要坚持配合应用有祛除湿热之邪功效的药物。如果忽视了这一点，就很难被归类为岭南膏方之列。针对岭南地区之人多气虚、阴虚或气阴两虚的体质情况，岭南膏方在补气养阴的时候，以平性药物为主，而不太使用大补元气以及大滋阴分的药材。岭南地区一年四季不是很分明，也导致了岭南膏方在一年四季当中均可以使用。当然，冬季是使用岭南膏方的相对高峰期。岭南地区是外来型经济，外来的药材也就是海药比较多，还有岭南地区独特的土生土长的南药，由于经济历史人文的缘故，这些药材常常应用到岭南膏方中。岭南人开膏方讲究实惠有效，所以岭南膏方里面很少使用特别名贵的药材。相对于传统膏方，岭南膏方用药的药味较少，药量较轻，服食的时间相对较短，价格相对便宜、实惠。岭南膏方不仅仅是以滋补为主，也可以治疗一些慢性病，所以，岭南膏方是攻补兼施、防治结合。

我国改革开放四十多年来，社会各个方面均有了长足的进步。随着岭南经济的发展，生活富裕起来的岭南人，开始对自己的健康调理有了很大的需求，岭南膏方也逐渐被岭南地区的医务人员所重视，这些都推动了岭南膏方的发展和完善。

二、岭南膏方是如何兴起并发展的？

岭南膏方的鼻祖，是晋代在岭南地区罗浮山上采药炼丹熬膏的葛洪，这位岭南大医家在其专著《肘后备急方》中提到了膏方制剂。这些膏方制剂用苦酒（即醋）与猪油作溶剂，制成后，既可外用以摩病处，又可内服。葛洪考虑到岭南地区的湿热特点，且常常就地取材，采用岭南地区常见的中草药熬制膏方，很有岭南特色。之后，岭南膏方一直在岭南民间传承发展，并不断完善。近现代以来，成永明教授等很多岭南中医专家大力推广岭南膏方，使岭南膏方有了较大的发展和提升。现在很多海内外人士都专门开具岭南膏方来调理身体。同时，全国各地，甚至国外的同行，也专程前来粤港澳地区学习岭南膏方的理法方药理论及具体制作流程。如今，岭南膏方是膏方界的一颗璀璨的明珠，格外耀眼夺目。

三、岭南膏方中有非常出名的传世膏方吗？

岭南膏方中最著名的膏方是“京都念慈菴蜜炼川贝枇杷膏”。这个膏方原本是一个个性化膏方，后来因为疗效卓著，逐渐改为批量生产，经过配方工艺流程改良，产品日臻完善，销量大增，已经从“岭南膏方”中成长为妇孺皆知的“世界膏方”。

京都念慈菴蜜炼川贝枇杷膏的品牌标识名叫“孝亲图”，这副图画描绘了品牌创始人侍奉患病母亲的感人情景，“念慈菴”这个名称正是来自这段孝母故事。在世界各地都享有卓越声誉的“京都念慈菴”品牌，其精良纯正的品质和浓郁真挚的情味一直令无数华人乃至亚裔引以为傲。其历史可追溯到清朝康熙年间，当时的县令杨谨因为孝敬母亲，被人们称为“杨孝廉”。他幼年丧父，母亲因为长期辛苦劳作，得了肺弱咳嗽的病，总也治不好。孝子杨孝廉非常着急，四处寻访名医为母亲治病，终于从神医叶天士那里得到了蜜炼川贝枇杷膏方的药单子，治好了母亲的病。杨母以 84 岁高龄去世，临终前叮嘱儿子要用蜜炼川贝枇杷膏造福世人，让更多人健康长寿。杨孝廉为纪念母亲和叶天士的恩泽，将枇杷膏命名为“念慈菴”，并绘出“孝亲图”，督促后人不能失去孝敬父母的传统美德。

念慈菴蜜炼川贝枇杷膏的主要成分为：川贝母、枇杷叶、南沙参（广药）、茯苓、化橘红（广药）、桔梗、法半夏、五味子、款冬花、瓜蒌子、远志、苦杏仁、生姜、甘草、杏仁、水、薄荷脑。辅料为蜂蜜、麦芽糖、糖浆。

念慈菴蜜炼川贝枇杷膏的功效：润肺化痰、止咳平喘、护喉利咽、生津补气、调心降火。适用于伤风咳嗽、痰稠、痰多气喘、咽喉干痒及声音嘶哑。

念慈菴川贝枇杷膏自推出之后即深受大众好评。1946 年，经营“京都念慈菴”的谢兆邦先生在中国香港创立了“京都念慈菴总厂有限公司”，并精心研制改良此产品及其他中药健康补品的配方及制作工艺，以京都念慈菴蜜炼川贝枇杷膏为龙头的系列产品行销全球 20 多个国家。“京都念慈菴”品牌已经成为“优质中药及膏方”的代名词。

京都念慈菴蜜炼川贝枇杷膏是第一个荣获香港工业优质产品标志局所颁

发优质标志的港制中药（膏方）。此外，京都念慈菴蜜炼川贝枇杷膏还获得了澳大利亚、加拿大发出的 GMP 证书，这标志着京都念慈菴蜜炼川贝枇杷膏的产品质量已经达到国际水准。

深厚的文化底蕴、优异的制药工艺、奋进的企业精神、浓烈的民族情感和坚实的大众基础，使京都念慈菴蜜炼枇杷膏成为中国传统品牌岭南膏方出色的榜样。相信致力于造福民生、关爱大众的京都念慈菴蜜炼川贝枇杷膏方，将作为岭南膏方文化的重要载体之一，与岭南文化、中华文化一道源远流长。

岭南膏方中的传世膏方还有潘高寿的蛇胆川贝枇杷膏和蜜炼川贝枇杷膏。这是“中华老字号”广州潘高寿药业公司的两大支柱产品。

潘高寿始建于清光绪十六年（1890 年），是以生产止咳化痰药著称的中成药生产企业。这两个传世的岭南膏方（蛇胆川贝枇杷膏和蜜炼川贝枇杷膏）作为支柱产品伴随着“潘高寿”跨越一个多世纪，畅销海内外，深受消费者的信任和青睐，广州潘高寿公司也凭借这两个膏方成为中国医药界唯一拥有“双国遗”的单位。

岭南地区还有许多著名的围绕广药而开发的岭南膏方，比如橘红痰咳煎膏、肺虚久咳膏、蜜炼化州橘红膏、蜜炼化州橘红杏仁枇杷膏等。

广东省中医院成永明教授团队研发的岭南肺虚久咳膏（专治慢性咳嗽、反复发作的咳嗽）、岭南滋肾备孕膏（专治肾虚、宫寒、不易受孕、孕前调养）、岭南扶正祛炎膏（专治正气不足、免疫力低下、全身多处慢性炎症反复发作）等 20 多种个性化膏方，疗效卓著，非常受岭南地区及内地，以及欧美等地人士的喜爱。

岭南蜂毒蜜膏方是岭南地区的一个特色膏方。岭南地区是著名的侨乡，很多华侨回岭南地区探亲访友时，都会带几瓶甚至几十瓶岭南蜂毒蜜膏方去他们的居住国使用。岭南蜂毒蜜膏方原本是一个民间的“土方法”。蜂农们在一截树干里面养蜂，当蜂蜜成熟的时候，蜂农们用树叶堵住两侧的树洞口，使劲摇晃震动树干，受到摇晃震动刺激的蜜蜂怒发冲冠但无处可逃，慌张之际，蜜蜂们的尾刺就会排出一部分蜂毒在蜂巢上面。之后，蜂农再赶走蜜蜂，取出含有蜂毒的蜂蜜。这种蜂蜜也叫蜂怒蜜，历来被认为是治疗咽喉上火疗效最佳蜂蜜。每当出现咽喉发炎、咽痛咳嗽时，就取一点这种含有蜂毒的蜂蜜含在口里，能起到消炎降火效果。成永明教授就是根据这个民间的方法，再经过一些其他的特殊处理，成功研制出了岭南蜂毒蜜膏方。与民间传统的蜂怒蜜相比，岭南蜂毒蜜膏方疗效倍增，安全性也大大提高。很多人把这种源自岭南本土的蜂毒蜜膏方视作当地特产，不但自己使用，也赠予他人使用，有明显的地域特色。

四、岭南膏方的杰出代表性人物有哪些?

古代及近现代涌现出很多著名的岭南膏方专家。下面着重介绍几位有突出贡献的岭南膏方专家。

葛洪（284—364），字稚川，自号抱朴子，东晋著名医药学家，晋丹阳郡（今江苏句容）人。三国方士葛玄之侄孙，世称小仙翁。他曾受封为关内侯，后隐居岭南名山罗浮山炼丹熬膏。葛洪是东晋时期著名岭南医家，是中国乃至世界预防医学的先导者。他著有《肘后备急方》，书中最早记载一些传染病如天花、恙虫病的症状及诊治，其中“天行发斑疮”是全世界最早有关天花的记载。他在炼丹熬膏方面也颇有心得，《抱朴子·内篇》具体描述了他的膏方制剂以苦酒（即醋）与猪油作溶剂，膏方制成后，既可外用以摩病处，又可内服。葛洪辨证论治，考虑到岭南之地有湿热、易上火的地域特点，借鉴了同时代岭南名中医大家支法存、仰道人等人“所用多得力，温而不损人”的调治思路，所制膏方疗效非常好。在药材使用上，葛洪常常就地取材，采用岭南地区常用的中草药熬制膏方。

何梦瑶（1692—1764），字报之，号西池，广东南海人，清代名医。初习儒，雍正八年（1730 年）中进士，先后任义宁、阳朔、岑溪、思恩等县县令及辽阳州官。他幼时多病，故留心医药，并精于医。官思恩时，瘟疫流行，曾广施方药，存活甚众。乾隆十五年（1750 年），何梦瑶辞官返回广东，先后在广州粤秀书院、越华书院主持院务，暇余继续钻研医学。其所著《医碥》一书，不但对五脏生克学说、阴阳水火理论、八纲辨证要点、治则治法等基本理论有独到的见解，而且在内科杂病的论述中力陈滥用温补之弊，对张仲景、刘河间、李东垣、朱丹溪诸家之医理叙述详明，并参以个人见解。尤其值得一提的是，由于久居两广，何氏对岭南多种温热病的证治匠心独运，诚为可贵。他的一味百部膏方治疗久咳、反复咳嗽对后人启发很大。

陈复正，字飞霞，惠州府（今广东惠州市惠阳区）人。约生于乾隆元年（1736 年），卒于乾隆六十年（1795 年）。他从小灵敏，学穷枢要，对《周易》卦象、《尚书・洪范》，以及天文理数，都很有心得。他在岭南第一仙山的罗浮山当道士，潜心钻研医经典籍，对《内经》《神农本草经》推崇备至。其传世著作有《幼幼集成》。书中收录的许多外用及内服膏方，如地黄膏方、人参冬花膏方等，至今仍被岭南地区的民众所用，疗效卓著。

邓铁涛（1916—2019），广东省开平市人。首届国医大师，广州中医药大学终身教授，博士生导师，中华全国中医学会常务理事，广东省名老中医，内科专家。2009 年 7 月 1 日，93 岁的邓铁涛教授被人力资源和社会保障部、卫生部、国家中医药管理局等国家三部委联合评定为“国医大师”并获证书。邓老当时虽年近百岁，但还不遗余力地推广岭南膏方，指导广州中医药大学第一附属医院研发出 27 款个性化岭南膏方，非常受欢迎。同时，邓老还培养出了陈瑞芳、罗颂平等膏方专家。

禤国维，男，主任医师，教授，博士生导师，广东省名中医，享受国务院政府特殊津贴，是人事部、卫生部、国家中医药管理局确定的第二批全国老中医药专家学术经验继承工作指导老师，曾任广东省中医院副院长兼皮肤科主任、广州中医药大学第二临床医学院副院长。先后获第二届国医大师、南粤楷模、和谐中国十佳健康卫士、全国优秀教师、“皮肤圣手”等荣誉。禤老以猪皮和其他岭南道地药材如徐长卿、路路通等熬制膏方，对很多皮肤科的疑难杂症都很有奇效。

周岱翰，男，广东汕头人。国医大师，主任医师，广州中医药大学首席教授，中西医结合临床专业博士生导师、博士后合作教授，全国老中医药专家学术经验继承工作指导老师，中华中医药学会理事、肿瘤分会名誉主任委员，国家药品食品监督管理局新药评审专家，广东省中医药学会肿瘤专业委员会主任委员，现任东莞康华医院副院长兼肿瘤医学中心主任。1992年获国务院颁发的“卫生事业突出贡献”证书并享受政府特殊津贴。2010被评为“全国优秀科技工作者”。论著有《膏方在癌症临床中的应用》。他自创的参芪固本膏方对放、化疗之后，以及术后的患者疗效显著，能明显延长生存期。

成永明，男，主任医师，教授，博士生导师。中国中医科学院广东分院、广东省中医院总院著名专家，广州中医药大学附属祈福医院传统疗法中心主任，珠海市中西医结合医院治未病科技术指导专家，江门市五邑中医院名中医工作室特聘主任，国家重点专科治未病科主任，北京中医药大学全球首批特聘中医临床教授，广东省保健协会首席中医养生保健专家，广东省保健协会中医治未病专业委员会第一届常务委员，广东省中西医结合学会健康管理工作委员会第一届委员会常务委员。卫生部全国名中医经验传承人，国家中医药管理局首批中医师承硕士。专著有《中医（儿童）无痛蜂疗法》《无痛蜂疗法》《中国气针疗法》等。独创享誉国内的“中国中医无痛蜂疗法”，拥有多项国家医学发明专利。岭南膏方中心首席专家，擅长治疗儿童疾病，兼顾成人。主治免疫力低下、身体虚弱、易感冒、经常发热、咽喉发炎、反复咳嗽、气管炎哮喘、鼻炎流鼻涕、贫血、消化吸收不良、多动症、腹痛、遗尿、遗精、阳痿、前列腺炎、月经不调、宫寒、不孕不育、乳腺增生、失眠头痛、颈椎病、肩周炎、骨质增生、腰腿踝足跟痛、肿瘤等疾病。每年门诊量超过

30 万人次。

陈瑞芳，女，1987 年毕业于广州中医学院（今广州中医药大学），教授。广州中医药大学第一附属医院治未病科主任、体检中心主任，国家中医药管理局重点学科中医预防医学学科带头人，广东省医学会体检医学分会副主任委员，广东省中医药学会慢病管理专业委员会副主任委员，广东省女医师协会女性健康保健专家委员会副主任委员。主要从事中医预防保健工作及中医健康教育的研究，主持中医“治未病”课题 3 项，发表相关论文 20 余篇。在广东各大媒体发表科普文章 200 多篇，是广州电视台及广东新闻台健康节目的特约嘉宾，经常到广东省各地讲授中医养生文化，深受广大群众欢迎。临床擅长治疗慢性胃炎、十二指肠球部溃疡、习惯性便秘、慢性结肠炎、失眠等疾病，擅长使用中医膏方对亚健康人群进行调理。

罗颂平，女，博士，广州中医药大学第一附属医院妇产科主任，广东省珠江学者特聘教授，博士生导师。国家级重点学科中医妇科学学科带头人，国家级精品课程《中医妇科学》负责人，国务院学位委员会第五届、第六届学科评议组成员，中国免疫学会生殖免疫学分会秘书长，中国中西医结合学会妇产科分会常委，广东省中医药学会常务理事兼妇科专业委员会主任委员，全国百名杰出女中医师，全国模范教师，广东省高等学校教学名师，全国著名中医妇科学家罗元恺教授学术继承人。主要从事中医药（包括膏方）防治自然流产、月经病和不孕症的研究。

林丽珠，女，主任医师，广州中医药大学教授，博士生导师。从事中西医结合治疗肿瘤疾病 30 余载，治疗癌因性疲乏有独到之处，她认为根据中医“虚则补之”理论，运用膏方可调理气血阴阳平衡，先安未受邪之地，是癌因性疲乏患者的最佳选择，不仅疗效好，还能减少服用汤药的频率，给患者带来方便。

蒋丽霞，女，主任医师，毕业于湖南中医药大学，医学学士，曾在德国及国内多家三甲医院进修学习，具有丰富的临床经验，被《世界名医大全》

收录。现任广东省佛山市顺德区大良医院副院长，广东省名中医，临床工作30余年。她出生于中医世家，是“广东省名中医师承项目”师承指导老师，同时也是国家及广东省“治未病”健康工程试点单位学科带头人、佛山市“十三五”重点专科及顺德临床重点专科中医科学科带头人。2007年被国家中医药管理局授予“全国优秀中医临床人才”称号，2014年被授予“佛山市优秀中医工作者”称号。她擅长使用膏方、经方及中西医结合疗法，主治疼痛专科、妇儿科、老年病、肝病等。

卢延年，男，主任医师，深圳市中医院干部保健科主任。毕业于辽宁中医学院（今辽宁中医药大学），出身于中医世家，从事临床、教学、科研30多年。现任中国老年学会中医研究委员会委员，深圳市中医药学会老年病专业委员会副主任委员，深圳市中医药学会脾胃专业委员会委员。具有丰富的临床经验，擅长以膏方等方法诊治内科、妇科及疑难病症，尤其对膏方治疗消化、呼吸、高血压、高血脂、冠心病、头痛、失眠、眩晕及妇科白带过多、月经不调有独到的研究。著有《膏方手册》一书。

文洁珍，女，主任医师，教授，中共党员，岭南名中医，毕业于广州中医学院（今广州中医药大学）。全国高等教育研究会儿科专业委员会理事，广东省中医药学会儿科专业委员会委员，广东省中西医结合学会儿科专业委员会理事。从事儿科临床40多年，擅长用中西医结合方法治疗咳嗽、哮喘、腹泻、厌食、儿童多动症、女童性早熟及肾炎、营养不良等常见病，对一些疑难杂症的中医治疗有独到见解和较好疗效。文洁珍自幼生活在岭南地区，对岭南膏方情有独钟，虚心向民间学者学习岭南膏方的配药、制作、贮藏等技术，工作后又向国医大师邓铁涛等老一辈中医专家学习岭南膏方的辨证论治、组方技巧和服膏宜忌等。她把岭南膏方的民间技艺与正规中医院校的科班知识相结合，将岭南膏方更好地推广到临床上使用，让大批民众获益。

任小红，女，主任医师，江门市名中医。广东省江门市五邑中医院治未病科主任，广州中医药大学兼职教授，世界中医药学会联合会亚健康专业委员会理事，中华中医药学会健康服务工作委员会常务委员，中华中医药学会治未病分会常务委员，中华中医药学会中医体质分会委员，中国医师协会健康管理委员会委员，中国民族医药学会皮肤科分会理事，广东省中医药学会皮肤病专业委员会委员，广东省中西医结合学会医学美容专业委员会委员。善于运用中医脏腑辨证、气血辨证、天人相应、五运六气理论进行中医体质辨证、健康调养、美容养生；擅长以蜂疗、灸疗、放血、针灸、膏方等方法治疗疲劳综合征、过敏性鼻炎、月经不调、痛经、乳腺增生、盆腔炎、不孕不育、心悸失眠、头痛、湿疹、荨麻疹、水痘、带状疱疹、痤疮、黄褐斑、脱发、咳嗽、感冒、哮喘等疾病。出版专著 3 部。

柴选文，男，副主任医师。北京同仁堂国医馆特聘专家，广州中医药大学附属祈福医院自然疗法中心专家，中山大学附属江门医院全科师资专家，岭南膏方中心专家，广东省名中医工作室特聘专家。现任世界中医药学会联合会蜂疗分会理事，中国民族医药学会蜂疗分会理事。从事中西医预防保健和临床诊疗工作 20 年，先后在北京同仁医院、广东省中医院等全国知名医院深造，发表多篇论文和专题报告。擅长运用岭南无痛蜂疗、蜂蜡疗、雷火龙灸、岭南个性化膏方、蝶腭神经节针刺术等特色疗法防治成人及儿童反复呼吸道感染、慢性鼻炎、习惯性鼻出血、咽喉炎、哮喘、遗尿、宫寒、不孕不育、胃肠道疾病、神经功能紊乱、风湿、类风湿性关节炎及颈肩腰腿痛等各种常见病、慢性病和疑难杂症。在儿童和成人体质虚弱、健康调养方面，具有丰富的临床经验。

五、国医大师对岭南膏方的看法

中医药学的理法方药最讲究辨证论治。而膏方作为中医药学皇冠上一颗璀璨的明珠，要求开膏医师在辨证论治方面有深厚的功底。有不少国医大师都非常重视膏方的开具与应用，很多国医大师还坚持数十年长期服用膏方进行养生。比如，国医大师王琦教授的琦正膏方、琦化膏方能健脾开胃消脂，保护肝脏，加快新陈代谢，推动机体脏腑经络气血顺畅运行。国医大师颜德馨教授的通气血膏方，由红花、桃仁、丹参、赤芍、柴胡等组成，具有活血化瘀、畅通气血的作用。颜德馨教授被誉为“膏方圣手”“恒法之父”，他得岐黄妙谛，开恒法一派，肩挑千古医脉，传毕生道术，助力岭南膏方发展。广东省中医院为了促进岭南膏方大发展，特聘国医大师颜德馨教授在广东省中医院带徒授课，通过颜老的助力，使古老的岭南膏方又注入了新的活力，迎来了新发展。国医大师张大宁研发的牡蛎杜仲雄花膏方可以降“三高”，改善免疫力，改善肝肾功能，增强肾上腺皮质系统功能，改善疲劳，特别适合中老年人群调理身体。国医大师唐祖宣的三仁膏方，健脾祛湿效力极强，特别适合湿气重，苔厚腻，人困体乏，头重如裹的情况。国医大师张镜人的健脾补肾膏方对调理脾胃虚弱及肾气不足非常有效。国医大师金世元的珍珠膏方对镇静安神疗效极佳。

岭南地区的诸位国医大师尤其推崇岭南膏方。国医大师邓铁涛教授100多岁时，还不遗余力地推广岭南膏方。邓老指导广州中医药大学第一附属医院研发出27款个性化岭南膏方，非常受欢迎。同时，邓老还培养出了陈瑞芳、罗颂平等膏方专家。“皮肤圣手”、国医大师、广东省中医院副院长禤国维教授以猪皮和其他岭南道地药材如徐长卿、路路通等熬制膏方，对很多皮肤科的疑难杂症都有奇效。全国中医肿瘤学科带头人、国医大师、广州中医药大学周岱翰教授也很推崇膏方在肿瘤领域的应用，专著有《膏方在癌症临床中的应用》。经常来粤讲学开诊的国医大师梅国强教授、国医大师刘敏如教授、国医大师熊继柏教授等也对岭南膏方的发展做出了贡献，他们对岭南膏方的评价也很高，认为岭南膏方在某种意义上代表着膏方发展的新趋势。

总之，经过多年的发展，岭南膏方一路走来，不断发展壮大，倍受众多国医大师的关注。

六、患者选择岭南膏方的目的有哪些?

随着人们生活水平的提高，人们对身体健康的要求也日益迫切，越来越多的人意识到身体是革命的本钱，有病了要及时治疗，平时没有病或者处于亚健康状态时，也要调理。膏方调理相比于一般中药煎剂调理来说，具有药力宏大、疗效持久、作用全面、以补为主、攻补兼施的特点，始终把增强人体的免疫力作为重要而基础的任务。

一般来说，患者选择膏方调理有以下目的。

①调理慢性疾病：如反复头痛头晕、鼻炎、鼻窦炎、腺样体肥大、肺结节病、咳嗽、哮喘、口干、腹痛、慢性胃炎、肠炎、风湿病、关节炎等。②调理亚健康状态：如睡眠不佳、疲劳、消瘦、体肥、易发脾气、焦虑、惊恐、多梦、紧张、精神压力大、颈椎病、肩周炎、背痛、腰痛、腿痛、腿抽筋、肢体怕冷怕吹风怕吹空调、肢体发热等。③增强免疫力：如反复感冒等。④调理肝肾、气血，美容养颜：如调理黄褐斑、黑眼圈等。⑤帮助身体排毒：如经常吸烟、喝酒的人，舌苔较厚，大便稀烂、大便黏、便秘、腹胀，湿热较重，服用膏方可促进机体排除湿热。⑥能够达到健康长寿：中老年人平时预防保健，如防肿瘤、防中风等。⑦促进儿童健康成长：如改善儿童反复呼吸道感染、反复腹痛、反复便秘或腹泻、反复鼻炎、反复咳嗽、生长发育迟缓、个矮、注意力不集中、写作业速度慢、语言发育迟缓、多动症、抽动症等。⑧促进男女身体健康，性生活和谐：如治疗不孕不育、男性阳痿早泄、反复前列腺炎、女性宫寒痛经、反复盆腔炎及阴道炎、性欲下降、性交痛等。

七、服用岭南膏方，容易上火（咽痛、便秘、痤疮、鼻衄等），怎么办?

膏方经过近两千多年的发展，又结合了很多现代医学的研究成果，在理法方药方面已经非常完善，现在的膏方既安全，又有效。

当然，在服用膏方的过程中，也偶尔会有患者提出容易上火问题，这要经过辨证分析，给予患者合理的解答，做出正确的处理措施。服用膏方出现的上火，主要指服用膏方后出现咽痛咽干咽痒、兴奋性失眠、便秘、痔疮出血、痤疮、鼻衄等情况。

如果患者服用岭南膏方的过程中，出现咽喉疼痛、咽干咽痒、痤疮、鼻出血、便秘、痔疮出血、兴奋性失眠等情况，首先要看看膏方的处方组成。如果是膏方中温阳升补药物过多或药力过大所致，比如使用了大量的川芎、鹿茸、高丽参、附子等补阳中药，则必须立即停服膏方。咽喉疼痛、咽干咽痒、痤疮者，可用金银花、野菊花、胖大海等泡水喝。鼻出血者，用白茅根、金银花、莲蓬等泡水喝，严重者需到耳鼻喉科就诊。便秘及痔疮出血者，给予火麻仁、大黄水煎服，以通便泻热。兴奋性失眠者，给予栀子、莲子水煎服，以清心安神。如果膏方处方本身没有问题，是患者自己饮食不注意，吃了上火的东西，或者是在服用膏方的过程中，又感染了呼吸道疾病，引起了咽喉炎、鼻炎、鼻出血等，要及时使用抗生素治疗。在使用抗生素的过程中，可以暂停服用膏方，配合服用连花清瘟颗粒、复方金银花颗粒等中成药，等炎症控制好后再恢复使用膏方。

在处理服用膏方易上火的问题时，常常会遇到这样的患者，他们“既阳虚怕冷而又容易上火”“平素易疲劳乏力、全身怕冷，手脚凉，而又易发生咽喉发炎、口腔溃疡、盆腔发炎、鼻衄等上火现象”。这种上热下寒，或外寒内热，或内寒外热的体质，该如何调理呢？

这种情况需要扎实的临床经验才能开出理想的膏方。成永明教授的临床经验是抓住病机，透过现象看本质，达到治病求本的目的。“怕冷易上火”，其最根本的原因是正气不足，肾虚怕冷，三焦虚，免疫力低下。如果患者做了中医红外热成像检测，就很容易看到这个病机特点。针对这个病机特点，开具膏方时，首先要固扶正气，提高免疫力，一定要把灵芝、石斛、五指毛桃等提高免疫力的中药放入膏方中，同时也不要放弃温阳补肾的中药。此外，成永明教授还擅长结合无痛蜂疗法、雷火灸、蜡疗、补肾针等配合岭南膏方进行综合调养。

成永明教授用岭南膏方调理此类患者的典型案例如下。

王某某，女，36 岁。平素疲劳乏力，全身怕冷，四肢手脚特别怕凉。但咽喉易上火，盆腔炎也反复发作，想要调理好身体之后生二胎。成永明教授开具膏方：灵芝 30 克，石斛 30 克，桂枝 30 克，白芍 30 克，菟丝子 30 克，桑寄生 30 克，桑椹 30 克，白术 30 克，苍术 30 克，陈皮 30 克，徐长卿 10 克，蒺藜 10 克，薏苡仁 10 克，石榴皮 10 克，葛根 10 克，延胡索 10 克，生地黄 10 克，熟地黄 10 克，桔梗 20 克，败酱草 20 克，虎杖 10 克，白花蛇舌草 10 克，煅牡蛎 20 克，酸枣仁 30 克，煅瓦楞子 30 克，五指毛桃 30 克，北沙参 30 克，巴戟天 30 克，淫羊藿 30 克，枸杞子 30 克，山萸肉 30 克，制附子 30 克，鹿角胶 20 克，龟甲胶 20 克，蜂蜜适量。10 剂。制膏方。3 个疗程后，诸症已愈，并顺利怀孕，诞下第二胎。

八、基层医院及基层医务人员、初学膏方者，怎么样才能开展好岭南膏方项目?

初学膏方的人，特别是基层医院或者基层医务人员提到开膏方时，往往会胆战心惊，心有顾虑。为什么呢？因为他们普遍会担心以下四个问题。

①膏方一直以来都是“高大上”的项目，只有大型医院及高级中医膏方

专家才敢开膏方。②膏方费用很昂贵，担心患者承受不起。③每料膏方服用时间比较长，期间容易引起医患纠纷。④很难学到膏方“真学”，担心技术不好。

初次接触膏方或者是初学膏方的医务人员，特别是基层医务人员开膏方时，要特别谨慎，而且要保证自己对中医的理论，特别是膏方理论，掌握得非常精炼才行，万万不可心中无料，仓促上阵。一料膏方往往价格较高，服用的时间比较长，患者服用膏方时，往往会出现或多或少的疑虑，涉及理、法、方、药、贮存、服用、饮食宜忌等各个方面，要及时给予解答。只有掌握了膏方理论，并积极总结实践经验，秉承“积极探索，勇于总结”的精神，才能和患者顺利沟通，并鼓励患者完成整个膏方疗程。否则，很容易产生一些医患纠纷矛盾，不仅影响医生个人的声誉，也影响患者的疗效，从而导致本身想做好事，结果做成了“坏事”，事与愿违。

为了解决初学者使用膏方的困难，成永明教授将岭南膏方分为长膏和短膏，特别有利于初次开膏方的医生或者是基层医院的基层医务人员学习使用。一般初学者或患者病情复杂多变时，先开“短膏”，也就是服用时间较短的膏方，这样患者可以在 15 ～ 20 天将膏方服完，如果患者病情有变，就可以在开下一个疗程膏方时及时解决。等患者病情比较稳定，或者医师开膏方的技术比较熟练时，可以使用“长膏”，也就是服用时间较长，一般服用 30 ～ 60 天的膏方。

至于学习岭南膏方的具体而独特的理法方药理论，则需要初学者及基层医务人员在阅读本书的过程中具体体会才行。

岭南膏方继承了传统膏方的优点，同时结合了岭南地区特有的人文地理、气候环境等地域特色，形成了一个膏方流派。一些喜欢使用岭南膏方的人，包括没有医学基础的普通民众，也可以通过学习本书来掌握膏方的制作、使用技巧、服用注意事项等。

九、什么样的人才会喜欢选用膏方来调理身体?

传统的膏方一般在冬季才会被一些老年人使用。但是现在不同，随着经济水平的提高以及人们保健意识的增强，吃膏方来调理身体的人越来越多了。膏方从传统的元明清时期只有江浙沪一带的大户人家以及皇亲贵族才能吃得起的高级养生专利品，发展到现代老少皆宜的保健品。

目前，年轻一族中服用膏方的人数已占到门诊近一半的数量。都市年轻白领经常使用岭南膏方来调理身体，缓解亚健康。年轻的女士用膏方调理身体，使自己经血顺调，充满青春活力，面似桃花。儿童用膏方调理主要是为了调理脾胃，增强免疫力，促进儿童健康成长。

在成永明教授岭南膏方中心门诊，有一部分人除给自己开膏方以外，也在为自己心爱的人购买膏方。有些女士为了自己的丈夫能够更有阳刚之气，而为其代开调理身体的膏方。有些男士为了改善其夫人宫寒怕冷的体质而代开膏方。也有好多做子女的，为了自己的年迈父母亲能够健康长寿，而来替他们开具膏方。代开膏方的人士，一般来说需要提供一张吃膏人舌头的照片，或者是让医生与吃膏人视频聊天，观察一下吃膏人的体型、面容、舌头等情况，才能开具膏方。

十、岭南膏方中的道地药材特别是岭南道地药材应如何使用?

一般来说，所有的膏方（包括岭南膏方）剂量都比较大，服用的时间都比较长，所以开好膏方、选好膏方的料（药材）、熬好膏方、正确服用膏方，都是膏方能否获得疗效的关键步骤。

自古以来，医药学家都十分重视道地药材，陶弘景在剖析药物不灵的原因时，就提出应用药材是否“道地”的问题。药材的产地、质量与疗效之间有着十分密切的关系，医生在开膏方时，选择道地药材和优质药材是很重要的一个方面。所谓“道地药材”，又称地道药材，是一个约定俗成的辨别中药质量的概念，是指一定的中药品种在特定生态条件（如环境、气候）、独特的栽培和炮制技术等因素的综合作用下，所形成的产地适宜、品种优良、产量较高、炮制考究、疗效突出、带有地域性特点的药材。也是指药材中货真价优之良品。过去有“离开本土，则质同而效异”的说法。道地药材是在长期的药材生产和用药实践中形成的，并不是一成不变的。比如三七原产广西田阳，故称为广三七、田三七，后来发现云南文山等地所产三七质量更优，称之为滇三七，云南便成为三七的新道地产区。有些道地药材有多个道地产地，比如何首乌，其产地主要位于陕西南部、甘肃南部、华东、华中、华南、四川、云南及贵州等地，日本也有分布，尽管传统上认为广东德庆产的何首乌为道地药材，但江苏省盐城市滨海县的何首乌疗效已经被越来越多的人认可，滨海县更是因种植历史悠久、产量高而被称为“首乌之乡”，也就是说滨海县同样可以作为何首乌的道地产地。

岭南膏方中心首席专家成永明教授说：“诸药所生，皆有境界，疗病愈疾，优选道地。”举一个例子，陈皮这味药，全国很多地方都有产出，但是经过鉴定，广东新会陈皮疗效更佳，而且越放越久，疗效会更加突出。岭南地区地处亚热带，气候宜人，是许多中药材的天然宝库。这些道地中药材很受岭南地区乃至全国和世界民众的欢迎。岭南膏方首先强调使用道地药材，特别是岭南地区的道地药材，同时也会使用分布于全国各地的道地药材。现将岭南膏方中出现较多的道地药材罗列如下，供大家参考。

广东： 广陈皮、广藿香、砂仁、益智仁、化橘红、何首乌、高良姜、郁金、槟榔、巴戟天、草豆蔻、广金钱草、广防风、玉竹、芡实、金钱白花蛇、徐长卿、路路通等。

广西： 肉桂、三七、蛤蚧、茴香、鸡血藤、山豆根、石斛、广金钱草、桂莪术等。

海南： 槟榔、砂仁、巴戟天、益智仁等。

四川： 川黄连、川芎、川乌、川附子、川续断、川贝母、川牛膝、川楝子、川杜仲、川木香、川郁金、使君子等。

浙江： 杭白芍、杭菊花、浙贝母、杭白芷、延胡索、台乌药、白术、山茱萸、麦冬、玄参等。

河南： 怀地黄、怀山药、怀牛膝、怀菊花、禹白附、天南星、全蝎等。

江苏： 苏薄荷、苍术、太子参、板蓝根、明党参、何首乌等。

甘肃： 黄芪、甘草、大黄、当归等。

云南： 三七、茯苓等。

辽宁： 五味子、细辛、黄柏、辽参等。

吉林： 人参、鹿茸等。

福建： 乌梅、莲子、建曲、泽泻等。

安徽： 宣木瓜、滁菊花、牡丹皮等。

宁夏： 枸杞子、银柴胡等。

陕西： 枣仁、天麻、大黄、当归、秦艽、羌活、金银花、柴胡、枸杞子、党参、槐米、皂角刺、五味子、茵陈、秦皮、猪苓、丹参、花椒、杜仲、延胡索、五倍子等。

内蒙古： 麻黄、肉苁蓉等。

山东： 阿胶、北沙参等。

湖北： 蕲艾、蕲蛇等。

岭南膏方中除了较多地使用道地药材，特别是岭南地区（广东、广西、海南）的道地药材外，也常常使用很多岭南独有的一些中草药来入膏方。岭南地区常用的中草药有：五指毛桃、火炭母、鸡骨草、田基黄、鹰不泊、两头尖、盐霜柏、独脚金、布渣叶、了哥王、两面针、五谷虫、鸭脚木、崩大碗、岗梅根、龙脷叶、木棉花、牛大力、千斤拔等。

十一、血糖、血脂、尿酸、血压高的患者，如何调制与服用岭南膏方？

成永明教授经常采用前述岭南净血化瘀膏及岭南镜人益寿膏调理此类代谢障碍的疾病。此外，被证实对代谢综合征有比较确切疗效的中药还有如下品类，可参考使用。

有降尿酸作用的中药：土茯苓、威灵仙、绵萆薢、益智仁、百合、山慈菇、栀子、菊苣、车前子、鱼腥草、虎杖、菝葜、姜黄、秦艽、豨莶草、薏苡仁、苍术、牛膝、大黄、芍药、黄柏、泽泻、忍冬藤、泽兰、白茅根、地龙、蚕沙、淫羊藿等。

有降血脂作用的中药：决明子、山楂、荷叶、泽泻、绞股蓝、红曲、虎杖、大黄、灵芝、姜黄、何首乌等。

有降胆固醇作用的中药：柴胡、灵芝、人参、山楂、大黄、泽泻、丹参、虎杖、姜黄、红花、金樱子、天冬、五加皮、刺五加、刺蒺藜、葛根、茵陈、黄连、荜茇、红芪、赤芍、土鳖虫、陈皮、桔梗、瓜蒌、薤白、诃子、火麻仁、槐花、鸡血藤、木贼、臭梧桐、沙棘、香菇等。

有降血糖作用的中药：芍药、五味子、荔枝核、鬼箭羽、地锦草、枸杞子、山药、黄芪、黄连、葛根、地骨皮、麦冬、灵芝、地黄、桑叶、牛蒡子、白芷、石膏、黄连、知母、黄柏、玄参、白术、茯苓、玉米须、天花粉、瓜蒌、苦瓜、丹参、桔梗、红景天、刺五加、玉竹、牛膝、山茱萸、人参。

有降血压作用的中药：葛根、野菊花、夏枯草、黄芩、钩藤、天麻、决明子、石决明、地龙、罗布麻叶、桑寄生、杜仲、牛膝、夏枯草、桑叶、菊花、珍珠母、瓜蒌、牡蛎等。

十二、服用岭南膏方的过程中，如果患者出现不适，该如何应对？

因为膏方一般服用时间较长，所以如果是免疫力低下、反复感冒发热咳嗽者，在服用膏方的过程中，可能会出现感冒发热咳嗽，这时，尽量不要暂停服用膏方，可以一边治疗感冒咳嗽发热，一边继续服用膏方。

有少部分人开始服用膏方时，可能会有胸闷、欲呕、胃肠不适、胃痛、腹泻、头晕、眠不佳等不适情况，一般服用几天后，这些不适症状就会消失。服用膏方时，也可以先从小剂量开始服用，逐渐增大至正常量，这样机体比较容易适应，不会产生胸闷、欲呕、头晕、胃肠不适、腹泻胃痛、失眠等现象。膏方始终略偏温补，服用时应多饮水，成人饮水量建议 1500 ～ 2000 毫升 / 天。儿童饮水量比较灵活，主要看小便是否发黄，如果小便比较黄，说明饮水量不够，应适当增加饮水量。

有一部分人在服用膏方的时候，自己感觉到容易上火，比如出现咽痛、咳嗽、鼻痛、痰多、口腔溃疡、口舌生疮等表现，这是出现了上呼吸道感染，也就是说因为患者免疫力低下引起的，与服用膏方与否没有关系，应当及时消炎抗感染。当然，如果服用膏方时，出现了上述情况，一般建议最好不要停止服用膏方。如果患者担心服用膏方会影响病情，那则应遵从患者的感受，直至患者认为“上火”情况结束之后，再继续服用膏方。

十三、服用岭南膏方时，可以喝茶、咖啡、柠檬水吗？可以吃萝卜吗？

一般而言，服用膏方期间不宜喝茶，其理由有四。一是会降低膏方疗效。茶叶中含有大量的鞣酸，遇到补益膏滋中的蛋白质、生物碱或重金属盐等物质，会引起一系列的化学反应，生成不溶解的沉淀物，从而影响人体对营养物质及其他有效成分的吸收，降低膏方的疗效。二是可能会引起身体不适。中药补血的膏方含有铁离子，茶叶中的鞣酸与铁反应就会生成不溶性沉淀物鞣酸铁，它不仅会影响补血膏方的吸收，使补益药物失去疗效，还会刺激胃肠道，引起种种不适。三是有些滋补的岭南膏方，可以增强大脑皮质的兴奋作用，有显著的抗疲劳作用。茶叶所含有的咖啡因、茶碱等成分，也具有兴奋神经中枢的作用，若服用膏方时喝茶，往往可使人体过于兴奋，可能会出现头痛、头胀、难以入睡等不良反应，不利于疾病的康复。四是笔者观察到，在岭南地区，湿热本身就很严重，再加上茶叶中的茶碱、鞣酸等，会加重胃肠道黏膜的水肿，也就是说会加重肠道湿热，这样更不利于膏方的吸收。

服用膏方期间不宜饮用咖啡，含有咖啡因的饮料（如可乐）也不宜饮用。原因是这些饮品中含有咖啡因，它能兴奋中枢神经，具有提神、醒脑等作用，补益药中的人参、黄芪一类补益元气的中药，也具有兴奋大脑皮质、提神、醒脑的作用。服用膏方期间，如同时饮用咖啡，则兴奋太过，会产生头晕、头胀、头痛、不能入睡等不良反应。同时，咖啡对胃肠道也有刺激作用，促进肠蠕动，有些胃肠抵抗力弱的人，可能会诱发慢性胃炎以及结肠炎，这样就会使湿气加重，从而影响肠道的消化吸收功能，有碍脾胃运化。柠檬水也有类似于咖啡的效果，也不宜在服用膏方时同时服用。

服用膏方期间能否吃萝卜的问题尚有争议。萝卜被誉为蔬果中的“人参”，它能够促进消化吸收，对一些脾胃虚弱，消化功能较差的人，如果食用萝卜或者萝卜籽，还有助于消食化痰、理气消胀，更有利于滋补膏方的消化吸收。但也有观点认为，萝卜有破气、下气、耗血的作用，如果在服用含有人参，特别是含有高丽参之类的膏方时，一定要忌食萝卜。

十四、开始服用岭南膏方前，是否需要先服用一段时间中药煎剂？

随着生活水平提高，人们保健意识加强，现如今很多人都会选择服用膏方来调理身体，然而由于每个人的体质不一样，是否适合服用膏方，以及应该服用怎样的膏方，成为很多市民最为关心的问题。成永明教授认为，服用膏方前，首先需要专业的医生对患者进行体质辨识，简单的可进行问诊、把脉、看舌苔，系统一些的可以再配合做一下中医经络检测仪、目诊仪、红外热成像检测仪等检测，体质情况将更加一目了然。确定了体质情况后，由主诊医师决定如何调理。

①如果是体质状况明确、容易拿出治疗方案的患者，医师可以直接为患者开具并制作膏方，不需要先服用中药煎剂。②如果患者病情复杂，可先服用一段时间中药煎剂，作为“探路方”来探探路。如果患者服用后，感觉效果不错，再将“探路方”扩展为膏方。③脾胃为后天之本，膏方主要是通过脾胃吸收而发挥作用。对于脾胃虚弱的患者，需要先服一些中药煎剂，作为“开路方”来调理脾胃。当脾胃达到比较好的状态，有利于膏方吸收时，再为患者开具调理体质的膏方，这样才能保证膏方真正起到作用。

“探路方”最主要的作用就是“投石问路”。因为膏方和普通的中药汤剂不同，膏方的服用时间常常需要1～2个月，如果膏方开得不合理或患者适应性不好，可能会出现一些不适症状，那么动辄数千元甚至上万元的膏方就完全浪费了。所以，要先用一些中药汤剂探探路，避免膏方走弯路。

“开路方”的作用是“修桥铺路”。尽管中医在开具膏方时一定会详细诊察、仔细辨证，遣方用药时大多能够滋补与调理兼顾，但膏方毕竟选用了大量的滋补中药，尤其是加入阿胶、鹿角胶、龟甲胶等血肉有情之品，一般来说比较黏腻，难以消化吸收，因此必须事先调理脾胃、清理肠道，为膏方的消化吸收创造条件。特别是有些患者本身就有上腹饱胀、胃口不开、舌苔厚腻等症状，属于脾胃失和、运化不力，切不可妄投调补膏方，应先给予健脾和胃、理气化湿的“开路方”，待脾胃功能正常后再吃膏方。

十五、使用中药饮片熬制岭南膏方和使用颗粒剂熬制岭南膏方，两者有何区别?

前文已经提到过，中药饮片熬制岭南膏方和使用颗粒剂熬制岭南膏方，两者各有优势。中药饮片熬制岭南膏方过程复杂，严重制约了膏方的推广，而使用颗粒剂熬制岭南膏方简单、方便、快捷，但由于颗粒剂本身的一些问题，制作出来的膏方杂质比较多。不过，2022 年中药配方颗粒剂国家标准出台并正式实施后，中药配方颗粒制剂水平已大为提高，颗粒剂制膏方正在被越来越多人士所接受。至于疗效方面，成永明教授认为，两者区别不大。

当然，具体制作膏方时，是选择传统中药饮片熬制，还是选择中药配方颗粒剂熬制，这要看患者的需求，追求传统订制个性化中药熬制膏方的人士，用传统中药饮片熬制膏方；追求简便快捷的人士，就用中药配方颗粒熬制膏方。

十六、一年四季都能服用岭南膏方吗?

膏方是一种中医剂型，是复方、大方，是煎熬药汁而形成的膏状物，用以营养五脏六腑之枯燥虚弱，调整气血阴阳之强弱盛衰。

膏方具有浓度高、体积小、药性稳定、服用时无需煎熬、口感好、便于携带等优点，因而深受群众的欢迎，在江浙沪一带的富庶之地流传数百年，经久不衰。为什么膏方会在经济发达的地区流行呢？这是因为膏方主要是调补身体的，必然要用到一些贵重药材，如灵芝、石斛、阿胶、龟甲胶、鹿角胶、鹿血晶、鳖甲、太子参、独脚金、燕窝、鱼胶、人参等。现在随着我国经济水平的大幅提高，人们富裕起来了，膏方也越来越受到关注。

膏方的作用是增强免疫功能，提高机体适应性，改善内分泌紊乱，改善造血系统和骨骼系统的功能，增强心脑肾功能，治疗肺虚、脾虚、肾虚、心虚、肝虚等诸多虚证，抗衰老，其主治与季节关系不大。

膏方的服用季节主要与具体用药有关。据笔者经验，如果膏方中未用大补的当归、附子、乌头、鹿茸、野山参等，或者要用的大补药材的剂量很少时，这样的膏方一年四季均可使用。特别在现在流行的“冬病夏治”以及“夏病冬养”“春夏养阳”“秋冬养阴”的理论指导下，反季节调养更显得非常重要。相反，如果膏方中要大剂量使用这些大补之品，则冬季服用更为适宜一些。

十七、怎样正确保存岭南膏方？

一料膏方一般可服用 1 ～ 2 个月，甚至半年。如果保存不当，容易霉变，霉变后则不能再服用。如此，不仅中断了治疗，影响疗效，还会造成金钱和药材的浪费。所以，膏方的正确保存显得十分重要。

膏方对存放的容器有一定的要求，存放容器既要清洁又要干燥，不能留有水分。如果容器是陶瓷、玻璃材质，可以洗净后小火烘干，也可洗净后用微波炉烘干消毒。如果容器为有机材料，可以洗净后沥干，然后放在消毒柜中消毒或者用微波炉稍稍加热烘干水分。如果容器是金属材料，可以在洗净后沥干水分，用红外线消毒，或者小火烘干水分。熬好的膏方忌用铝锅、铁锅存放。

膏方的包装方面，现在一般采取传统方法，将一料膏方做好以后，全部放在一个陶瓷的容器里面。还可以将做好的膏方装入若干个小玻璃瓶，每 2 ～ 3 天吃完一个小瓶，或者将做好的膏方分装到 2 ～ 3 个相对大一点的瓶子，一个瓶子里的膏方可吃10天或者20天。也有将膏方装入袋中，每次1袋，每天服用1～2次。

膏方所用的汤匙一般要洗净，烘干，消毒。汤匙或勺子如果没有洗干净，或者沾有水分，或者边吃边取，不注意清洁卫生，细菌必然会被带入膏方中，很容易发生霉变。取膏方的汤匙要固定专用，不要更换。当然也有人买一些一次性的塑料汤匙，用一次就扔掉，比较干净卫生，但是一次性汤匙不够环保。

膏方一般放在阴凉处或者冰箱里保存。若存放时间过久，表层可能出现小霉点。这时，可以除去表层的小霉点部分，其余的膏体重新入锅煎熬，煮开后熬制30分钟，等冷却后再重新加盖保存。

十八、服用岭南膏方有无不良反应?

膏方经过近两千年的发展，在理法方药方面有了长足的进步。再加上岭南膏方结合了很多现代医学的研究成果，因此变得既安全又有效。现代医学研究发现的一些副作用比较大的中药，如何首乌、马兜铃、广防己、马钱子、乌头等，除非很有必要，岭南膏方中心一般不纳入处方中。并且，岭南膏方中心严格掌控各种药材的质量，规范化培训制膏人员的熬膏水平，从源头上保证了每一料岭南膏方的品质，努力减少患者服用膏方时的不良反应。

当然，在服用膏方的过程中，也偶尔会有患者提出一些问题，这要经过辨证分析，给予患者合理的解答，并做出正确的处理。

成永明教授总结出患者服用膏方时常见的不适反应有以下几种。

①胸闷腹胀：胸闷腹胀是服用膏方后最常出现的不适症状，通常是服用者脾胃运化功能差，或者人参、黄芪等补益药物用量较大所致。此时嘱咐患者减少膏方每次服用的剂量，也可配合服用一些理气健脾、促进脾胃运化功

能的中药水煎剂。待胸闷腹胀感消失后，再恢复至剂量，继续服完剩下的膏方。②食欲不振：服膏方后出现食欲不振，说明药物有些滋腻碍胃，影响了服用者的消化功能。因此要减少服用剂量，或加服一些助消化的食物或药物，如山楂、陈皮茶、麦芽茶、大山楂丸等。③便秘：服膏方后出现便秘，可以停服膏方，或减少剂量，同时在饮食中增加膳食纤维，多喝水，多运动，多吃水果蔬菜，多吃黑芝麻，并忌口，不吃辛辣煎炸炒等易于上火的食物，一般就能解决便秘问题。或者服用膏方时，再另外喝一些促进排大便的水煎剂。④咽喉疼痛，或口鼻出血：如果是膏方中温阳升补药物过多或药力过大所致，须立即停服膏方。咽喉疼痛者，可用金银花、野菊花、胖大海等泡水喝。口鼻出血者，用金银花、白茅根等泡水，严重者需到耳鼻喉科就诊。如果膏方处方本身没有问题，是患者自己饮食不注意，吃了上火的东西，或者是在服用膏方的过程中，又感染了呼吸道的炎症，引起了咽喉炎、鼻炎、鼻出血等，要及时使用抗生素治疗。在使用抗生素的过程中，可以暂停服用膏方，配合服用连花清瘟颗粒、复方金银花颗粒等中成药，等炎症控制好后再恢复使用膏方。⑤皮肤瘙痒：皮肤瘙痒一般与湿热、血虚、风邪等因素有关，服用膏方后出现皮肤瘙痒，可能与膏方助长湿热有关，也可能服用者对膏方中的阿胶、鹿角胶、山药、紫草等药物过敏所致，此时应暂停服用膏方。如果患者本身属于过敏体质，又吃了虾蟹等容易引发过敏的食物，或者接触到一些容易过敏的环境，而引起皮肤瘙痒，则可以暂时不停用膏方，而让患者另外服用抗过敏中药。

十九、服用岭南膏方的同时，是否需要配合饮食疗法？

饮食疗法具有取材方便、味美合口、相对安全等优点，能预防疾病和配合治疗。食疗方法的主要作用有以下两个方面。

①未病养生，增强体质：中医学认为，人体脏腑功能衰败、阴阳失去平

衡是导致疾病发生的主要原因，而食补能调整人体阴阳平衡，纠正不足与偏亢，因而能够起到治疗或者辅助治疗的作用。但是食补也要根据体质灵活运用，要分清属热属寒、偏盛偏虚。阴虚内热者宜多食凉性食物，如银耳汁等；阳虚畏寒者宜多食热性食物，如核桃、鹿肉等；肺热咳嗽宜多食用百合、白果等；血虚失眠者宜多食龙眼、大枣等；脾虚腹泻者宜多食莲子、扁豆、薏苡仁等。②已病补虚，促进康复：生病的人不但身体虚弱，而且消化吸收功能也较低下，往往容易造成营养物质的缺乏，疾病难以痊愈。运用食补法，既可调整脾胃功能，又可补充营养物质，从而达到补虚及促进康复的目的。

所以在服用膏方进行调理的同时，应该强调重视食疗法。

二十、蜂蜜在岭南膏方中的作用是怎样的?

膏方中加入蜂蜜，对膏方的色、香、味都有很好的改善作用，同时，蜂蜜本身就具有一定的治疗作用，所以一直以来，蜂蜜在膏方中都有着重要的地位，很受医生和患者的欢迎。但是也有一些人认为蜂蜜里有激素，所以不适宜儿童使用，还有一部分人认为肿瘤患者不适宜吃蜂蜜。其实这些观点都是不对的。蜂蜜里面所谓的含有激素，其含量极低，基本可以忽略不计。

蜂蜜是大自然的恩赐，含有多种维生素、氨基酸和生物酶。蜂蜜性味甘平，归肺、脾、大肠经，有补中缓急、润肺止咳、润肠通便、美容养颜、润肤护肤等功效。蜂蜜适用于中气虚弱、气血不足、肺燥咳嗽、便秘、胃十二指肠慢性炎症以及溃疡、口疮、水火烫伤等病症。现代研究发现，未经处理的纯天然成熟蜂蜜具有很强的抗菌作用。在琼脂培养基中含有25%的蜂蜜时，链球菌和金黄色葡萄球菌会被完全抑制，而且使用不同品种的蜂蜜都有相同的结果。蜂蜜对肠道杆菌和真菌都有很强的抑制作用，对婴儿传染性的腹泻也有治疗效果，血压高的时候食用蜂蜜有降压作用，而血压偏低的时候则有升压作用。蜂蜜还具有强心的功能，能够使冠状动脉扩张，消除心绞痛。

蜂蜜对血糖也有双向影响，低浓度的蜂蜜可以引起血糖水平下降，高浓度的蜂蜜则引起血糖水平的升高，这主要是因为蜂蜜中含有乙酰胆碱和葡萄糖的缘故。蜂蜜还能够引起肝糖原含量增加，这是因为蜂蜜中的果糖不受胰岛素作用的影响，因此，它有利于糖尿病患者的能量补充，糖尿病患者少量食用蜂蜜是有益的。用蜂蜜还可以治疗呼吸系统疾病，临床上有人用蜂蜜水做透入疗法治疗鼻炎和鼻窦炎，效果也很好。保加利亚有一位医生将蜂蜜雾化后，由鼻腔吸入，用以治疗上呼吸道疾病，对于支气管哮喘的疗效很好。蜂蜜能够迅速提高人体免疫力，从而加快人体的康复，改善自觉症状。苏联曾有人用蜂蜜来辅助治疗肺结核，促进了结核病灶的钙化和痊愈。长期喝酒的人，胃肠道功能和肝脏功能都不好，而蜂蜜对肝脏和胃肠道有保护作用，可作为“药食同源”品使用。在胃肠道方面，蜂蜜可以很好地治疗便秘，对胃和十二指肠溃疡的疗效也十分显著，可以使胃痛及烧灼感迅速消失，同时对结肠炎、痔疮、中毒性腹泻等也有良好的治疗效果，蜂蜜对于实验型的四氯化碳中毒的大鼠肝脏损伤有显著的保护修复作用。此外，蜂蜜还能够促进造血功能，经常服用，可使人体血液中的红细胞和血红蛋白升高，故而可用于辅助治疗贫血。蜂蜜有改善睡眠的作用，可以治疗各种神经痛、眼睛干涩和神经衰弱等。蜂蜜有抗菌的作用，可以抑制化脓菌的滋生，并且能杀死真菌，对各种缓慢愈合的溃疡也有加速肉芽生长的作用。蜂蜜对于治疗烧烫伤、冻伤、创伤以及下肢溃疡、小儿鹅口疮等也有很好的作用。蜂蜜也是防止早衰及调养体弱多病体质的补益佳品，能起到防衰老、增强体质、加强正气的作用，用 10% ～ 15% 的蜂蜜溶液漱口，可以治疗口腔和咽喉部的疾病。蜂蜜还可以用于防治心脏病，对佝偻病、夜尿症、大便失禁等也有疗效。蜂蜜内服或者外用有美容养颜的作用，能够使皮肤细腻光滑。蜂蜜也有生发乌发的效果。有人担心儿童，特别是小婴儿不适合服用蜂蜜，其实这种担心是没有必要的，蜂蜜只要通过严格的消毒处理，里面的芽孢菌就会被彻底杀死，完全不用担心孩子服用蜂蜜时被感染。所以，对小婴儿来讲，蜂蜜的应用是安全的。

当然，对于一些特别计较并忌讳使用蜂蜜的患者，我们也可以不使用蜂蜜来作膏方里面的矫味剂。

二十一、手术后调理，如何选用岭南膏方?

需要做手术的人，一般来说都会有气血不足的表现，身体较为虚弱，如果能够及时给予膏方调理，对早日康复有很大的帮助，同时也够及时预防手术后的一些并发症。

患者在手术以前经常会被病痛所折磨，身体的某些脏器或者脏器的某些功能往往处于虚弱的状态，再加上失血是手术中普遍存在的问题，容易导致气血亏虚。有些人手术以后长期卧床，会引起下肢深静脉血栓形成，可能导致突发脑梗死、心肌梗死、肺栓塞等急重症。患者做手术前后经常会有很大的心理压力，往往会出现心慌、心悸、失眠、头痛、记忆力下降、恐慌焦虑等情况。多数手术以后的患者脾胃功能较差，消化吸收欠佳。针对长期卧床的患者，可以在膏方中加一些有活血化瘀作用的药物，以防止深静脉血栓形成。对于消化功能不好的患者，就要用一些健脾开胃的膏方。对于心慌失眠的患者，可以用一些安神补脑的膏方。对于免疫力低下的，可以加一些提高免疫力的膏方。对于气血不足的人，可以用一些补益气血的膏方来进行调理。

二十二、脑力劳动者如何选用岭南膏方?

脑力劳动者平时工作压力较大，精神负担重，新的挑战多，生活节奏快。不少脑力劳动者长期过度用脑，出现了脑力透支、神经系统失调、大脑疲劳等状况，多数脑力劳动者都出现了长期的、不同程度的精神疲劳的亚健康状态，包括头晕头胀、昏昏沉沉、失眠多梦、精神倦怠、四肢乏力、注意力不集中、记忆力减退、反应迟钝、情绪低落或者烦躁易怒、食欲减退、性欲下降、反复感冒、手足心热、面色无华等不适症状。

容易出现这些现象的脑力工作者，一般包括教师、科学家、医生、工程师、新闻记者、企业管理人员、白领一族、电脑一族等。造成这些脑力工作者出现不适症状的原因主要是用脑过度、思虑太多、劳伤心神、精血暗耗，可通过有滋补心肾、安神补脑、益血生精功能的膏方调补。选用五味子、枸杞子、桑椹、鹿角胶、熟地黄、何首乌、核桃仁、益智仁、黑芝麻、茯神、酸枣仁等中药饮片配成膏方，每年服用两三个疗程，可以使脑力劳动者远离脑疲劳，以旺盛的精神、清醒的头脑投入工作中去。

二十三、体力劳动者如何选用岭南膏方？

体力劳动者的劳动强度会比一般人高，有时候工作环境也较为恶劣。日积月累，往往会引发一些有体力劳动者特点的疾病。比如经常会有颈肩腰腿痛、关节炎、足跟痛等，还有的容易出现鼻炎、咳喘气短、自汗、乏力、头晕、心慌等。这个时候体力劳动者若能一方面注意劳逸结合，又同时配以膏方调理，那么调理的效果会更加明显。体力劳动者服用膏方一般是以补脾、补肺、补肾为主。

二十四、老年人能服用岭南膏方吗？

2021 年 5 月 11 日，第七次全国人口普查结果公布，我国人口数量为 14.1178 亿。60 岁以上的老人超过 2.6 亿人，约占 18.7%，人口老龄化程度加深，我国成为超老年型国家。

每一个人进入老年以后，脏腑功能减弱，抗病能力逐渐下降，患有一两种或者更多种慢性病的患者比比皆是。多数老年人会出现不同程度的头晕眼花、耳鸣耳聋、头发稀疏、须发苍白、腰酸腿软、气短乏力、健忘、失眠、性功能减退、阿尔茨海默病等虚弱病症的表现。如果能够调制出一料适合的膏方，调补阴阳气血不足，改善脏腑功能，便可有效减少老年病的发生，控制老年病的发展，让老年人不但长寿，还能更健康地生活。所以，老年人特别适合服用个性化膏方。老年人服用膏方，以提高免疫力和补肾为主，同时兼顾心、肝、脾、肺。

二十五、儿童能服用岭南膏方吗?

中医学认为，儿童的生理特点为“稚阴稚阳”“纯阳之体”，也就是说，儿童的机体既有因发育未成熟而呈现出比较柔弱的一面，又有生机蓬勃、生长发育比较迅速的一面。所以处于生长发育阶段的儿童，在生理、病理、免疫力等方面与成人有明显的差别。

很多人认为儿童不宜吃膏方，其实并非如此。儿童很多疾病都属于慢性病，更适宜用膏方来进行调理，因为如果膏方做得好，比一般煎煮中药等方法疗效更好，口感也更易被孩子所接受。儿童使用膏方主要是调理以下四个方面。①儿童免疫力比较低下，容易出现反复呼吸道感染，可以用膏方来提高免疫力，一般使用灵芝、石斛、五指毛桃、北沙参、太子参、独脚金等增强免疫力、固扶正气的中药。②儿童经常会有脾胃虚弱的表现，古语讲，儿童“脾常不足”，这就是说儿童经常会有消化系统方面的病症，表现出来就是脾胃虚弱。针对这些症状，儿童服用膏方的时候尤其应顾及脾胃，如常使用党参、白术、山药等药物，以调补为重点。③儿童经常肺气不足，会出现鼻炎、鼻窦炎、腺样体肥大、反复的咳嗽、咽喉炎、气管炎、哮喘、皮肤病等，用膏方调理的时候也要注重调补肺气。补肺气常用蛤蚧、黄芪、黄精、红芪、防风、人参等药物。④儿童常见发育迟缓、抽动、多动等病症，表现为遗尿、五迟、五软、注意力不集中、易怒、小动作多等，用膏方治疗时一定要注意调补肾气，比如常用龙虱、金樱子、山萸肉、覆盆子、煅牡蛎、桑椹、益智仁等药物。

二十六、孕产妇能服用岭南膏方吗?

孕妇能否服用膏方呢？答案是肯定的，孕妇可以服用膏方。孕妇服用膏方有两种情形。第一种情况，是备孕的时候服用调理身体、促进怀孕的膏方。如果在服用膏方调理的过程中，突然发现有孕在身了，应咨询开膏方的医生。一般来说，如果在服用调理身体备孕膏方期间怀孕，说明膏方的使命已经完成，可以停服。第二种情况，就是怀孕期间可能会出现先兆性流产、习惯性流产，或者肠胃不适、气血虚弱、反复恶心呕吐。针对这些情况，可以辨证论治，开具一些有针对性的膏方。比如肠胃素弱，妊娠期出现反复恶心、呕吐、不能进食的患者，常可以食用含有太子参、白术、茯苓、白芍、陈皮、砂仁、半夏、竹茹、生姜、大枣等以清补、平补、开胃健脾药物为主的膏方进行调理。而那些有先兆性流产或者习惯性流产病史的孕妇，可以选用续断、杜仲、桑寄生、白芍、熟地黄、阿胶、黄精、白术等药物组成的膏方来保胎安胎，可很好地防止习惯性流产的发生。总的来说，孕妇不必忌服膏方，但是一个前提就是一定要找有经验的医师来为其开具膏方。

二十七、阿胶在膏方中起什么作用?

阿胶不仅有补益虚损的药效，同时也是制作膏方的重要基质和赋形剂，有利于膏方制剂的挂旗和固定成型。

阿胶补益虚损的药效主要体现在以下几个方面。

①补血止血：阿胶是滋补阴血之良品，李时珍《本草纲目》誉阿胶为

“补血圣药”，强调阿胶的主要功用在于“补血与液”。叶天士称赞阿胶是“血肉有情之品”，善于补血，擅长治疗血虚引起的各种病症。若患者有面色萎黄无华、乏力、头晕、心悸等，常常要用到阿胶。阿胶同时又有很好的收敛止血作用。一切出血证如呕血、咯血、血崩、尿血，以及妇女的冲任不固，崩漏下血等，都可使用阿胶。②养血止血安胎：阿胶可以用于妊娠下血，胎动不安，常配合桑寄生、菟丝子、续断等药物。③滋阴润燥：阿胶品味厚质黏腻，能滋阴润燥，对阴虚火旺、阴虚风动、阴虚久咳、虚烦失眠、手足抽搐、虚热不退等病证都有很好的治疗效果。④强筋健骨，增强免疫力：阿胶补血补液，血能养筋，液能润滑关节，充实骨髓、脊髓、脑髓，所以可以强健筋骨，滑利关节，抵御风湿疾患的伤害。《药性论》说，服用阿胶可以“坚筋骨”。李时珍《本草纲目》也说，阿胶可“治男女一切风病，骨节疼痛”。中老年的骨质疏松、骨质退化、关节退行性变，都可以长期服用含有阿胶的膏方来调理身体，不但能够使关节灵活，身体矫健，同时对于老年体弱、久病体虚、反复感冒、手足冰凉、疲劳头晕等也有较好的预防和治疗作用。⑤抗衰老，延年益寿：阿胶含有丰富的氨基酸和十多种微量元素，对人体有明显的抗衰老、延年益寿、增强免疫力的作用。所以，老年人服用阿胶效果极好。⑥美容美颜：现代药理学研究证实，阿胶能够提高 SOD 的含量和活性。SOD 能够清除氧自由基、具有美容美颜、延缓皮肤衰老的作用。阿胶由胶原蛋白及其部分水解物组成，其中胶原蛋白具有独一无二的“三螺旋”分子结构，能够有效补充人体皮肤流失的胶原蛋白，增强皮肤弹性，防止皮肤皱纹产生。同时，阿胶还有一定的祛斑效果。⑦益神增智：阿胶含有的小分子活性肽，能够增强记忆力和思维能力，有效缓解青少年学生心神浮躁、注意力不集中、记忆力下降、失眠、焦虑等状况，对中老年人的记忆力下降、健忘焦虑、易怒等也有很好的帮助。

最后要讲的是关于吃阿胶上火的问题。有人说吃了阿胶之后，或者说吃了含有阿胶的膏方之后容易上火。这是怎么回事呢？一般来说，阿胶是以滋阴养阴养血为主，不会引起上火，若确实出现了上火的现象，其原因大概有以下几点。

①阿胶的质量不高。建议选择质量上乘的阿胶。②阿胶质地滋腻，服用期间饮水不够，或者吃了一些上火的东西，容易引起咽喉发炎等上火现象。建议多喝水的同时不要吃引起上火的东西。③服用阿胶期间发生呼吸道感染，出现了咽喉疼痛等上火症状，被误认为是膏方引起的上火。建议在呼吸道炎症频发的季节，出门时尽量佩戴口罩，不要轻易被传染。④可能是因为膏方中除了阿胶以外，有一些其他容易引起上火的药物，比如附子、桂枝、肉桂、川芎等。建议开膏方时一定要找有经验的医师来把脉开膏，这样才能够避免使用过量的温补药物，从而避免上火现象的出现。

服用阿胶时，如果出现了上火现象，一般建议暂停服用。如果上火确系呼吸道感染，那就进行相应治疗。如果上火是因为喝水不够，就要多喝水。一般来说，如果是阿胶引起的上火，只要停服一段时间，上火现象就会自动消失。如果停服一段时间阿胶或含有阿胶的膏方之后，还是有上火现象，就说明上火不是阿胶引起的。

二十八、灵芝在膏方中起什么作用?

灵芝，原产于亚洲东部，在我国已有 2000 多年的用药史，被历代医药家视为滋补强壮、扶正固本的珍品。经过大量临床研究发现，灵芝对身体虚弱、免疫力低下、神经衰弱、高脂血症、冠心病心绞痛、心律失常、克山病、高原不适症、肝炎、出血热、消化不良、气管炎等都有很好的疗效。灵芝是成永明教授岭南膏方中经常用到的一味重要药物。

1. 止咳平喘

灵芝能够入肺经，可以补益肺肾之气，具有止咳平喘之效。可用于治疗肺虚咳喘，久咳不止等症。

2. 保肝解毒

灵芝对多种理化及生物因素引起的肝损伤都有保护作用。无论在肝脏损害发生前还是发生后，服用灵芝都可保护肝脏，减轻肝损伤。灵芝能促进肝脏代谢药物、毒物，对于中毒性肝炎有确切的疗效，对慢性肝炎效果尤其明显。灵芝可明显消除头晕、乏力、恶心、肝区不适等症状，并可有效地改善肝功能，使各项指标趋于正常。所以，灵芝可用于治疗慢性中毒，及各类慢性肝炎、肝硬化、肝功能障碍。

3. 抗衰老

灵芝具有促进和调整免疫功能、调节代谢平衡、抗自由基的作用。灵芝多糖能显著促进细胞核内 DNA 合成能力，并可增加细胞的分裂代数，从而延缓机体的衰老。

4. 抗神经衰弱

灵芝具有良好的镇静安神作用。灵芝提取物能激发运动性抑制，使运动性降低，使协调运动失调，呈现用量依赖性镇静安神效果，很早就被用于治疗神经衰弱与失眠。

5. 防治心血管病

灵芝可有效扩张冠状动脉，增加冠脉血流量，改善心肌微循环，增强心肌氧和能量供给，因此，对心肌缺血具有保护作用，可广泛用于冠心病、心绞痛等的治疗和预防。对高血脂患者，灵芝可明显降低血胆固醇、脂蛋白和三酰甘油，并能预防动脉粥样硬化斑块的形成。对于粥样硬化斑块已经形成者，则有降低动脉壁胆固醇含量、软化血管，防止进一步损伤的作用，并可改善局部微循环，防止血小板聚集。这些功效对于多种类型的中风有良好的防治作用。

6. 抗肿瘤

灵芝是最佳的免疫功能调节剂和激活剂，可显著提高机体的免疫功能，增强患者自身的防癌、抗癌能力。灵芝可以通过促进白细胞介素 -2 等内源性抗癌物质的生成，通过促进单核巨噬细胞的吞噬功能、提升人体的造血能力尤其是白细胞的指标水平，以及通过其中某些有效成分对癌细胞的抑制作用，成为抗肿瘤、防癌以及癌症辅助治疗的优选药物。灵芝对人体几乎没有任何毒副作用。这种无毒性的免疫活化剂的优点，恰恰是许多肿瘤化疗药物和其他免疫促进剂都不具有的。

7. 营养价值

灵芝多糖是灵芝中最有效的成分之一，有广泛的药理活性，能提高机体免疫力，提高机体耐缺氧能力，消除自由基，抑制肿瘤，抗辐射保护（放疗患者最佳选择），提高肝脏、骨髓、血液合成 DNA、RNA、蛋白质的能力，延长寿命等。灵芝的多种药理活性大多和灵芝多糖有关。

灵芝酸具有止痛、镇静、抑制组胺释放、解毒、保肝、杀肿瘤细胞等功效，是灵芝的主要成分之一。

灵芝中的腺苷是以核苷和嘌呤为基本构造的活性物质，能降低血液黏度，抑制体内血小板聚集，能提高血液供氧能力和加速血液微循环，提高血液对心、脑的供氧能力。

灵芝中的有机锗可以增加人体血液吸收氧气的能力，中和人体代谢所产生的氢离子，提高人体血液含氧量，进而活化细胞的代谢功能，可以止痛，同时防止体质酸化。

灵芝所含的多种氨基酸及微量元素，囊括了人体所必需的氨基酸，长期服用灵芝的人，不会因氨基酸缺乏而生病。

二十九、石斛在膏方中起什么作用？

石斛是九大仙草之一，具有极高的药用价值，素有“救命仙草”“药中黄金”之美称。在成永明教授开具的膏方里，经常要用到石斛这味中药。

石斛中品质较好的有铁皮石斛、金石斛。石斛的主要成分有石斛多糖，生物碱。石斛有十大养生保健医疗功效。

①增强免疫力功能：石斛能够提高机体的应急能力，并且具有良好的抗疲劳、耐缺氧的作用，能够提高人体 CD_4 细胞的含量，对反复呼吸道感染、长期咳嗽、鼻炎、消化吸收不佳、营养不良、免疫力低下、体质虚弱的人群，有很好的保健、医疗作用。成永明教授的岭南扶正固本膏方中，就有石斛这味中药。临床应用多年，证明岭南扶正固本膏方具有很好的提高免疫力及健脾养胃润肺补肾的作用。②促进消化吸收：石斛具有健脾益肺、养胃生津的功效，是治疗胃脘痛、上腹胀痛、腹部疼痛的常用药物。现代医学表明，石斛对幽门螺杆菌有较好的杀灭作用，从而有助于治疗萎缩性胃炎、浅表性胃炎、胃十二指肠溃疡等幽门螺杆菌阳性的病症。同时，口服含有石斛的膏方，能够促进胃液分泌，增强胃的排空能力，帮助消化。③养肝利胆：石斛有较好的养肝利胆的作用。石斛能够滋养肝阴，调补肝血，是治疗肝胆疾病的重要中药，对于肝炎、胆囊炎、胆结石等肝胆疾病疗效颇佳。④抗风湿的作用：石斛能滋养肝肾，润滑关节，从而达到强筋健骨、通利关节的效果。⑤降血糖、降血脂、降胆固醇、降尿酸：石斛自古以来就是治疗糖尿病的必用药，对高血脂、高血糖、高胆固醇血症效果非常好。⑥抗肿瘤作用：石斛对肺癌、卵巢癌和早幼粒细胞白血病等恶性肿瘤的细胞有强大的杀灭作用，并且具有较强的抗肿瘤活性。石斛能够改善肿瘤患者的症状，减轻放化疗的副作用，同时增强机体的免疫力，提高患者的生存质量，延长生存时间，临床

用于治疗多种恶性肿瘤。⑦护眼明目防治近视：石斛被历代中医学家视为养护眼睛的佳品。现代药理学研究证实，石斛对防治老年性白内障、老花眼有很好的作用。石斛还能够保护少年儿童视力，防治近视。⑧美容养颜：石斛能加速皮肤的新陈代谢，能够防治黄褐斑、老人斑，消除皮肤皱纹，使皮肤变得光滑有弹性。⑨抗衰老作用：《神农本草经》将铁皮石斛列为具有延年益寿作用的圣药。⑩抗疲劳作用：石斛具有明显的缓解疲劳、恢复体力的作用，对现在都市中好发的疲劳综合征有非常好的疗效。石斛能改善睡眠，消除头晕、疲乏、体力不足等疲劳症状。

三十、鹿角胶在膏方中起什么作用？

鹿角胶为鹿科动物梅花鹿雄鹿或马鹿雄鹿头上骨化的角，经井水煎熬浓缩而成的固体胶块。

鹿角胶不仅起着补益虚损的作用，同时也是制作膏方的重要基质和赋形剂，有利于膏方制剂的挂旗和固定成型。鹿角胶味甘、咸，性温，归肝、肾经，具有温补肝肾、益精养血、止血的功效，用于治疗肝肾不足所致腰膝酸冷、形寒肢冷、乏力、男子阳痿遗精、女子宫冷不孕、胎动不安等。也可以治疗精血亏虚之虚劳羸瘦、生长发育不良、早衰（须发早白或齿摇齿松）、健忘眩晕、心慌、失眠、多梦、面色苍白无华萎黄、舌质淡、脉细或细数无力。鹿角胶还可以用于治疗崩漏下血、便血、尿血、月经过多的偏于虚寒性出血证，以及肾虚和气血虚寒诸证。

现代医学证实，鹿角胶可以改善脑神经功能，对记忆力减退、健忘症、注意力不集中、多动症有帮助。鹿角胶有明显的抗疲劳和增强免疫力的作用，对免疫力低下的成人及儿童均有效。特别要注意的是，鹿角胶对血液病的调理很有效，白血病、白细胞减少症、贫血、出血症都是鹿角胶的适应证。鹿角胶含有大量微量元素和蛋白质，对儿童生长发育特别有帮助。

三十一、龟甲胶在膏方中起什么作用？

龟甲胶由龟甲制得，味咸、甘，性凉，归肝、肾、心经，有滋阴潜阳、益肾健骨、固经止血、养血补心的作用。研究发现，龟甲胶的主要成分是蛋白质、氨基酸、骨胶原、微量元素、酶类，能有效调节机体免疫力，激发自身调节机制，增强自身稳定状态。龟甲胶能纠正甲状腺功能亢进引起的阴虚火旺型体质，使之回归正常。龟甲胶还有抗疲劳、抗缺氧、抗菌、抗凝血、增加脑及冠脉血氧含量等作用。

三十二、糖类在膏方中起什么作用？

糖在膏方中是重要的辅料，一般膏方加工的最后一步程序就是加入糖来收膏。糖在膏方中起调味作用，为的是使膏方的口味变得甘甜，容易被服用者特别是儿童患者所接受，同时，糖类也具有一定的补气养胃功效，还可帮助收膏，使膏方变得稠厚。膏方中应用到的糖类有白砂糖、红糖、白糖、冰糖、饴糖等。一般来说，加糖的标准是 1 千克的药材加 1 千克糖。如果是给儿童患者做膏方，用的糖要多过这个比例。如果是偏于肥胖的人或者有糖尿病的人，或者不喜欢吃糖的人，应尽量少放糖或者不放糖。

白糖性味甘平，入脾、肺经，有滋阴润肺、补脾养胃、生津止咳、舒缓肝气、缓急止痛、利咽喉、解毒等功效。

红糖又称赤砂糖、红绵糖、片黄糖、黄砂糖，是没有经过提纯处理的成品糖，其营养价值比白糖高，有一定的补血作用。研究证明，红糖中的黑（红）色物质能阻止血清中中性脂肪及胰岛素含量的上升，降低肠道对葡萄糖的过量吸收，因此，有防治血管硬化的作用。红糖性味甘温，归脾、肝经，具有益气补血、活血化瘀、疏肝、温中祛寒、缓急止痛等功效，适用于脘腹冷痛、痛经、产后恶露不尽、风寒感冒、咽痒咳嗽等。

冰糖是白糖经过高温提炼，萃取其单糖自然结晶制成，以白色透明者为最佳。冰糖性味甘平，归脾、肺经，具有养阴生津、润肺止咳、补中益气、健脾和胃等功效。

饴糖又称麦芽糖、糖稀。饴糖性味甘温，归肺、脾、胃经，具有补脾养胃、补中益气、润肺止咳、缓急止痛等功效，适用于脾胃气虚、纳少乏力、脘腹冷痛、肺虚久咳、气短气喘、干咳少痰等病症。饴糖中含有大量的麦芽糖、葡萄糖、糊精，甜味低于白糖。

三十三、膏方中的替代糖有哪些作用?

在膏方中添加替代糖，既能改善口感，又不会提高血糖水平。常用的替代糖有木糖醇、元贞糖、甜菊糖、阿巴斯甜、甜蜜素等甜味剂。这些替代糖可以替代部分或全部蔗糖，可以“骗骗”嘴巴。膏方加工时加入适量替代糖，可以达到矫味又不增肥的效果。

近几年来，糖尿病、肥胖病、心血管病的发病率增加较快，患者服用膏方时，普遍要求低糖、低热量的配方，因此，很多时候也不必强求在膏方中放糖，而且除非特别必要，笔者也不建议使用这些替代糖。

三十四、鹿血晶在膏方中起什么作用?

鹿血晶的主要成分为梅花鹿血或马鹿血，属于名贵中药材。鹿血中含有丰富的氨基酸、酶类、脂类、游离脂肪酸类、固醇类、糖脂类、磷脂类、激素类、嘌呤类、维生素类和多糖类，以及有益微量元素等，特别是鹿血中还含有 γ－球蛋白、胱氨酸和赖氨酸、超氧化物歧化酶、谷胱甘肽过氧化物酶等。

鹿血晶呈不规则小薄片状，大小不等，紫红色或紫黑色，有角质样光泽，质坚脆，气微腥，味甘、微咸。

鹿血晶补血养颜、益肾壮阳，主治精血不足、血虚心悸、虚损腰痛、阳痿遗精、肺痿吐血等证，也可用于术后康复。具体功效如下。

①补血：鹿血晶主要成分为梅花鹿血或马鹿血，鹿血中含有丰富的铁，对失血性贫血、血小板减少症、白细胞减少症、再生性障碍性贫血等各种类型的血液病有显著疗效。对环磷酰胺等抗癌药所致的骨髓抑制有明显的缓解作用。鹿血成分中的维生素 E 能保护细胞膜，铁、钴及多种氨基酸为血细胞成分，且铜在机体内可形成铜蓝蛋白，促进铁的吸收和运输，钴、维生素 B_6、维生素 B_{12} 能激发骨髓蛋白。②补充营养，提高免疫力：鹿血晶含有优良的蛋白质，含多种人体必需氨基酸，非必需氨基酸含量极高，不仅可激活网状内皮细胞的吞噬功能，还可增强免疫细胞的识别、清除功能，促进蛋白质合成代谢，提高机体的免疫力，具有较高的营养价值。近年来在术后康复，特别是肿瘤患者放、化疗后应用较广泛，但是由于价格昂贵，所以普及较难。③抗疲劳、强身：口服鹿血晶能提高机体免疫力，改善睡眠及食欲，并能降低肌肉疲劳，迅速补充人体在运动中的消耗，促进代谢产物排泄，增强有氧运动能力，提高人体内脏的运动耐力，对体力劳动者及脑力劳动者的疲劳恢复效果明显，对疲劳综合征、中医虚证、寒证等具有显著疗效，是理想的强身保健食品。④创伤愈合：对长期不易愈合或一时新生不良的溃疡和创口，鹿血晶口服液能增强其再生过程，并能促进骨折的愈合。⑤抗衰老：鹿血晶口服能促进皮肤代谢，能消除黄褐斑、粉刺、痤疮，使皮肤增白、去皱、柔嫩、保湿；能在多种氨基酸的参与下促进蛋白质的合成，增加脑、肝等组织的蛋白质含量；能加速钙的沉淀，有壮骨、防止牙齿松动及脱落的功能。⑥改善性功能：口服鹿血晶能促进性器官生长，提高血清睾酮的含量，有性激素作用，能提高机体性功能，对性功能障碍有良好作用。

鹿血晶的使用方法及用量：黄酒调服，每次 3 ～ 6 克，或入丸、散，或用于膏方收膏。

除以上药用功能外，鹿血晶又可以当作胶类物质来收膏。

三十五、制象皮在膏方中起什么作用?

象皮，是一种名贵中药材，为象科动物亚洲象的皮。剥取象皮后，去掉筋膜油脂，洗净，切成长块，晒干。除上述品种外，产于非洲的非洲象，其皮亦可同等入药。

象皮止血，敛疮，治外伤出血，及一切创伤、溃疡久不收口。《医学入门》称象皮“煎膏药，去腐生新，易于敛口”,《本草纲目》称象皮“治下疳，烧灰和油敷之，又治金疮不合”,《本草新编》称象皮“专能生肌长肉，定狂，止呕吐”,《本草再新》称象皮“治湿痹”。

内服时，每次 3 ～ 6 克，水煎服；外用时，煎膏或研末外涂。

制象皮对于胃病的治疗效果很好，因为象皮能促进胃黏膜快速生长，恢复胃黏膜的天然屏障作用。有的医院用象皮配制一种长皮膏，疗效很好。

制象皮泡水喝可以有效改善免疫力和抵抗力，增强体质。

皮肤科权威欧阳恒教授讲究“以形补形”，也就是说，皮肤方面的问题就要用皮肤来解决。如果女士有面色暗、面部黄褐斑，可以用老鼠皮（鼠肤）煲汤饮用，有祛斑敛疮、补肝肾的良好作用，也可用猪的皮肤（猪肤）煲汤或制膏方来使用，非常实惠、简便、有效，全国闻名的皮肤圣手禤国维教授就是这样保健的。如果想再高级一点，就可以用驴皮（也就是阿胶）、象皮（我们把它叫制象皮）来煲汤或者制作膏方。广东省中医院传统疗法中心成永明教授的美容养颜膏方就使用了象皮。

总的来说，制象皮主要用于治疗免疫力低下、慢性胃病、慢性结肠炎，也可用于皮肤美容保健。

制象皮在膏方中的作用，一方面是发挥制象皮本身的药理作用；另一方面是与胶类物质一样，在收膏时使用，使膏方变得黏稠。

三十六、制作岭南膏方有什么标准可以遵循?

现在开具岭南膏方，医院、药店、养生机构或企业各行其道，各自加工生产各自的膏方，因此，膏方质量就会出现参差不齐的现象。一般来说，膏方制作应该遵循下面的一些通用标准。

1. 煎药的工具

熬制膏方使用的锅，以砂锅为佳，也可使用铜锅或者不锈钢锅，一般不采用铁锅。以前熬膏方一般是用柴火或者是烧煤来加热，现在一般是采用天然气灶或者是电磁炉。

2. 煎煮药物

煎煮膏方药物的过程与煎煮中药汤剂的过程类似。首先要泡浸药材。每料药物应在 8 ～ 10 倍量的清水中完全浸没，一般加水量应高于药物平面的 2 厘米以上为宜。浸泡的时间应该为 8 ～ 9 个小时或更久，如果采用加压煎药方法来煎药，浸泡的时间应该在 12 个小时以上。膏方中的药物经过浸泡后，一般要煎煮 2 ～ 3 次。第一煎，煎煮时间 1.5 小时以上；第二煎及第三煎每次加水量约为药料的 6 倍，分别煎煮 1 个小时以上。每次煎煮以后应用压榨法榨取药液，然后把取出的药液用 60 目筛网过滤掉杂质及药渣后备用。

3. 药液浓缩

将煎煮并过滤好的药液，在洁净的砂锅、不锈钢锅或者铜锅内进行浓缩，开始可用武火加热至沸腾，而后用文火不断加热、搅拌，并捞出上层的浮沫。加工过程中要注意掌握火候，防止药液沸腾溢出和结底，直至浓缩为稠膏，即是传统的清膏（半成品）。

4. 收膏

将上述浓缩的清膏，按处方规定，依次兑入备用的药液、各种辅料以及胶类等（要事先加热炼制或者烊化，临用时趁热加入），同时，适当调节火候，并继续加热，充分搅拌，以免粘底起焦。在收膏工作结束前，加入细料药粉以及其他经加工备用的辅料（如核桃肉、芝麻、龙眼肉等），边加入边搅拌，混合均匀，直至成膏。

成膏的经验判断：按照传统的经验，膏体在竹片或者锅铲上“挂旗”或者滴水成珠，或观察到膏体在加热时呈蜂窝状沸腾，习称“翻云头”，即为成膏。

5. 装膏

将成膏趁热装入洁净干燥的容器，贴上标签，不加盖移入凉膏间。盛膏容器必须清洗后经消毒烘干，凉透后才能备用。在容器外贴上印有姓名、年龄、编号等标签，随附处方及加工信息单。

6. 凉膏

凉膏间最好有净化装置，洁净度应在 30 万级以下，温度应保持 20℃以下，相对湿度 45% ～ 65%，每日不少于 2 次、每次 30 分钟以上的紫外线消毒，并做好记录。凉膏采用自然放凉，时间一般需要 12 小时以上，凉膏必须凉透后加盖，以免水蒸气回流，导致长霉，成膏凉透加盖后，移至成膏间。

7. 成膏

凉膏结束后，加盖的成膏转入成膏间，质量管理人员应认真核对容器外标贴与处方及加工单上的顾客名称、加工单的编号是否相符，检查所有加工记录是否完整正确，并按规定检查成膏质量，核对准确无误后，再签名入库保存。

8. 成膏的品质标准

中医膏方应符合《中华人民共和国药典》(2020版)制剂通则项下煎膏剂(膏滋)的规定，并进行以下相应的检查。

①膏方应无焦臭异味。②膏方无糖结晶析出。③膏方应进行不溶物抽查。④膏方应进行微生物限量检查，不得检出大肠埃希菌。⑤每料膏方应有完整的加工操作记录，包括审方、配方、校对、加工操作人员、质量管理人员的签名，操作人员清场记录，质量信息反馈等记录。

三十七、湿热体质如何选用膏方?

湿热体质者具有以下特征。

①总体特征：湿热内蕴，以面垢油光、皮肤油腻、口苦口臭、苔黄腻等为最主要的特征。②形体特征：形体中等或偏瘦。③常见表现：面垢油腻，易生痤疮，口苦口干，身重困倦，汗臭味大，大便黏腻不畅或干结，小便黄，异味大，男性易患阴囊潮湿，女性易患带下增多、色黄、异味大，舌质偏红、苔黄腻，脉滑数。④心理特征：容易烦躁发怒或郁闷。⑤发病倾向：易患疮疖、黄疸、热淋等。⑥对外界环境的适应能力：对夏末秋初湿热气候，湿重或气温偏高环境较难适应。

湿热体质通常是因先天、后天因素导致肝胆、脾胃功能紊乱，肝胆久瘀化热，脾胃不运化，水湿内停，积滞瘀久化热，湿热内蕴，熏蒸脏腑内外而引起。湿热体质患者饮食宜清淡，不宜甘甜、油腻，忌食滋补食物。近期有人做过调查，岭南地区以前以湿热体质居多，现在由于人们的生活水平普遍提高，空调的普遍使用，再加上饮食贪凉等不良习惯，岭南地区湿热体质的人群比例在下降，而肺脾肾阳虚体质的人群比例在提高。有人做过统计，目前，肺脾肾阳虚体质的人在岭南地区可以达到70%以上。但是因为岭南气候湿热的特点，很多岭南人仍有或多或少被湿热干扰的情况存在。

那么，有湿热因素或湿热体质的人群，是不是适宜服用膏方？

这个问题在临床上有一些争议，但是，普遍认为还是可以使用膏方来进行调理。只是制作膏方的时候，要求膏方不能做得太滋腻，不要过于温补，必要的时候也可考虑在膏方中加入一些清泻肝胆、清热利湿、渗湿功效的药物。如果能做到以上几点，那么，湿热体质的人或者有湿热因素干扰的人，仍然可以正常服用膏方来调理身体。

在岭南地区使用膏方调理身体的时候，一定要注意，患者不论有什么疾病，都要首先考虑有没有伴随湿热体质。如果有湿热体质，就要在膏方处方中适当加入一些有清热祛湿功效的药材。同时也要注意，正在服用膏方的患者，会不会因服用膏方引起湿热内蕴的情况，这在膏方组方的时候也应该提前预见到。如果正在服用膏方时体内出现了湿热，可以再加一组祛湿热的中药煎剂或颗粒剂，伴随着正在服用的膏方同时服用。

三十八、过敏性体质如何选择膏方？

过敏体质者具有以下特征。

①总体特征：一般以过敏性反应为主要特征。②形体特征：一般来说，过敏体质者没有特殊的形体。③常见表现：过敏体质者，常见哮喘、风疹块、咽喉痒、鼻塞、流涕、打喷嚏、清嗓音等。④心理特征：过敏体质的患者一般容易烦躁、易怒、焦虑、情绪不稳定。⑤发病倾向：过敏体质的人容易出现哮喘、荨麻疹、花粉症以及药物过敏、食物过敏等情形。⑥对外界环境的适应能力：适应能力差，比如过敏体质者对容易引起过敏的环境、气候、温度等因素适应能力差，容易引发鼻炎、哮喘、荨麻疹等宿疾。

过敏体质的人服用膏方要注意，一方面制作膏方的时候尽量要避免使用会引起过敏的一些动物药材，比如龟甲胶、鹿角胶、蝉蜕、蜈蚣等，以及个别会致敏的一些植物药材，如紫草等；另一方面，患者在服用膏方期间应该多吃一些有益气固表作用的食物，要少吃荞麦、蚕豆、白扁豆、牛肉、鹅肉、鲤鱼、虾、蟹、茄子、酒、辣椒、浓茶、咖啡等食物，更要避免腥膻发物以及容易导致过敏体质的食物。

居室宜通风良好，保持室内的清洁。被褥、床单、枕头要经常清洗，防止对尘螨过敏。室内装修以后也不宜立即入住，应打开窗户，让甲醛等挥发后再搬进新居。春季室外花粉较多时，要减少室外活动时间。不宜养宠物，以免对动物皮毛过敏。起居应有规律，保持充足的睡眠，积极参加各种体育锻炼，增强体质，天气寒冷时锻炼也要注意防寒保暖，防止感冒。

过敏体质的人，如果患有其他的疾病，需要用膏方调理其他疾病，或者身体处于亚健康状况的时候，除了重点调理相关疾病或亚健康状况外，也要兼顾过敏体质，适当使用一些抗过敏的中药材。

开具膏方的时候要仔细辨别过敏体质的患者，仔细辨别引起过敏的一些具体情况和原因。有些人对蜂蜜过敏，这时膏方里面就不能加蜂蜜；有些人对菊花、辛夷、大黄、紫草、蝉蜕、地龙、全蝎等过敏，这些药物就要尽量避免使用；也有些人对高蛋白过敏，比如对龟甲胶、鹿角胶等过敏，这个时候应避免使用龟甲胶、鹿角胶等高蛋白的药材。同时，在开具膏方时还可选用被现代医学已经证实的具有明显抗过敏作用的药物，如徐长卿、白鲜皮、蒺藜、生地黄、桂枝、浮萍、乌梅、木棉花等，也可酌情选用益气固表的药物如黄芪、白术、防风等。这样，针对过敏体质使用膏方调理时，就能收到很好的疗效。

附：

膏方目录

一、适宜体质偏颇人群的岭南膏方分类

气虚体质调理膏方

阳虚体质调理膏方

阴虚体质调理膏方

血虚体质调理膏方

气郁体质调理膏方

瘀血体质调理膏方

湿热体质调理膏方

痰湿体质调理膏方

特禀体质调理膏方

气血两虚调理膏方

气阴两虚调理膏方

肝肾阴虚调理膏方

冲任失调调理膏方

心脾两虚调理膏方

肾阳虚弱调理膏方

上热下寒调理膏方

阴阳两虚调理膏方

二、气虚体质调理膏方

气虚体质是由于人体元气不足，气的推动、温煦、防御、固摄、气化功能下降，进而导致脏腑功能减退，以气息低弱，机体、脏腑功能状态低下为主要特征的一种体质状态。

表现：神疲乏力、少气懒言、汗出，活动时加重等。

发病倾向：平素体质虚弱，卫表不固，易患感冒。或病后抗病能力弱，易迁延不愈。或易患内脏下垂、虚劳等病。

膏方组成：黄芪，白术，防风，人参，茯苓，甘草，山药，莲子，薏苡仁，扁豆，砂仁，桔梗，红芪，黄精，五指毛桃。

方解：黄芪、防风、白术组成的玉屏风散，具有益气固表作用，治疗肺卫气虚证，症见汗出恶风，面色苍白，易感风邪，舌淡、苔薄白，脉浮虚。本方益气固表、止汗御风之功有如屏障，珍贵如玉，故谓之“玉屏风”。

人参、白术、茯苓、甘草组成为四君子汤，这是治疗脾胃气虚的常用方，亦是补气的基本方。临床使用时，以面色萎白、食少神倦、四肢乏力、舌淡苔白、脉虚弱为使用依据。方中人参甘温益气，健脾养胃，为君药；白术甘温而兼苦燥之性，甘温补气同时苦燥健脾，与人参相协，益气补脾之力益著，为臣药；茯苓甘淡，健脾渗湿，与白术相伍，前者补中健脾，守而不走，后者渗湿助运，走而不守，两者相辅相成，健脾助运之功益彰，为佐药；炙甘草甘温益气，合人参、白术可加强益气补中之力，又能调和方中诸药，为佐使药。四药相合，共奏益气健脾之功。本方诸药皆味甘入脾，益气之中有燥湿之功，补虚之中有运脾之力，颇合脾欲甘、喜燥恶湿、喜通恶滞的生理特性，体现了治疗脾胃气虚证的基本大法。而且方中药物甘温平和，补而不滞，利而不峻，作用冲和平淡，“常服温和脾胃，进益饮食，辟寒邪瘴雾气”（《太平惠民和剂局方》），犹如宽厚平和之君子，故有“四君子汤”之名。在以上健脾补气的同时，再加上山药、莲子、薏苡仁、扁豆、砂仁、桔梗等渗湿止泻、调理气机之品，可以“培土生金”，达到最佳的补气效果。红芪、黄精、五指毛桃是近年来常用的补气药物，它们的作用比黄芪效果更好，经常一起使用。现代研究表明，补气的膏方具有促进消化吸收、增强免疫功能、抗衰老、抗突变、抗肿瘤、抗疲劳等作用。

三、阳虚体质调理膏方

阳虚体质是由于人体的阳气不足，而导致温煦、推动、蒸腾、气化功能减弱，以虚寒现象为主要特征的体质状态。

表现：平素畏冷，手足不温，喜热饮食，精神不振，睡眠偏多，面色柔白，目胞晦暗，口唇色淡，毛发易落，易出汗，大便溏薄，小便清长。

发病倾向：发病多为寒证，或易从寒化，易病痰饮、肿胀、泄泻、阳痿。

膏方组成：补骨脂，仙茅，菟丝子，锁阳，巴戟天，淫羊藿，肉苁蓉，五味子，山药，枸杞子，杜仲，葫芦巴，白术，制附子，生地黄，熟地黄，牡丹皮，鹿茸，茯苓，泽泻，桂枝，金樱子，山茱萸，覆盆子，龙骨，牡蛎。

方解：方中制附子大辛大热，温阳补火，桂枝辛甘而温，温通阳气，二药相合，补肾阳之虚，助气化之复。肾为水火之脏，内舍真阴真阳，阳气无阴则不化，《类经》云“善补阳者，必于阴中求阳，则阳得阴助，而生化无穷”，故又重用生地黄、熟地黄滋阴补肾、补血生精，配山茱萸、山药补肝养脾益精，以收蒸精化气、阴生阳长之效。泽泻、茯苓利水渗湿，配桂枝又善温化痰饮，牡丹皮活血散瘀，伍桂枝可调血分之滞。膏方中茯苓、泽泻、牡丹皮，此三味寓泻于补，以泻助补，使补而不滞。五味子敛气固精，鹿茸填精益髓。若患者畏寒肢冷较甚者，可将桂枝改为肉桂，并加重桂、附之量，以增温补肾阳之效。兼痰饮咳喘者，加干姜、细辛、半夏等以温肺化饮。夜尿多者，可加巴戟天、益智仁、金樱子、芡实、覆盆子等以助温阳固摄之功。为加大补肾壮阳之力，还可增加角胶、菟丝子、杜仲、枸杞子、当归、补骨脂、仙茅、淫羊藿、肉苁蓉、葫芦巴、锁阳、龙骨、牡蛎等药物，形成“补肾群英会”。

现代医学证明，补阳膏方有多种作用。①抗衰老与健脑作用。②对免疫功能的提高有正向作用，可显著增强人体细胞免疫功能与体液免疫功能。③可使大鼠附睾重量、精子数、活动精子百分率及性激素水平明显提高。④能促进钙盐沉积过程，同时可促进血液循环，即能较好地改善中老年人的骨质退行性变、骨质增生、骨质疏松等疾病。

四、阴虚体质调理膏方

阴虚体质是由于体内津液精血等阴液亏少，以阴虚内热为主要特征的体质状态。

表现：手足心热，平素咽干易燥，鼻微干，口渴喜冷饮，大便干燥，面色潮红，有烘热感，目干涩，视物花，皮肤偏干，眩晕耳鸣，睡眠差，小便短涩。

发病倾向：平素易患有阴亏燥热的病变，或病后易表现为阴亏症状。

膏方组成：生地黄，熟地黄，枸杞子，天冬，麦冬，石斛，菟丝子，肉苁蓉，沙苑子，人参，山药，茯苓，黄芩，黄连，决明子，黄柏，知母，龟甲胶，鹿角胶，山茱萸，山药，川牛膝，北沙参，女贞子，墨旱莲，五味子，甘草。

方解：方中生熟二地、枸杞子补肾益精，养肝明目，以滋肝肾精血，共为君药。二冬、石斛甘凉濡润，滋阴益精，养心益胃。菟丝子、肉苁蓉、沙苑子补肾益精，助君药以培补肝肾之精血，且其甘温而润，又有阳中求阴之用。精血源于水谷，脾为生化之源，故以人参、山药、茯苓、甘草补脾益肺，资生气血津液。阴虚火旺，扰动上焦，加黄芩清上焦热。阴不制阳，肝火上扰，故以黄连、草决明清肝潜阳。下焦虚热则加黄柏、知母。龟甲胶、鹿角胶乃血肉有情之品，峻补精髓，其中龟甲胶甘咸而寒，善补肝肾之阴，又能潜阳；鹿角胶甘咸微温，益精补血之中又能温补肾阳，与诸滋补肾阴之品相伍有“阳中求阴”之效。山茱萸养肝滋肾，涩精敛汗。山药补脾益阴，滋肾固精。川牛膝益肾补肝，强腰壮骨。北沙参养阴生津，润燥止渴，清金益胃。女贞子、墨旱莲组成二至丸，补而不滞，润而不腻，为平补肝肾之佳品，久服不碍脾胃。五味子酸甘化阴，甘草调和诸药。

现代研究表明养阴膏方具有以下作用：①降血糖、降血脂、保肝；②抗肿瘤及增强免疫力；③提高机体耐缺氧能力；④改善微循环，对头脑五官科的耳听力下降、耳鸣、脑鸣、鼻炎咽炎、鼻鼾、牙周炎、牙床萎缩等均有作用。

五、血虚体质调理膏方

血虚体质是由于人体血液质和量不足，以血液不足、营养功能减退为主要特征的体质状态。

表现：面色苍白缺乏光泽，唇色、指甲颜色淡白，头晕眼花，特别是下蹲起立时头晕、眼前发黑，易脱发或毛发易断等。

发病倾向：容易头晕，比其他体质的人更容易患贫血、出血性疾病和习惯性便秘等疾病。女性易患不孕、功能性子宫出血等疾病。

膏方组成：当归，熟地黄，龙眼肉，山药，鸡内金，山茱萸，玄参，炙甘草，枸杞子，阿胶，党参，山楂，黄精，芡实，玉竹，制何首乌，鹿角胶，白术，陈皮，桑椹，北沙参，炒麦芽。

方解： 膏方中生地黄、熟地黄味厚滋腻，为滋阴补血之要药，是为君药。当归甘温质润，补血养肝，和血调经，既可助生、熟地补血之力，又可行经隧脉道之滞，为臣药。白芍酸甘质柔，养血敛阴，与地、归相协则滋阴养血之功益著，并可缓挛急而止腹痛。川芎辛散温通，上行头目，下行血海，中开郁结，旁通络脉，与当归相伍则畅达血脉之力益彰。若兼气虚者，用人参、黄芪等以补气生血。瘀滞重者，加桃仁、红花、赤芍，以加强活血祛瘀之力。血虚有寒者，加肉桂、炮姜、吴茱萸等以温通血脉。血虚有热者，加黄芩、牡丹皮，以清热凉血。妊娠胎漏者，加阿胶、艾叶等以止血安胎。心血不足，心悸失眠者，以人参、龙眼肉、大枣补益心脾，养血安神；黄芪、白术助人参益气补脾；当归助龙眼肉养血补心；茯神、远志、酸枣仁宁心安神；木香理气醒脾，与补气养血药配伍，使之补不碍胃，补而不滞；炙甘草益气补中，调和诸药，共奏补血调血之功效。

现代血虚体质调理膏方主要用于妇科月经不调、胎产疾病、失眠焦虑等疾病，其作用有以下几个方面：①促进造血功能，纠正贫血。②补气，提高机体抗缺氧能力。③增强免疫力。④保肝、抗自由基损伤。

六、气郁体质调理膏方

气郁体质是由于长期情志不畅、气机郁滞而形成的以性格内向不稳定、忧郁脆弱、敏感多疑为主要表现的体质状态。

表现： 胸胁胀满，嗳气呃逆，或走窜疼痛，或咽部有异物感，或乳房胀痛。睡眠较差，食欲减退，惊悸，健忘，痰多，大便多干。

发病倾向： 易患郁症、脏燥、百合病、不寐、梅核气、惊恐等病症。

膏方组成： 柴胡，白芍，当归，白术，茯苓，烧生姜，薄荷，香附，郁金，川芎，牡丹皮，栀子，丹参，桃仁，鳖甲，牡蛎，党参，陈皮，枳壳，何首乌，生地黄，浮小麦，大枣，甘草，茯神，酸枣仁，珍珠，苏叶，半夏，厚朴，路路通。

方解： 方中柴胡疏肝解郁，以使肝气条达。白芍滋阴柔肝，当归养血活血，二味相合，养肝体以助肝用，兼制柴胡疏泄太过。白术、茯苓、甘草健脾益气，使运化有权，营血生化有源。烧生姜温胃和中。薄荷助柴胡疏肝而散郁热。香附、郁金、川芎，疏肝解郁。牡丹皮、栀子清泄肝郁之火。丹参、桃仁活血祛瘀，以治肝血瘀滞。鳖甲、牡蛎软坚散结，以消胁下癥结。党参、陈皮、枳壳健脾消积。何首乌、生地黄养血补血。浮小麦养心阴，益心气，安心神，除烦热。甘草补益心气，和中缓急（肝）。大枣甘平质润，益气和中，润燥缓急。浮小麦、大枣、甘草三药合用，甘润平补，养心调肝，使心气充、阴液足、肝气和，可除脏躁。茯神、酸枣仁养心安神。珍珠镇惊安神。半夏辛温入肺胃，化痰散结，降逆和胃。厚朴苦辛性温，下气除满，散结降逆。路路通利膈宽中作用甚强，可畅通胸腹气机经络，消除胸闷及脘腹胀满。苏叶芳香行气，理肺舒肝，理气宽胸。半夏、路路通、厚朴、苏叶辛苦合用，辛以行气散结，苦以燥湿降逆，使郁气得疏，痰涎得化，则痰气郁结之梅核气即除。

七、瘀血体质调理膏方

瘀血体质是指体内有血液运行不畅的潜在倾向或瘀血内阻的病理基础，并表现出一系列外在征象的体质状态。

表现： 瘦人居多，平素面色晦暗，皮肤偏暗或色素沉着，容易出现瘀斑，易疼痛，口唇暗淡或紫，眼眶暗黑，发易脱落，肌肤干燥。瘀血体质的人往往性格内郁，很容易心情不快甚至烦躁、健忘。

发病倾向： 易患出血、瘀血、癥瘕、中风、胸痹等病。

膏方组成：桃仁，当归，红花，赤芍，牛膝，川芎，草血竭，乳香，没药，青皮，香附，瓜蒌，薤白，香附，益母草，泽兰，郁金，丹参，三棱，莪术，土鳖虫，生地黄，牡丹皮，枳壳，桔梗，柴胡，牛膝，细辛，生姜，延胡索，乌药，小茴香，肉桂，干姜，秦艽，羌活，地龙。

方解：膏方中以桃仁、当归、红花、赤芍、牛膝、川芎、草血竭活血祛瘀，同为君药。乳香、没药活血止痛。青皮、香附行气止痛。兼气滞胸闷者，以瓜蒌、薤白理气宽胸。香附、益母草、泽兰活血调经止痛。郁金、丹参、三棱、莪术、土鳖虫活血消癥化积。生地黄、赤芍、牡丹皮凉血退热以除瘀热。枳壳、桔梗、柴胡、牛膝宣通胸胁气滞、引血下行，治胸中瘀血证。细辛、生姜辛香通窍，治瘀阻头面证。香附、延胡索、乌药、枳壳疏肝行气止痛，治瘀阻膈下、肝郁气滞证。小茴香、肉桂、干姜温里散寒，温经止痛，治寒凝血瘀少腹证。秦艽、羌活、地龙宣痹通络止痛，治血瘀痹证。本膏方主要用于冠心病、风湿性心脏病、肋软骨炎、胸部软组织损伤、脑震荡后遗症、三叉神经痛、神经症、月经紊乱等证属瘀血阻络者。

八、湿热体质调理膏方

湿热体质是以湿热内蕴为主要特征的体质状态。湿热内蕴主要包括以下三类。①湿热蕴于上焦、肺卫、气分，兼外感。②湿热蕴于中焦脾胃及肝胆。③湿热下注于下焦膀胱、大肠、胞宫。饮酒的人易患湿热体质。湿热体质调理膏方中经常要用到清热利湿的药如茵陈、滑石、薏苡仁等，清热燥湿的药如黄连、黄芩、黄柏等。也经常用到杏仁、桔梗、豆蔻、厚朴、陈皮、半夏等宣肺、醒脾、和胃等畅利气机之品。

表现：平素面垢油光，易生痤疮粉刺，容易口苦口干，身重困倦，体态偏胖或偏瘦，心烦，眼红赤，长期居所潮湿，喜食甜食和肥腻之品，具体表现因湿热所在不同的部位而有差别。在皮肉则为湿疹或疔疱，在关节筋脉则局部肿痛，通常所说的湿热多指湿热深入脏腑，特别是脾胃的湿热。脾胃湿热可见脘闷腹满，恶心厌食，便溏稀，尿短赤，脉濡数；肝胆湿热表现为肝区胀痛，阴囊潮湿，口苦食欲差，或身目发黄，或发热怕冷交替，脉弦数；膀胱湿热见尿频、尿急，涩少而痛，色黄浊；大肠湿热见腹痛腹泻，甚至里急后重，泻下脓血便，肛门灼热，口渴；胞宫湿热则有妇科炎症、腰腹痛、湿热带下。

发病倾向：易患湿疹、痤疮、黄疸、关节炎、膀胱炎、盆腔炎等病症。

膏方组成：杏仁，豆蔻，薏苡仁，半夏，滑石，通草，竹叶，栀子，茵陈，大黄，黄芩，连翘，薄荷，石菖蒲，藿香，黄连，厚朴，芦根，炒香豉，黄柏，苍术，瞿麦，萹蓄，木通，车前子，灯心草，牛膝，豨莶草，徐长卿，忍冬藤，地肤子，苦参，土茯苓，虎杖，龙胆草，败酱草。

方解：清除湿热，关键在于调畅三焦气机，故而用到“三仁”。方中杏仁苦辛，善入肺经，通宣上焦肺气，使气化则湿化；豆蔻芳香苦辛，行气化湿，宣畅中焦；薏苡仁甘淡，渗湿健脾，疏导下焦。如此杏仁宣上，豆蔻畅中，薏苡仁渗下，三焦并调。半夏、厚朴辛开苦降，行气化湿，散满除痞，助白蔻仁以畅中和胃。佐以滑石、通草、竹叶甘寒淡渗，清利下焦，合薏苡仁以引湿热下行。诸药合用，宣上、畅中、渗下，气机调畅，使湿热从三焦分消。茵陈善清肝胆脾胃湿热，利胆退黄。栀子清热燥湿，并利三焦，引湿热下行。大黄降瘀泄热，通利二便，以开湿热下行之道。茵陈配栀子，使湿热从小便而出。茵陈配大黄，使瘀热从大便而解。黄芩、连翘、薄荷疏泄上焦而清热解毒。石菖蒲、豆蔻、藿香芳香化浊，醒脾和中。黄连清热燥湿，厚肠止泻，配厚朴可使气行湿化，湿去热清，升降复常。芦根清热除烦以止呕，《玉楸药解》说芦根有“清降肺胃，消荡郁热，生津止渴，除呕下食，治噎哕懊恼”之功，在本方中，芦根确实有一药多用之妙。炒香豉宣泄胸脘郁热。黄柏主入下焦，清热燥湿，尤善于祛下焦肾与膀胱之湿热。苍术主入脾胃，既燥脾湿以杜生湿之源，又能外散湿邪。瞿麦、萹蓄味苦性寒，善清利膀胱湿热，有利小便、去淋浊、通癃闭之专长。木通清心利小肠。车前子清肺利膀胱。灯心草清心除烦。牛膝、豨莶草、徐长卿、忍冬藤，祛湿通络，强壮筋骨。地肤子、苦参清热祛湿解毒。土茯苓、虎杖、龙胆草、败酱草清热利湿止带。

九、痰湿体质调理膏方

痰湿体质是指当人体脏腑功能失调，易引起气血津液运化失调，水湿停聚成痰而成痰湿内蕴。多因寒湿侵袭、饮食不节、先天禀赋、年老久病、缺乏运动而发病。

表现：常见体形肥胖，腹部肥满，胸闷，痰多，容易困倦，身重不爽，喜食肥甘厚味，舌体胖大，舌苔白腻。发病时，因痰湿留滞部位不同而出现不同的症状。痰湿蕴肺时，见咳嗽反复发作，痰多黏腻或稠厚成块。痰湿中阻时，见腹部痞塞不舒，进食尤甚，胸闷，头晕目眩，身重困倦，恶心呕吐，胃纳呆滞，口淡不渴。痰湿蒙窍时，见头重昏蒙，胸闷恶心，呕吐痰涎，食少，多睡，困乏。

发病倾向：易患消渴、中风、胸痹等，对梅雨及湿重环境适应力差。

膏方组成：半夏，橘红，茯苓，生姜，乌梅，半夏，橘红，苍术，厚朴，广藿香，胆南星，瓜蒌，干姜，细辛，天麻，僵蚕，莱菔子，麦芽，香附，青皮，郁金，海藻，昆布，牡蛎，甘草。

方解：痰湿体质表现多端，治疗大法当以燥湿化痰为核心。痰湿为病，犯肺致肺失宣降，则咳嗽痰多；停胃令胃失和降，则恶心呕吐；阻于胸膈，气机不畅，则感痞闷不舒；留注肌肉，则肢体困重；阻遏清阳，则头目眩晕；痰浊凌心，则为心悸。治宜燥湿化痰，理气和中。方中半夏辛温性燥，善能燥湿化痰，又和胃降逆。橘红既可理气行滞，又能燥湿化痰。半夏、橘红等量合用，不仅相辅相成，增强燥湿化痰之力，而且体现了治痰先理气、气顺则痰消之意。半夏、橘红皆以陈久者良，方无过燥之弊。此二药组合是本方的基本架构，为君药。佐以茯苓健脾渗湿，渗湿以助化痰之力，健脾以杜生痰之源。鉴于橘红、茯苓针对痰因气滞和生痰之源而设，故二药为祛痰剂中理气化痰、健脾渗湿的常用组合。生姜既能制半夏之毒，又能协助半夏化痰降逆、和胃止呕。乌梅收敛肺气，与半夏、橘红相伍，散中兼收，防其燥散伤正之虞。苍术、厚朴增燥湿化痰。广藿香芳香化湿。胆南星、瓜蒌清热化痰。干姜、细辛温化寒痰。天麻、僵蚕化痰熄风止头晕。莱菔子、麦芽消食化痰，消食积，除口臭。香附、青皮、郁金解郁化痰。海藻、昆布、牡蛎软坚化痰。甘草健脾和中，调和诸药。

十、特禀体质调理膏方

特禀体质是指由于先天因素所造成的特殊状态的体质，主要包括过敏体质、遗传病体质、胎传体质等。特禀体质的人常出现打喷嚏、流清涕等症状，这是因为卫气虚损不能抵御外邪所致。中医认为“肾为先天之本”“脾为后天之本”，特禀质养生以健脾、补肾气为主，以增强卫外功能。

表现：①特禀体质有多种表现，有的人经常无原因地鼻塞、打喷嚏、流鼻涕，容易患哮喘病，容易对药物、食物、气味、花粉、季节过敏；有的人容易起荨麻疹，皮肤常因过敏出现紫红色瘀点、瘀斑。②患遗传性疾病者有垂直遗传、先天性、家族性特征，如血友病、唐氏综合征及中医所称“五迟”“五软”“解颅”等。③患胎传性疾病者具有母体影响胎儿个体生长发育及相关疾病特征，如胎寒、胎热、胎惊、胎肥、胎痫、胎弱等。

发病倾向：荨麻疹、皮炎、皮肤瘙痒症、银屑病、扁平疣、疥疮、急性肾炎。

膏方组成：荆芥，防风，牛蒡子，蝉蜕，苍术，苦参，石膏，知母，荆芥、防风，蝉蜕，牛蒡子，苍术，木通，当归，胡麻仁，徐长卿，蒺藜，路路通，浮萍，生地黄，乌梅，蜜麻黄，辛夷，苍耳子，甘草。

方解：膏方中荆芥、防风、牛蒡子、蝉蜕开发腠理，透解郁滞肌肤的风毒之邪而止痒，共为君药，乃“痒自风来，止痒必先疏风”之意。因湿热相搏，津水流溢，故以苍术辛苦散风祛湿，苦参苦寒清热燥湿，木通渗利湿热。风热客于肌肤，郁而生热，故以石膏、知母清热泄火。因风毒之邪与湿热相搏易耗伤阴血，而疏风药荆芥、防风、蝉蜕、牛蒡子和祛湿药苍术、木通等易耗伤阴血，加之风毒湿热相搏于肌腠，浸淫血脉，恐致气血运行不畅，故以当归和营活血，生地黄清热凉血，胡麻仁润燥养血，亦寓“治风先治血”之意。徐长卿、蒺藜、路路通、浮萍、生地黄、乌梅疏风止痒，消除风团。蜜麻黄、辛夷、苍耳子宣肺通鼻，止涕嚏。甘草解毒和中，调和诸药。

十一、气血两虚调理膏方

气血两虚亦称气血两亏、气血不足、气血虚，指气、血均亏损不足的证候。多由久病不愈，气血两伤所致。可因气虚不能生血而致血虚，亦可因血虚不能生气而致气虚。气血两虚，多因久病消耗，气血两伤所致。或先有失血，气随血耗，或先因气虚，血化障碍而日渐衰少，从而形成气血两虚。“气主煦之”“血主濡之”，气血两虚，则脏腑经络、形体官窍失之濡养，各种机能失之推动及调节，故可出现不荣或不用的病证。

表现：临床上可出现肌体失养及感觉运动失常的病理征象，如面色淡白或萎黄，少气懒言，疲乏无力，形体瘦怯，头晕目眩，夜寐不安，平时气短，运动后更甚，食欲减退，大便干燥，心悸心慌，平素容易感冒，肌肤干燥，肢体麻木，甚至感觉障碍、肢体痿废不用等。妇女可见到月经延期，经量减少，颜色淡红，舌苔薄白，舌质淡红。舌质边缘有明显齿痕，脉象细软无力。

发病倾向：久病虚弱、贫血、迁延性肝炎、神经衰弱等各种慢性病，以及妇女月经不调、胎萎不长、习惯性流产，溃疡久不愈合等辨证属气血不足者。

膏方组成：人参，熟地黄，白术，当归，白芍，黄精，枸杞子，鸡血藤，女贞子，墨旱莲，川芎，茯苓，炙甘草，酸枣仁，柏子仁，茯神，珍珠，神曲，鸡内金。

方解：本膏方治证多由久病失治或病后失调，妇人产后失于调理，或失血过多，以致气血两虚，治宜益气与补血并施。膏方中人参与熟地黄相配，甘温益气补血，共为君药。白术协人参益气补脾，当归助熟地黄补益阴血，同为臣药。白芍养血敛阴，黄精、枸杞子、鸡血藤、女贞子、墨旱莲养血补血。川芎活血行气，使补而不滞，合地、归而彰补血之效。茯苓健脾渗湿，炙甘草益气补中，伍参、术而助益脾之功。酸枣仁、柏子仁、茯神、珍珠等养心安神，以治心悸失眠。胃弱纳差者，用神曲、鸡内金以消食和胃。

现代医学证实该调补气血的膏方有以下作用。

①增免疫力；②改善贫血；③促进机体新陈代谢。

十二、气阴两虚调理膏方

气阴两虚，是指气虚和阴虚同时并见的病理变化，又称气阴亏虚、气阴不足、气阴两伤。气由肾精转化而来的元气、肺呼吸自然界的清气和脾胃消化吸收饮食产生的水谷精微之气组成。肾、肺、脾任何一脏出现问题，都会导致气的损伤。阴是人体的精、血、津、液的统称，当它们中的任何一个受损时，都会导致阴的损伤。气与阴之间也可以通过脏腑间的作用相互转化，一方不足会导致另一方的损伤，日久气与阴俱损，形成气与阴都不足的局面。

表现：面色淡白，少气懒言，神疲乏力，不耐劳力，咽干口燥，盗汗自汗，平素时见眩晕，时见食少，时见胸闷，时见寐差，胃纳较差，小便短少，大便秘结，舌质淡，体瘦弱，苔少有裂纹，脉细软无力。

发病倾向：除了免疫力低下所致的重型流感、中暑、上呼吸道感染外，还包含全身多系统急、慢性疾病，疾病程度有轻有重，如慢性胃炎、急性支气管炎、流行性脑脊髓膜炎、流行性乙型脑炎、肺结核、心律失常、泌尿道结核等疾病。

膏方组成：人参，麦冬，五味子，玉竹，山药，石斛，茯神，酸枣仁，柏子仁，菟丝子，麦冬，玄参，墨旱莲，白术，半夏，炙甘草，合欢花，太子参，北沙参，天花粉，女贞子，党参，陈皮，砂仁，首乌藤，远志，制何首乌，浮小麦，白扁豆，生地黄，熟地黄，知母，鳖甲，山萸肉，麻黄根，煅牡蛎，煅龙骨。

方解：膏方中人参大补元气，益肺生津，固脱止汗，为君药。麦冬滋阴润燥，与人参相协，气阴双补，相得益彰，为臣药。五味子益气生津，敛阴止汗，与参、麦相伍，既可固气津之外泄，又能复气阴之耗损，为佐药。三药相伍成为生脉散，人参复气虚之本，五味子固气泄之标，麦冬滋不足之阴，使元气充、肺阴复而脉归于平。方中人参为益气固脱要药，临证应视病情需要而酌情选用不同品种；元气大虚者，当用红参或别直参（即高丽参之坚实力壮者）；阴虚较显者，可选生晒参、西洋参；对于气阴不足未至虚脱之轻证，可以用党参或太子参代替人参。肺阴不足，干咳无痰，病久不愈者，可酌加生熟地、玄参等以滋肾润肺。阴虚生热，五心烦热者，可加生地黄、知母、鳖甲等以清退虚热。汗出较多者，可加山茱萸、麻黄根、煅龙牡等以增敛阴止汗之力。阴虚火旺，虚烦不眠，配以茯神、酸枣仁、柏子仁、合欢花。女贞子、墨旱莲为养阴药对，二药组成的方剂叫二至丸。按照《医方集解》的说法，“至”指的是采药的季节，女贞子采于“冬至”前后，旱莲草采于“夏至”前后，冬至一阳初动，夏至阴气微降。此时采集二药，得初生之阴阳，对于补益“先天之本”的肾脏，自有独特之妙处，李时珍亦云“久服，发白再黑，返老还童”。这都说明二至丸调补肝肾阴血，疗效卓著。胃阴虚可用石斛、半夏、玉竹、天花粉。肺阴虚可用玄参、北沙参、石斛。肾阴虚可用知母、山萸肉、鳖甲、生地黄、熟地黄。脾气虚可用山药、白扁豆、砂仁、陈皮、炙甘草健脾补气。

十三、肝肾阴虚调理膏方

肝肾阴虚，指肝肾阴液亏虚、虚热内扰，以腰酸胁痛、眩晕、耳鸣、遗精等为主要表现的虚热证候。本证多由久病劳伤，或温热病邪耗伤肝阴及肾阴，或先天禀赋不足，肾阴亏虚、肝阴不足。多发于形体羸瘦或先天不足者，是许多疾病发展到后期阶段的证候。

表现：头晕目眩，目干，视物昏花或雀盲，齿摇发脱，耳鸣，五心烦热，失眠多梦，午后潮热，颧赤盗汗，容易疲劳，肢体麻木，筋脉拘急、抽搐，面色暗黑，毛发不荣，爪甲枯脆，胁隐痛，形体消瘦，口燥咽干，失眠多梦，腰膝酸痛，不孕，舌红少苔，女子经少或经闭，男子遗精，脉沉弦数等。

发病倾向：慢性肾炎，高血压病，糖尿病，肺结核，肾结核，甲状腺功能亢进，视神经炎，白内障，中心性视网膜炎，无排卵功能性子宫出血，更年期综合征，慢性前列腺炎等。

膏方组成：熟地黄，牡丹皮，山茱萸，茯苓，泽泻，山药，知母，黄柏，女贞子，墨旱莲，石决明，龟板，怀牛膝，桑寄生，覆盆子，煅龙骨，煅牡蛎，玄参，火麻仁，白术，陈皮。

方解：膏方中重用熟地黄，味甘纯阴，主入肾经，长于滋阴补肾、填精益髓，为君药。山茱萸酸温，主入肝经，滋补肝肾，秘涩精气，山药甘平，主入脾经，“健脾补虚，涩精固肾”（《景岳全书》），补后以充先天，两者同为臣药。君臣相协，不仅滋阴益肾之力相得益彰，而且兼具养肝补脾之效。肾为水脏，肾元虚馁，每致水浊内停，故又以泽泻利湿泄浊，并防熟地黄之滋腻恋邪。阴虚阳失所制，故以牡丹皮清泄相火，并制山茱萸之温。茯苓淡渗脾湿，既助泽泻以泄肾浊，又助山药之健运以充养后天之本，俱为佐药。知母、黄柏清热降火。女贞子、墨旱莲组成的二至丸凉血止血。石决明、龟板平肝潜阳。怀牛膝、桑寄生益肾壮骨。覆盆子、煅龙牡涩精止遗，治疗肾虚不摄、遗精滑泄。玄参、火麻仁润肠通便。白术、陈皮健脾开胃。本膏方肝脾肾三阴并补，以补肝肾之阴为主，且寓泻于补，补不碍邪，泻不伤正，为平补三阴的常用方剂。

十四、冲任失调调理膏方

冲任失调指冲、任二脉功能紊乱。冲为太冲脉，任为任脉。这两条脉都属于奇经八脉。任脉调理阴经气血，为“阴脉之海”，主胞胎（子宫和卵巢）；冲脉为“十二经脉之海”，掌管女子月经及孕育功能。任冲同起于胞宫，相互交通，故任冲失调多见妇科疾病。

表现：月经不调，每逢经来淋漓不尽，量多，严重时如血崩，经色淡，质地稀，面目浮肿，精神疲惫，小腹隐痛，腰酸膝软，夜间不能安眠，白天嗜睡，运动后气促，自觉有内脏下坠的感觉，舌质淡，舌体略胖，苔薄白，脉象细而无力。

发病倾向：眩晕耳鸣，月经周期紊乱，时寒时热，烦躁不安，焦虑抑郁，经期综合征，原发性高血压，乳腺增生，荨麻疹等。

膏方组成：仙茅，淫羊藿，巴戟天，当归，知母，黄柏，柴胡，白芍，白术，茯苓，薄荷，烧生姜，炙甘草。

方解：膏方中仙茅、淫羊藿药性辛温，可温肾阳，补肾精，助命门而调冲任，共为君药。巴戟天温肾阳而强筋骨，性柔不燥以助二仙温养之力，当归养血柔肝而充血海，以助二仙调补冲任之功，两者共为重要辅药。知母、黄柏滋肾阴而泻虚火，既可治疗肾阴不足所致之虚火上炎，又可缓解仙茅、淫羊藿的辛热猛烈，故作为佐使药。柴胡疏肝解郁，使肝气得以条达疏泄。白芍酸苦微寒，养血敛阴，柔肝缓急。白术、茯苓健脾去湿，使运化有权，气血生化有源。薄荷疏散郁遏之气，透达肝经郁热。烧生姜温胃和中。炙甘草益气补中，可缓肝之急，且调和诸药。全方药味寒热并用，精血兼顾，温补肾阳又不失于燥烈，滋肾柔肝而不寒凉滋腻，主次分明，配伍严谨，共奏温补肾阳、滋阴降火、调理冲任、平其失衡之用。

十五、心脾两虚调理膏方

心脾两虚，是指心血不足和脾气虚弱共存的证候。本证多由饮食不节、劳倦伤脾，或思虑过度暗耗阴血，或久病失调及慢性出血等，导致心血耗伤，脾气亏虚。本证病位主要在心脾，多为心血不足、脾气亏虚，病情发展严重时，可致气虚血脱的危急重证。

表现：心悸怔忡，失眠多梦，健忘，食少，腹胀，大便稀溏，倦怠乏力，或见崩漏、便血、皮下出血，舌淡，脉细弱。

发病倾向：虚劳、心悸、怔忡、不寐、健忘、眩晕、血证，也可见于现代医学诊断的贫血、紫癜、功能性子宫出血、心律失常、心肌炎等疾病。

膏方组成：人参，龙眼肉，大枣，黄芪，白术，五指毛桃，当归，茯神，远志，酸枣仁，生地黄，熟地黄，灵芝，木香，厚朴，陈皮，炙甘草，白扁豆，薏苡仁，半夏，茜草，仙鹤草，浮小麦，龙骨，牡蛎，地骨皮。

方解：心主神明，赖血以养之，脾主统血，由气以摄之。若脾虚不运、气血生化乏源，则心神失养、神明不安而见心悸怔忡、健忘失眠，或摄血无力、血溢脉外而见便血、崩漏、皮下紫癜。气血不足则四肢百骸失其所养，故体倦食少、面色萎黄、舌淡苔白、脉细弱等症俱现。阴血亏虚，阳气失于涵养，虚阳外浮，亦可见盗汗虚热之象。本证病机要点乃脾虚不运，气衰血少，心神失养，血失统摄，治当益气健脾助统运，补血养心以安神。膏方中人参“补五脏，安精神，定魂魄”(《神农本草经》)，可补气生血，养心益脾；龙眼肉、大枣补益心脾，养血安神，共为君药。黄芪、白术、五指毛桃、白扁豆、薏苡仁助人参益气补脾，当归助龙眼肉养血补心，同为臣药。茯神、远志、酸枣仁、生地黄、熟地黄、半夏、灵芝宁心安神。血溢脉外，用茜草、仙鹤草止血。虚汗出，用浮小麦、地骨皮敛汗。龙骨、牡蛎镇静安神。木香、厚朴、陈皮理气醒脾，与补气养血药配伍，使之补不碍胃，补而不滞，俱为佐药。炙甘草益气补中，调和诸药。

十六、肾阳虚弱调理膏方

肾阳虚指肾阳不足，命门火衰，是因肾阳虚衰，温煦失职，气化失权而表现的一类虚寒证候。多由素体阳虚，或年老肾亏，或久病伤肾，以及房劳过度等因素引起。

中医认为，肾主水，肾阳对水液有气化蒸腾作用，若肾阳不足，蒸腾气化无力，则出现小便清长等表现，故肾阳虚证存在着肾脏的病理改变。肾虚多为长期积累成疾，切不可急于求成而用大补之药进补，或者用成分不明的补肾壮阳药物，而应以膏方慢慢调理。肾阳亦称为元阳、真阳、真火，十二经之根，先天之本在于肾，肾与命门本同一气，为人身阴阳消长之枢纽。肾阳主一身之阳气，火衰则阳虚之证迭出。肾阳虚与现代医学的神经内分泌免疫系统有关，肾阳虚证在下丘脑 – 垂体 – 靶腺（肾上腺皮质、甲状腺、性腺、胸腺）轴均有不同环节、不同程度的功能紊乱，且主要发病环节在下丘脑（或更高级中枢）的调节功能紊乱。

表现：神疲乏力，精神不振，活力低下，易疲劳；畏寒怕冷，四肢发凉（重者夏天也凉），身体发沉；腰膝酸痛，腰背冷痛，筋骨痿软；性功能减退，阳痿，早泄，易患前列腺炎等；小便清长、余沥不尽，尿少或夜尿频多；听力下降或耳鸣；记忆力减退、嗜睡、多梦、自汗；易患腰痛、关节痛等；易患骨质疏松症、颈椎病、腰椎病等；虚喘气短、咳喘痰鸣；五更腹泻或便秘；身浮肿，腰以下尤甚，下肢水肿；小腹牵引睾丸坠胀疼痛，或阴囊收缩，遇寒则甚，遇热则缓；须发易脱落、早白；形体虚胖或羸瘦；反映在面部则色青白无光或黧黑。

肾阳虚证的临床表现可以概括为九个方面。

①腰膝酸软而痛。②男子阳痿早泄、女子宫寒不孕。③久泻不止，完谷不化，五更泄泻。④小便频数，清长，夜尿多。⑤浮肿，腰以下为甚。⑥面色黧黑无泽。⑦畏寒肢冷，下肢为甚则。⑧精神萎靡。⑨面色白，头目眩晕。

发病倾向：慢性肾炎，糖尿病，醛固酮增多症，甲状腺功能减退，神经衰弱，肾上腺皮质功能减退，慢性支气管炎，支气管哮喘，更年期综合征，慢性前列腺肥大，营养不良性水肿，白内障，骨质疏松，骨质增生，不孕不育，阳痿早泄，宫寒，性冷淡，结肠炎。

膏方组成：附子，肉桂，熟地黄，山茱萸，枸杞子，山药，菟丝子，杜仲，当归，鹿角胶，干姜，白术，五味子，肉豆蔻，人参，补骨脂，金樱子，芡实，巴戟天，肉苁蓉，海狗肾，胡芦巴，怀牛膝。

方解：本膏方是为肾阳不足、命门火衰之证而设。肾阳亏虚，火不生土，则气衰神疲，畏寒肢冷，饮食减少，大便不实。命门火衰，精气虚冷，封藏失职，则腰膝软弱，阳痿遗精，或阳衰无子。肾与膀胱相表里，肾阳虚弱则膀胱失约，可见小便清长，甚而自遗。舌淡苔白，脉沉而迟，亦为肾阳虚衰之象。这个膏方的总治则是温补肾阳，填精益髓。膏方中，附子、肉桂辛热入肾，温壮元阳，补命门之火，鹿角胶甘咸微温，补肾温阳，益精养血，三药相辅相成，以培补肾中元阳，共为君药。熟地黄、山茱萸、枸杞子、山药皆甘润滋补之品，可滋阴益肾，养肝补脾，填精补髓，与桂、附、鹿胶相伍，有“阴中求阳”之功，同为臣药。菟丝子、杜仲补肝肾，强腰膝，当归养血和血，助鹿角胶以补养精血，以使精血互化，俱为佐药。诸药合用，补肾之中兼顾养肝益脾，使肾精得充而虚损易复；温阳之中参以滋阴填精，则阳得阴助而生化无穷。火不暖土，食少便溏者，加干姜、白术以温中健脾助运。命门火衰，飧泄、肾泄不止者，加五味子、肉豆蔻以涩肠止泻。气衰神疲较甚者，加人参以大补元气。阳虚精滑，或带下者，加补骨脂、金樱子、芡实等以补肾固精。阳痿不举，加巴戟天、肉苁蓉、海狗肾等以暖肾壮阳。腰膝冷痛者，加胡芦巴、怀牛膝以温肾强筋止痛。

现代医学认为本补肾阳的膏方具有增强性功能、增强免疫力的作用。

十七、上热下寒调理膏方

上热下寒属于寒热错杂的一个类型。上热下寒指的是患者在同一时间内，上部表现为热的证候，而下部表现为寒的证候。例如在临床上既见胸中烦热、频欲呕吐、咽痛的上焦有热，又见腹痛喜温、肠鸣漉漉、大便稀薄的肠中有寒，即是上热下寒。

表现：上半身有热象，下半身有寒象。上热多有：头晕头痛，失眠多梦，易怒，口腔溃疡，口干，咽痛咽痒，痰涕黄，鼻痒鼻痛，目赤干涩，耳鸣耳痛，胸闷，心中烦热，多梦少眠，反酸，烧心，频频欲呕吐，胃脘胀闷等。下寒多有：大便稀软或不成形，腹部冷痛，小便清长，宫寒，白带清稀，痛经，腰膝酸凉，手脚发麻怕冷等。

发病倾向：慢性鼻咽炎，急慢性胃炎，胃及十二指肠溃疡，慢性肠炎，神经性呕吐，消化不良，慢性肝炎，早期肝硬化，妊娠恶阻，口腔溃疡，慢性盆腔炎，慢性前列腺炎等。

膏方组成：半夏，干姜，黄连，黄芩，人参，大枣，甘草，厚朴，苍术，神曲，焦槟榔，枳实，香附，艾叶，炙甘草，桔梗，胖大海，木蝴蝶，路路通，灵芝，石斛，绞股蓝。

方解：上热下寒主要是因为脏腑功能弱，免疫力低下，正不胜邪，机体又产生了实热或虚热。也有因热证既久，耗伤正气，形成上热下寒的情形。治疗上热下寒的原则是扶正祛邪，交通上下，调畅气机，除热散寒。

膏方中半夏苦辛温燥，善能散结消痞，和胃降逆，平调寒热，为君药。干姜辛热，温中散寒，助半夏温胃消痞以和阴；黄连、黄芩苦寒清降，清泻里热以和阳，均为臣药。人参、大枣、甘草，健脾益气，补虚和中，兼生津液，既可防芩、连之苦寒伤阳，又防夏、姜之辛热伤阴，共为佐药。以上七味合成半夏泻心汤，历来被作为治疗上热下寒的重要参考方剂。厚朴、苍术行气燥湿。神曲、焦槟榔消食化积。枳实开结散滞。香附、艾叶温经养血祛宫寒。桔梗、胖大海、木蝴蝶、路路通清利咽喉。灵芝、石斛、绞股蓝增强免疫力，改善肠胃功能。炙甘草调和诸药，兼为使药。

现代研究认为，调理上热下寒的膏方，一般都对肠胃有双向调节的作用，能够保护胃肠黏膜，增强机体的免疫力，也可以杀灭幽门螺杆菌，提高机体的抗缺氧能力。

十八、阴阳两虚调理膏方

阴阳两虚证指人体阴阳同时虚损的证候。临床常见症状有头晕目眩，腰膝酸软，阳痿遗精，畏寒肢冷，自汗盗汗，午后潮热等。本类膏方是补阴剂与补阳剂的结合运用。常用补阴药如熟地黄、山茱萸、龟板、何首乌、枸杞子，补阳药如肉苁蓉、巴戟天、附子、肉桂、鹿角胶等。临床运用时应根据阴阳虚损的程度，分辨轻重主次，调整补阴及补阳药物的适宜比例。

表现：真元虚损，精血不足及肝肾不足，腰膝酸软，形体瘦削，两目昏花，发脱齿摇，阳痿遗精滑精，多尿遗尿，不孕不育，须发早白。

发病倾向：发育不良，重症贫血，神经衰弱，性功能减退，不孕不育。

膏方组成：鹿角胶，龟甲胶，人参，枸杞子，菊花，天麻，钩藤，金樱子，沙苑子，怀牛膝，杜仲，淫羊藿，海狗肾，仙茅，何首乌，菟丝子，补骨脂，桑寄生，熟地黄，山茱萸，肉苁蓉，巴戟天，附子，肉桂，石斛，麦冬。

方解：本膏方是为肾元虚损、精血阴阳不足之证而设，是调理阴阳两虚的主要膏方。肾主生殖，肾精亏虚，则男子精少不育，妇女经闭不孕。人体筋骨赖精气以濡养，精亏则筋骨疲劳，转摇不能，腰膝酸软无力。精血不足，形体失充，则肌肉瘦削。肝肾精血同源，目受血而能视，精血既亏，上窍失养，则视物昏花不清晰。肾为五脏阴阳之根，肾精亏虚，阳气阴血皆失其化育，久之精血阴阳俱馁，阳痿遗精、发脱齿摇、未老先衰，诸虚百损之证，不一而足。针对本证肾元精血阳气不足之病机，法当阴阳并补，滋阴填精，益气养血。

方中鹿角胶甘咸微温，温肾壮阳，益精养血，龟甲胶甘腻咸而寒，填精补髓，滋阴养血，二味俱为血肉有情之品，能补肾益髓以生阴阳精血，共为君药。人参大补元气，与鹿、龟二胶相伍，既可补气生精以助滋阴壮阳之功，又能借补后天脾胃以资气血生化之源。枸杞子补肾益精，养肝明目，助君药滋补肝肾精血，同为臣药。四药合用，阴阳气血并补，先天后天兼顾，共成填精补髓、滋阴养血、益气壮阳之功，不仅可治真元不足，诸虚百损，亦能抗衰防老，生精种子，益寿延年。菊花、天麻、钩藤熄风止眩，治疗虚阳上扰，头晕目眩。金樱子、沙苑子补肾固精，治疗精关不固，遗精滑泄。怀牛膝、杜仲补肾壮骨，治疗腰膝酸软。淫羊藿、海狗肾、仙茅暖肾壮阳，治疗阳痿。何首乌补肝肾，益精血，乌须发，壮筋骨。菟丝子、补骨脂、桑寄生温肾强腰，壮阳固精。熟地黄、山茱萸补肾填精，肉苁蓉、巴戟天温壮肾阳，以治下元虚衰。附子、肉桂助阳益火，协肉苁蓉、巴戟天温暖下元，补肾壮阳，并可摄纳浮阳，引火归元。石斛、麦冬滋阴益胃，补后天以充养先天。

附图

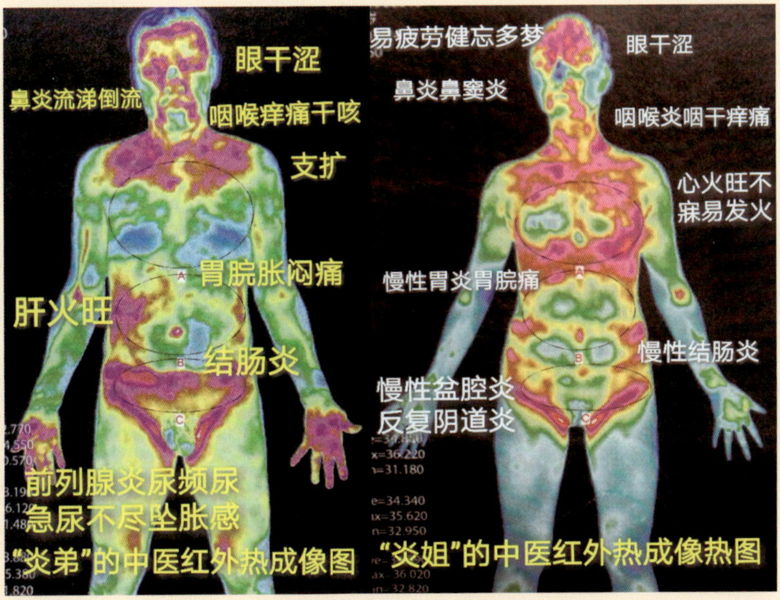

附图 1　不同性别（左男右女）全身炎症情况的中医红外热成像图

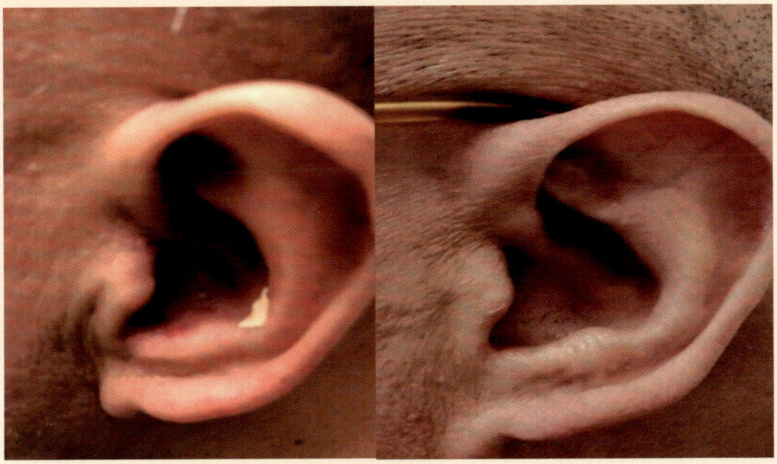

附图 2　湿疹皮炎脱敏膏方临床病例

左侧为治疗前，患者耳部的耳郭耳道以及脖子、肘、膝部位湿疹糜烂渗出结痂瘙痒。起病已经3年，四处求医，使用过多种中西医药物，症状仍未缓解。

右侧为患者服用湿疹皮炎脱敏膏方3个疗程治疗后，耳部、脖子、肘膝等处的湿疹糜烂皮损完全治愈，皮肤恢复光洁。随访2年无复发。

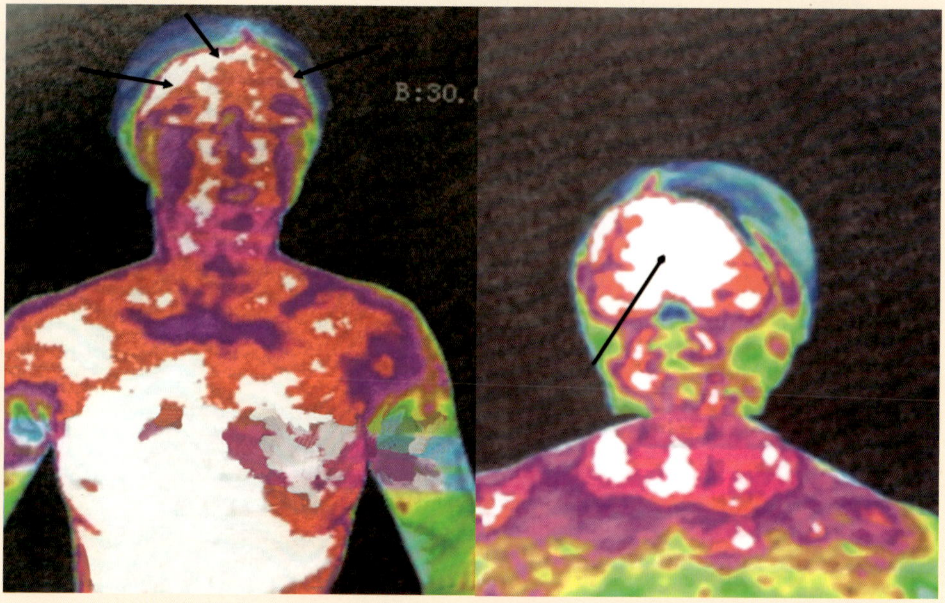

附图3　头额部团状或条索状瘀热区

左侧图显示，中医红外热成像检测显示患者头额部团状瘀热区（白色部分）提示失眠焦虑易怒。右侧图中医红外热成像检测显示头额部沿发际有弧形白色条索状瘀热带，提示患者大脑长时间处于精神紧张状态，睡眠质量不佳，易醒，醒后难再入睡，多梦，睡眠浅。总之，无法维持正常的大脑皮质休息。

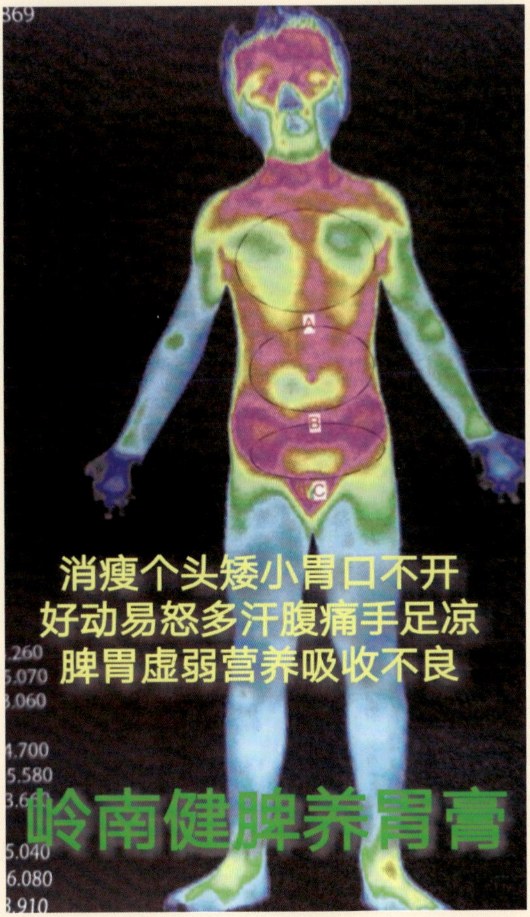

附图 4　脾胃虚弱的红外热成像热图及岭南健脾养胃膏可视化的适应证

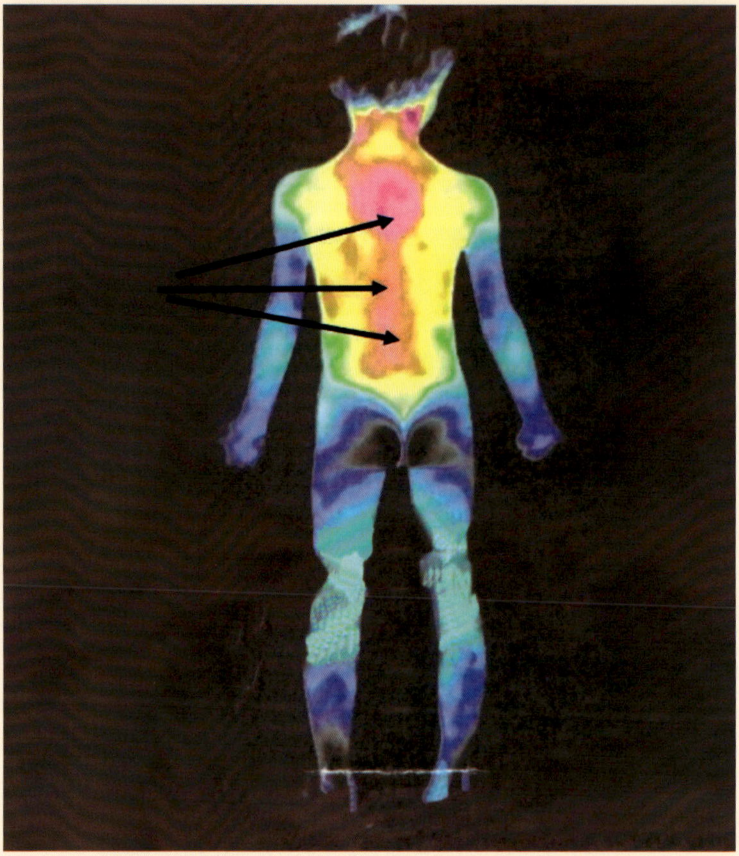

附图 5　岭南扶正固本膏方临床应用实例（患者就诊时红外成像检查结果）

该患者为男孩，5 岁，于 2017 年 12 月 27 日在广东省中医院成永明教授门诊就诊，处以岭南扶正固本膏方为主，结合无痛蜂疗、蜡疗、雷火龙灸等调理身体。患者红外热成像检测显示脊柱督脉及三焦虚（背部纵向红色条带区域），提示免疫力低下。患儿临床患有鼻炎、咽喉炎、哮喘、荨麻疹，几乎每个月都要去几趟医院。

经过近 4 个月调理之后，2018 年 4 月 13 日，患儿经红外热成像检测显示脊柱督脉三焦虚红色纵向瘀热带消失了，这说明免疫力得到了提高。同时，该患儿的鼻炎、咽喉炎、哮喘、荨麻疹也被治愈了（调理期间患儿服用岭南扶正固本膏方共 3 个疗程）。调理后效果如下图所示。

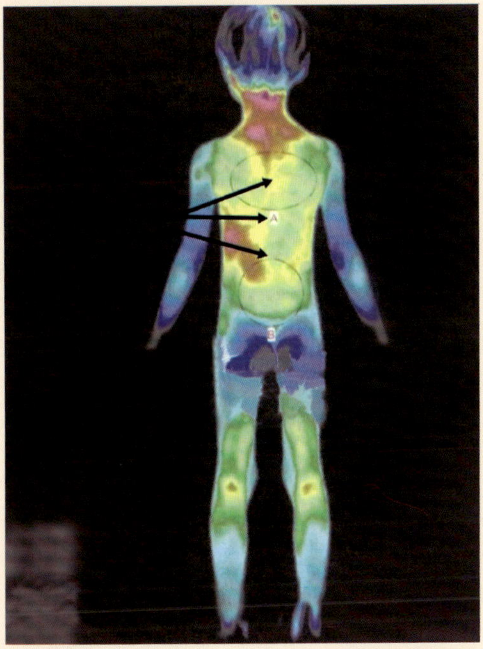

附图 6　岭南扶正固本膏方临床应用实例（患者调理后红外成像检查结果）

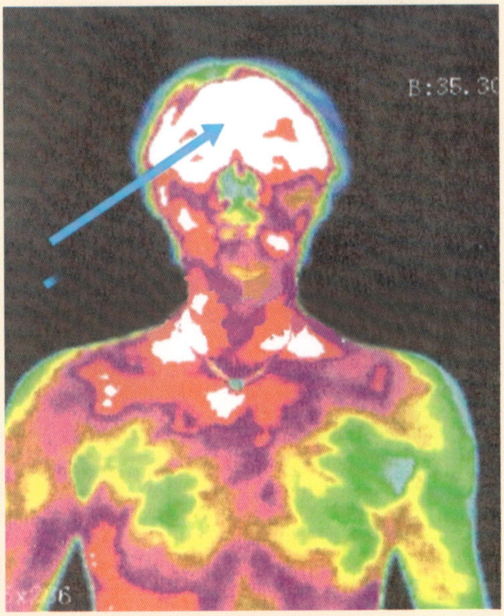

附图 7　红外热成像检测显示患者头额部有成片的白色瘀热区域

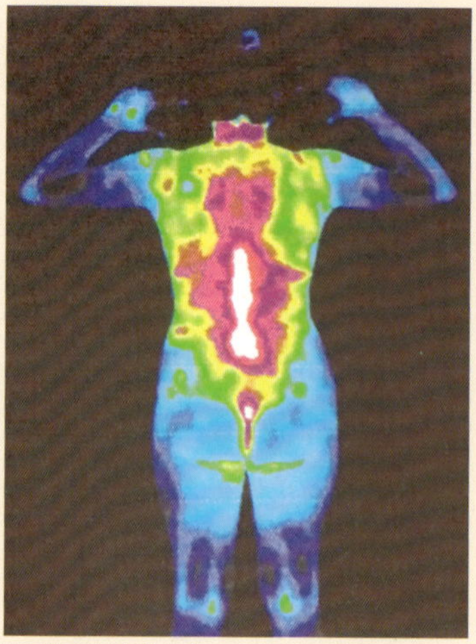

附图 8　患者使用岭南强筋通痹膏前红外成像检测结果

上图为膏方治疗前患者经中医红外热成像检测结果。结果显示，全身经络气血空虚，寒凝经脉，四肢大小关节疼痛肿胀明显，怕冷肢寒。诊断为风湿病（气滞血瘀，经络瘀阻）。

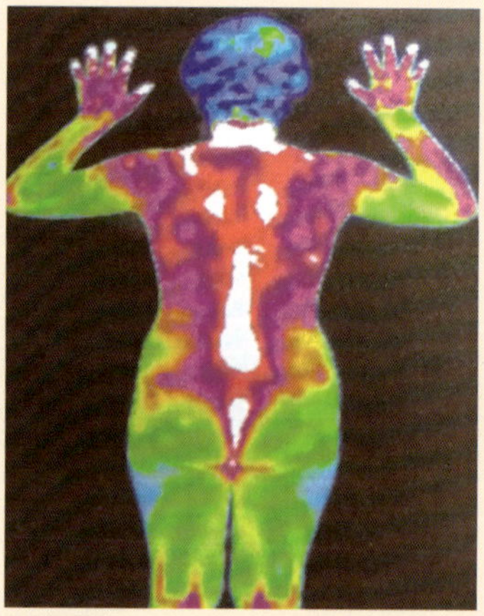

附图 9　患者使用岭南强筋通痹膏后红外成像检测结果

上图为岭南膏方中心给予岭南强筋通痹膏方治疗后，红外热成像检测结果。结果显示，患者经络气血充盈，经脉通畅，四肢大小关节疼痛肿胀消失，怕冷肢寒的情况消失。

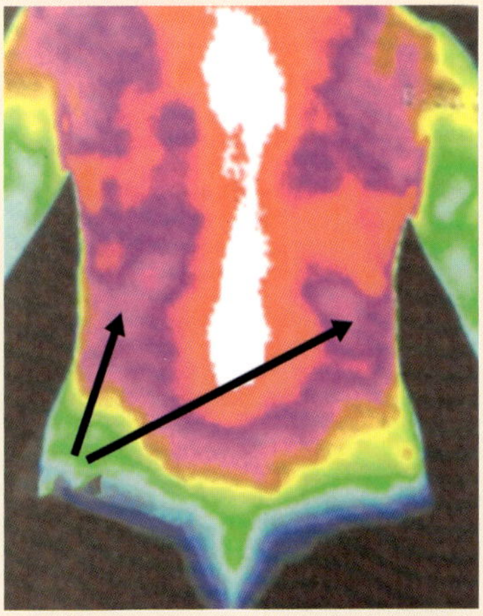

附图 10　岭南益肾固精膏方临床应用实例（患者就诊时红外成像检查结果）

该患者因举而不坚、早泄来诊，伴有疲劳、怕冷。中医红外热成像检测到双肾区为低温区域（紫色），提示为肾阳虚。经过益肾固精膏方调理 3 个疗程后，症状明显改善。

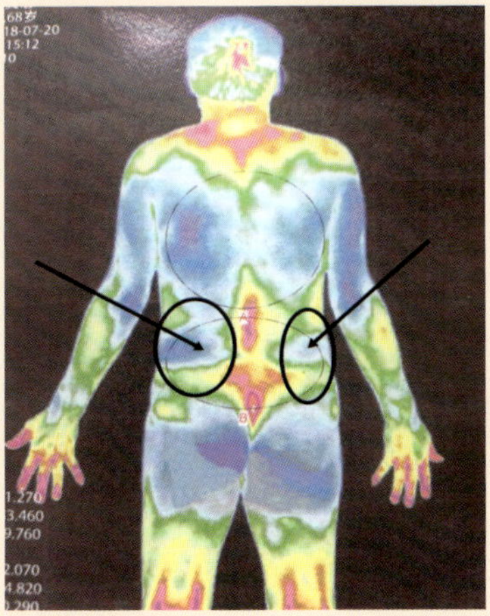

附图 11　岭南益肾固精膏方临床应用实例（患者就诊时红外成像检查结果）

患者来诊时，主诉为性冷淡、早泄，伴腰酸痛、颈肩背酸痛。怕冷又怕热，手心发热，全身怕冷。中医红外热成像检查显示双手为高温区，肾区为低温区。颈腰背经络瘀滞。辨证为肾阴阳两虚。给予益肾固精膏方调理约 6 个月，症状好转。

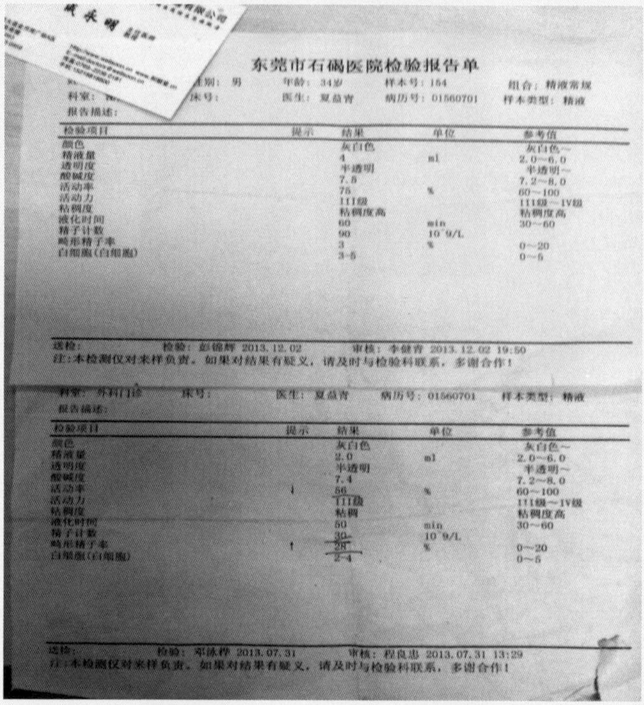

东莞市石碣医院检验报告单

性别：男　年龄：34岁　样本号：154　组合：精液常规

科室：　床号：　医生：夏益青　病历号：01560701　样本类型：精液

报告描述：

检验项目	提示	结果	单位	参考值
颜色		灰白色		灰白色～
精液量		4	ml	2.0～6.0
透明度		半透明		半透明～
酸碱度		7.8		7.2～8.0
活动率		75	%	60～100
活动力		III级		III级～IV级
粘稠度		粘稠度高		粘稠度高
液化时间		60	min	30～60
精子计数		90	10^9/L	
畸形精子率		3	%	0～20
白细胞(白细胞)		3-5		0～5

送检：　检验：彭锦辉 2013.12.02　审核：李健青 2013.12.02 19:50

注：本检测仪对来样负责。如果对结果有疑义，请及时与检验科联系，多谢合作！

科室：外科门诊　床号：　医生：夏益青　病历号：01560701　样本类型：精液

报告描述：

检验项目	提示	结果	单位	参考值
颜色		灰白色		灰白色～
精液量		2.0	ml	2.0～6.0
透明度		半透明		半透明～
酸碱度		7.4		7.2～8.0
活动率	↓	56	%	60～100
活动力		III级		III级～IV级
粘稠度		粘稠		粘稠度高
液化时间		50	min	30～60
精子计数		30	10^9/L	
畸形精子率	↑	28	%	0～20
白细胞(白细胞)		2-4		0～5

送检：　检验：邓泳桦 2013.07.31　审核：程良忠 2013.07.31 13:29

注：本检测仪对来样负责。如果对结果有疑义，请及时与检验科联系，多谢合作！

附图 12　岭南益肾固精膏方临床应用实例（患者就诊时检查报告单）

上图为东莞某患者的检查报告单，其本身是当地某著名医院的医师，患不育症 8 年，北京、上海、广州等地求治多年，始终因精子畸形以及活动力低下而不能如愿。后经成永明教授以膏方为主配合蜂疗、灸疗、蜡疗调理之后，终于喜得贵子。治疗前：畸形精子率 28%，精子活动力 56%。治疗后：畸形精子率 3%，精子活动力 75%。治疗前后对比显示，精子治疗改善的效果非常明显。

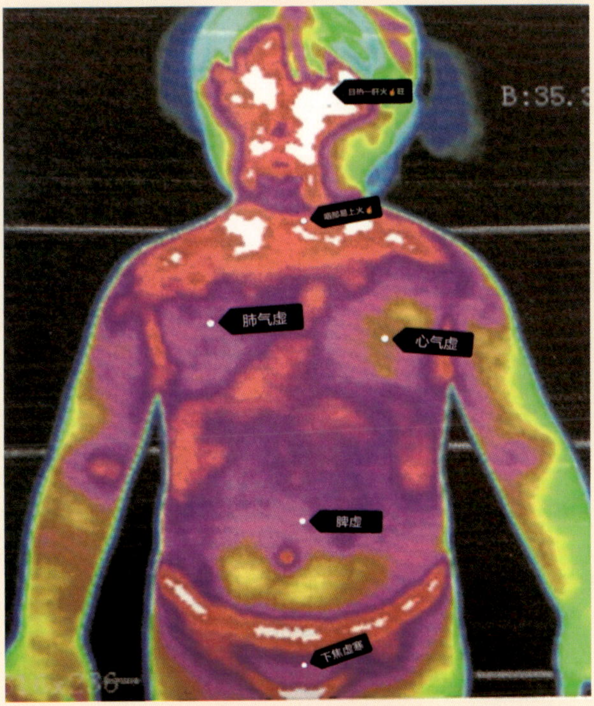

附图 13　遗尿患儿就诊时红外成像检查结果

中医红外热成像检测显示该患儿小腹部为低温区（紫色），说明有下焦虚寒。临床表现为小腹怕凉，小腹受寒或过度疲劳时就会出现遗尿尿床。

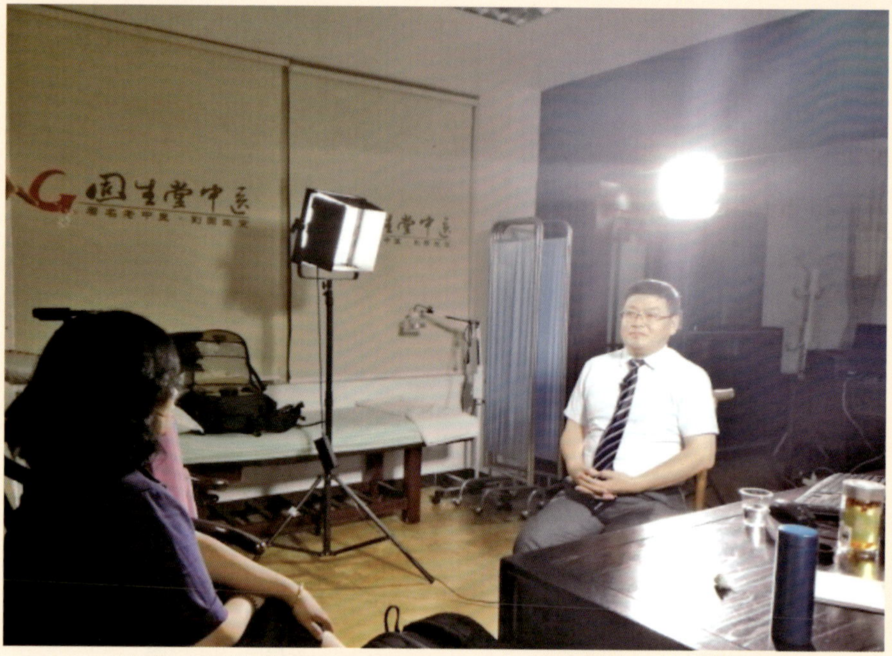
国生堂中医

附图 14　中央电视台《国医奇术》专题报道采访现场

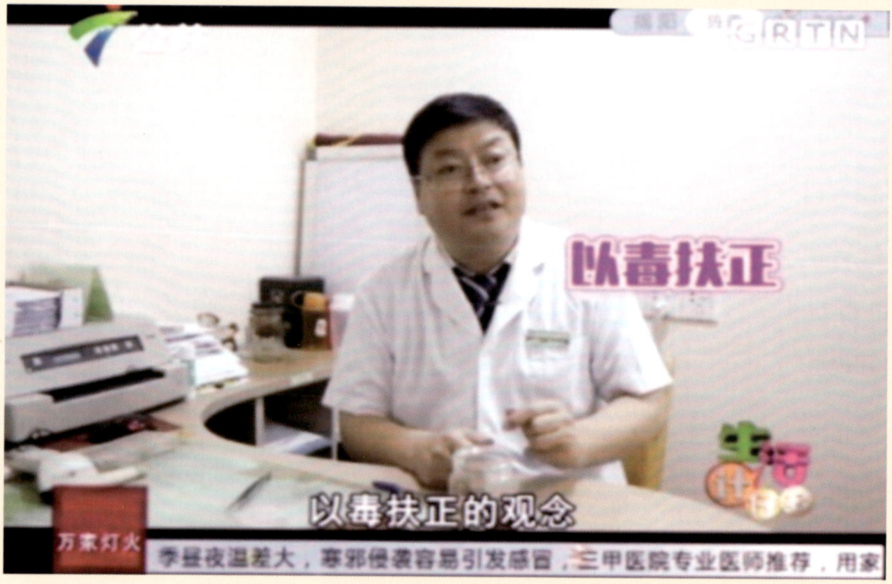
GRTN
以毒扶正
以毒扶正的观念
万家灯火
季昼夜温差大，寒邪侵袭容易引发感冒，三甲医院专业医师推荐，用家

附图 15　成永明教授接受广东电视台采访

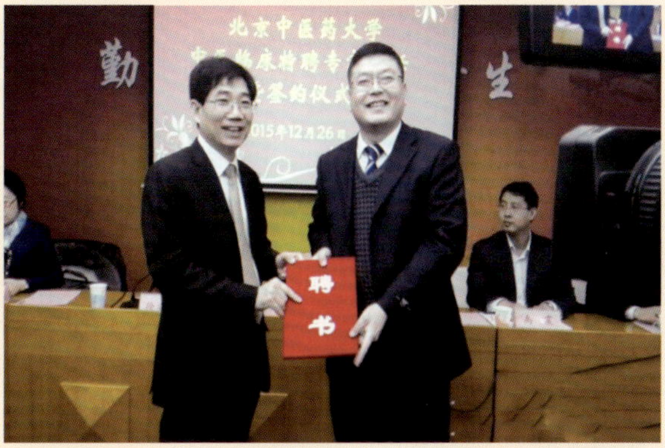

附图 16　成永明教授与徐安龙校长合影

时任北京中医药大学校长徐安龙为成永明教授颁发聘书，聘请成教授为北京中医药大学“一带一路”战略全球特聘 48 位中医临床专家之一。

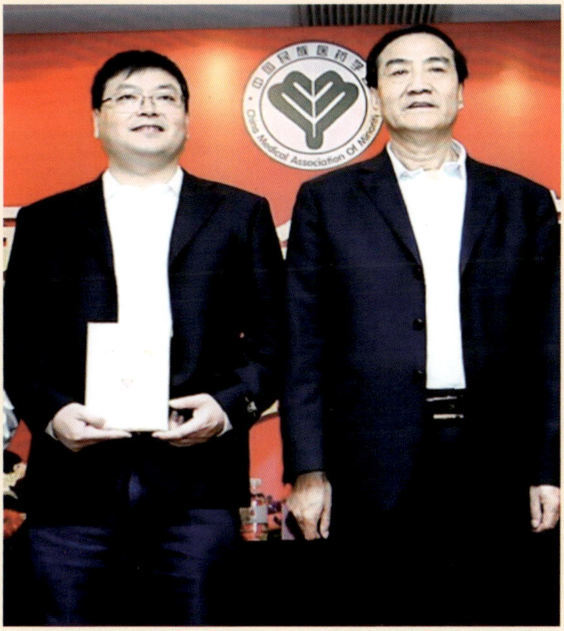

附图 17　成永明教授与许志仁会长合影

中国民族医药学会会长许志仁代表中国民族医药学会为成永明教授颁奖，鼓励成永明教授在膏方、蜂疗、灸疗、蜡疗等方面做出的贡献。

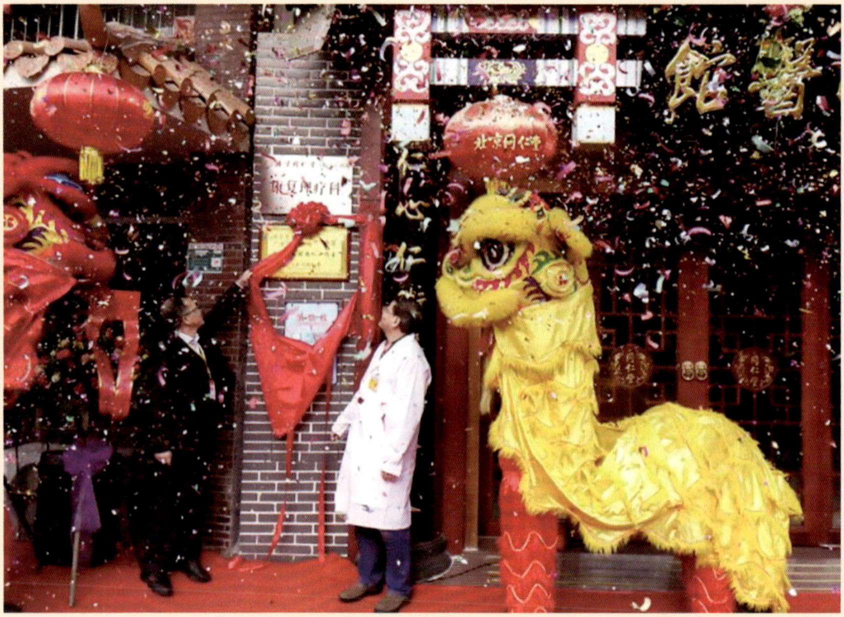

附图 18　北京同仁堂为成永明教授蜂疗灸疗膏方蜡疗工作室挂牌举办隆重庆典

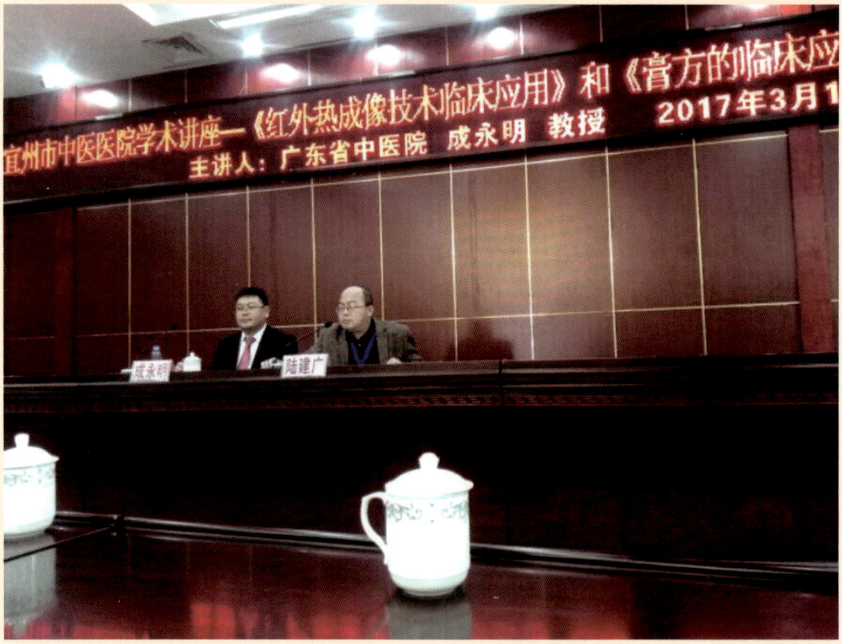

附图 19　成永明教授应邀在广西省开办膏方临床应用和红外临床应用培训班

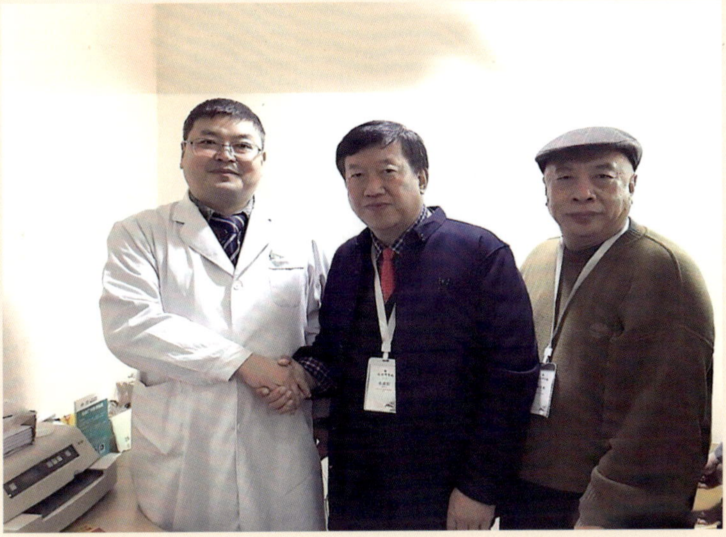

附图 20　成永明教授与吴滨江院长、吴宝林会长合影

成永明教授（左）与加拿大安大略中医学院吴滨江院长（中）、美国加州中医公会吴宝林会长（右）探讨膏方、蜂疗、蜡疗、雷火灸疗法。

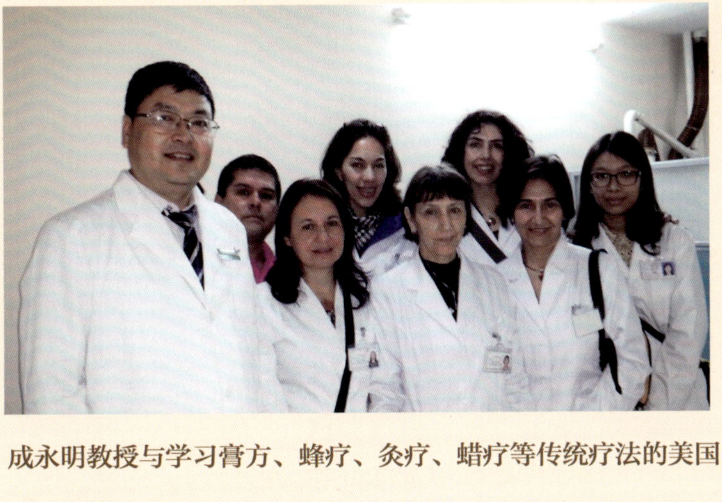

附图 21　成永明教授与学习膏方、蜂疗、灸疗、蜡疗等传统疗法的美国医生合影